LES

MÉDECINS GRECS

A ROME

2

DU MÊME AUTEUR

L'Art poétique d'Horace. Texte latin, publié d'après les travaux les plus récents de la philologie, avec un commentaire critique et explicatif, une introduction et des notes. Édition à l'usage des professeurs. 1 vol. grand in-8 (Hachette).

Le Culte de Castor et Pollux en Italie (librairie Thorin).

De Villis Tiburtinis, principe Augusto (librairie Thorin).

Anacréon et les Poètes lyriques de la Grèce (collection Bijou, de la librairie Jouaust).

Théâtre choisi de Molière, 5e édition (librairie Colin).

La littérature française sous la Révolution, l'Empire et la Restauration, 3e édition (librairie Lecène et Oudin).

(Ouvrage couronné par l'Académie française.)

Un homme de lettres sous l'Empire et la Restauration : E. Géraud. (librairie Flammarion).

Coulommiers. — Imp. PAUL BRODARD.

LES GRECS A ROME

LES MÉDECINS GRECS A ROME

PAR

MAURICE ALBERT

PARIS
LIBRAIRIE HACHETTE ET Cie
79, BOULEVARD SAINT-GERMAIN, 79

1894

AU

Docteur GÉRARD MARCHANT

l'ami très dévoué

le médecin très bienfaisant

M. A.

INTRODUCTION

On a souvent raconté comment, au VIe siècle de Rome, une des grandes époques de l'histoire, les Romains qui conquéraient alors le monde furent eux-mêmes conquis par la civilisation. La Grèce soumise, dit le poète, soumit son barbare vainqueur. En réalité, cette pacifique conquête était déjà bien avancée quand le sac de Corinthe et la dissolution de la ligue achéenne rayèrent de la liste des nations le plus grand peuple de l'antiquité. Au lendemain de la prise de Rhégium, la dernière ville libre de la Péninsule, c'est-à-dire près de cent ans avant le jour où le malicieux Flamininus faisait semblant d'accorder aux Grecs la liberté, un bien qui se prend ou se garde, comme on a dit, mais qui ne se donne pas, les mœurs, la langue et la littérature helléniques, apportées par des esclaves et des affranchis italiotes, avaient déjà droit de cité romaine. Rome luttait contre Carthage et n'avait pas encore tourné ses armes contre l'Orient, qu'un Tarentin, Andronikos, traduisait l'*Odyssée* pour l'instruction des jeunes Romains et des tragédies pour l'amusement du public, que Fabius Pictor commençait à rédiger en grec ses *Annales*, et que Plaute jouait ses premières pièces, imitées des Grecs.

A la même époque — car l'invasion hellénique ne fut pas dès ses débuts exclusivement littéraire, — les sciences pénétraient à Rome [1], non la physique et les mathématiques que les Romains ont toujours négligées et dédaignées, mais les sciences appliquées, représentées surtout par les médecins [2]. C'est cette conquête dont je voudrais suivre les phases et les progrès.

Une des raisons qui rendent singulièrement atta-

1. Les arts suivront de près, grâce aux tableaux et aux statues dont Marcellus et Fabius dépouillèrent les temples de Syracuse et de Tarente. L'histoire de cette autre conquête des Grecs fera l'objet d'un prochain volume, seconde série de cet ouvrage.

2. Si l'on excepte les *Phénomènes* d'Aratus, les Romains n'ont pas traduit les œuvres purement scientifiques des Grecs. Au contraire, plusieurs écrits des principaux médecins, d'Hippocrate, d'Asclépiades, de Dioscorides, de Soranos, de Galien, etc., ont été traduits en latin.

chante l'histoire de la médecine en Italie, c'est que les Grecs, qui seuls la représentèrent pendant des siècles, furent de tous les étrangers établis à Rome les plus indépendants et les plus fiers, les plus rebelles à l'assimilation latine et les moins faciles à supplanter. On pourra chasser d'Italie les philosophes; on n'en chassera pas les médecins. Un décret, rendu après la mort du vieux Caton, expulsera tous les Grecs sans exception; les médecins demeureront sourds à cet ordre stupide et fermes au poste conquis. Ils auront d'ailleurs, pour les encourager à la résistance, la complicité de nombreux Romains qui ne tarderont pas à les aimer et à les respecter comme les arbitres bienfaisants de leur vie et de leur mort [1]. Il y a plus. Une fois acclimatés en Italie et cultivés par les Romains, les différents genres littéraires, tragédie, comédie, épopée, pourront se modifier sous l'influence de l'esprit national, et se latiniser en quelque sorte; la médecine, elle, restera exclusivement grecque aux mains des Grecs. Et si, d'aventure, quelques Romains, alléchés par les profits certains de ce métier très lucratif, osent l'exercer à leur tour, ils n'auront de succès et de clients qu'à la condition de devenir,

1. « *Imperatores vitæ necisque.* » (Pline l'Ancien.)

ainsi que les appelle Pline l'Ancien, *des transfuges*, c'est-à-dire de se faire passer pour Grecs, et surtout de n'écrire, voire même de ne parler que grec, comme parlaient latin les médecins au temps de Molière. Jusqu'à la fin de l'Empire l'étiquette grecque fera prime, et les malades l'exigeront le plus souvent. Sur ce point, on peut le dire et j'essaierai de le montrer, le triomphe de l'Hellénisme fut complet, définitif, et très bienfaisant.

LES
MÉDECINS GRECS
A ROME

CHAPITRE I

Arrivée à Rome du premier médecin grec. — La médecine romaine avant Archagatos. — Les Empiriques et Caton l'Ancien. — Formules magiques et superstitions. — La médecine religieuse et les cures d'Esculape. — Caton et les médecins grecs.

Quelques dates précieuses, soigneusement relevées par les Romains eux-mêmes, consacrent le souvenir des premières victoires de la Grèce civilisée sur le Latium barbare. Si le titre de la première tragédie d'Andronikos est resté inconnu, la date de sa représentation est du moins arrivée jusqu'à nous. C'est en 514 (240 av. J.-C.), aussitôt après la guerre de Rome et de Carthage au sujet de la Sicile, que fut donnée cette fête publique de l'esprit. De même, grâce à un incident sans importance politique, mais gros de conséquences littéraires, on sait avec exactitude à quelle année remonte l'introduction à Rome de la philosophie. Venus en 599 (155 av. J.-C.) pour implorer la remise, ou tout au moins la réduction d'une amende exorbitante qu'avait attirée aux Athéniens le pillage d'une ville béotienne, Diogènes, Critolaos et Carnéades, députés et philosophes, ouvrirent, en attendant une audience et la décision du Sénat, des conférences publiques dont le succès prouva combien les Romains étaient alors capables de comprendre le grec et curieux des choses philosophiques. C'est entre ces deux événements, en 535 (219 av J.-C.), que la médecine grecque fit son apparition à Rome. Elle y était apportée par Archagatos, fils de Lysanias, et citoyen de Sparte.

C'était vraiment un homme très hardi, cet Archagatos, et qui ne doutait de rien. La double tentative d'Andronikos et de Carnéades ne présentait, en somme, aucun danger sérieux. L'un, définitivement fixé à Rome depuis plus de trente ans et gagnant sa vie dans le professorat, l'autre, ambassadeur officiellement accrédité auprès du Sénat et hôte de passage, n'avaient pas à compter sur le succès d'une tragédie ou d'un cours public pour assurer leur existence. De plus, si tous deux, et surtout Carnéades, qui n'ignorait pas le décret d'expulsion rendu six ans avant son arrivée contre les philosophes, pouvaient s'attendre aux protestations de quelques Romains de la vieille roche, ils devaient aussi espérer la faveur d'un public chaque jour plus ouvert aux choses de l'esprit et très friand des nouveautés grecques. Comme enfin ils n'allaient sur les brisées de personne, ils n'avaient pas à craindre que des rivaux menacés par une concurrence étrangère se plaignissent d'être supplantés et dépossédés.

La situation d'Archagatos était beaucoup plus délicate. Évidemment, puisqu'il exigea des salaires, le nouveau venu comptait sur son métier pour vivre. Trouverait-il une clientèle? Il lui fallait non seulement triompher des obstacles qui partout et toujours arrêtent à ses débuts l'homme sans renom et sans appui, mais encore lutter contre les préjugés, les préventions qui pouvaient s'attacher à sa qualité d'étranger et d'intrus. Ce fut presque une bonne fortune pour le parti de la vieille Rome que l'arrivée d'Archagatos. Il n'était plus guère possible, à cette date, de remonter le courant qui entraînait les esprits vers les lettres grecques; Caton lui-même fut bien forcé d'admettre avec elles quelques accommodements et de reconnaître qu'il est bon de les effleurer. D'autre part, en 535 l'heure n'avait pas encore sonné de livrer bataille aux philosophes, ces parleurs habiles à persuader tout ce qu'ils veulent, et capables d'étouffer les deux seules voix que devraient entendre les enfants des Romains, la voix des magistrats et celle des lois. La médecine grecque, apportée par Archagatos, venait tout à point offrir aux gardiens austères des traditions nationales un nouvel et sérieux espoir de revanche et de triomphe.

« Eh quoi! s'écrièrent-ils, ce n'est pas assez qu'avec leur art et leur littérature les Grecs aient corrompu nos mœurs et empoisonné nos âmes! Voici maintenant que cette race intraitable et vicieuse, *nequissimum et indocile genus*, s'en prend à nos vies mêmes et veut empoisonner nos corps! Pourquoi nous envoie-t-elle ses médecins? C'est qu'elle ne trouve pas assez malfaisant ni surtout assez rapide le venin de ses artistes et de ses poètes. »

Comme cette accusation était manifestement ridicule, et plus niaise qu'odieuse, comme les remèdes d'Archagatos et de ses confrères ne dépeuplaient pas l'Italie, on chercha et l'on découvrit des arguments plus sérieux. — « Les médecins grecs ne sont pas des assassins de parti pris, des empoisonneurs publics, soit! Mais ils veulent, cela n'est pas douteux, vendre à prix d'or la santé et la vie, comme si une vie romaine était chose vénale. Intrigants, ils veulent créer une caste à part; accapareurs, ils veulent monopoliser ce qui appartient à tous; impies, ils veulent se substituer aux dieux protecteurs de la santé publique; jaloux enfin de notre gloire, de toutes nos traditions, ils veulent discréditer et ruiner la thérapeutique des ancêtres. »

Là était l'accusation grave et vraiment précise. Archagatos et ses confrères menaçaient la médecine romaine. C'est qu'en effet celle-ci existait longtemps avant leur arrivée. Ainsi qu'on le verra plus loin, la chose en preuves abonde; mais il est *a priori* certain qu'il n'en pouvait être autrement. Comment les Romains auraient-ils pu se soustraire à cette loi naturelle qui cherche à calmer la douleur et à repousser la mort, à cet instinct qui auprès de ceux qui souffrent met des hommes désireux toujours et quelquefois capables de les soulager? A l'âge héroïque, et dès le temps de la guerre de Troie, il y avait des mortels aimés des dieux qui savaient retirer les dards enfoncés dans les chairs et poser sur les plaies des baumes bienfaisants. Ne s'en trouva-t-il pas chez les anciens Romains, qui durent recevoir tant de furieux coups au milieu des batailles, et dont la ville fut décimée par de terribles épidémies, fièvres et pestes, si fréquentes depuis Romulus, que la description en revient, comme une sorte de refrain lamentable, presque à chaque livre des *Histoires* de Tite-Live?

On est donc surpris de voir Pline le Naturaliste féliciter ses concitoyens de s'être passés de médecins pendant plus de six cents ans. Est-ce une simple allusion à l'établissement à Rome d'Archagatos, et les médecins dont il parle sont-ils seulement les médecins grecs? Bien qu'en ce cas Pline se soit trompé de près d'un siècle dans son calcul, on est tenté d'abord de le supposer.... Mais non, et c'est bien d'une façon générale qu'il s'exprime, puisqu'il range les anciens Romains parmi les peuples heureux qui vécurent tout à fait sans médecins.... — « Sans médecins, poursuit-il, mais non pas sans médecine. » Qu'est-ce à dire, et que signifie une médecine sans médecins?... Voilà, dans la vaste encyclopédie de ce compilateur consciencieux, sans originalité ni critique, un de ces passages obscurs, comme beaucoup de ceux qui ne sont pas des tirades à effet, des morceaux de bravoure, mais de simples renseignements transcrits de notes prises au hasard des lectures. Sans doute — et c'est la seule explication possible — Pline entend dire par là que, pendant les premiers siècles, il n'y eut pas à Rome de corps de médecins régulièrement constitué, et que l'exercice de la médecine n'était pas une profession à part, et légale. A la bonne heure! A l'origine, en effet, et pendant cinq cents et quelques années, on aurait vainement cherché en Italie un praticien ayant un titre distinct, des fonctions spéciales, ne vivant que des opérations qu'il faisait, des remèdes qu'il ordonnait, préparait, administrait; mais il y avait des hommes que l'observation, l'expérience et leur dextérité rendaient capables de soigner à l'occasion et de guérir les malades ou les blessés [1].

1. Les haruspices devaient être de ces gens-là. Car, chargés d'ouvrir les victimes et d'examiner leurs entrailles, ils possédaient évidemment quelques connaissances anatomiques. Une des preuves d'ailleurs qu'avant l'arrivée des médecins grecs il y avait à Rome des gens capables de soigner les malades et habitués à ces fonctions, c'est le nom même de *medicus* qui n'est pas d'origine hellénique, mais d'origine osque. Il vient du mot *meddix*. Voir dans la *Revue archéologique* (1885) un article du docteur R. Briau sur l'*introduction de la médecine dans le Latium et à Rome*. Voir aussi plus loin, chap. VII, p. 185, note 1.

Quelle était donc cette médecine toute romaine, à laquelle les Grecs vinrent substituer au VIe siècle une thérapeutique étrangère et nouvelle?

Ce fut d'abord une médecine nécessairement

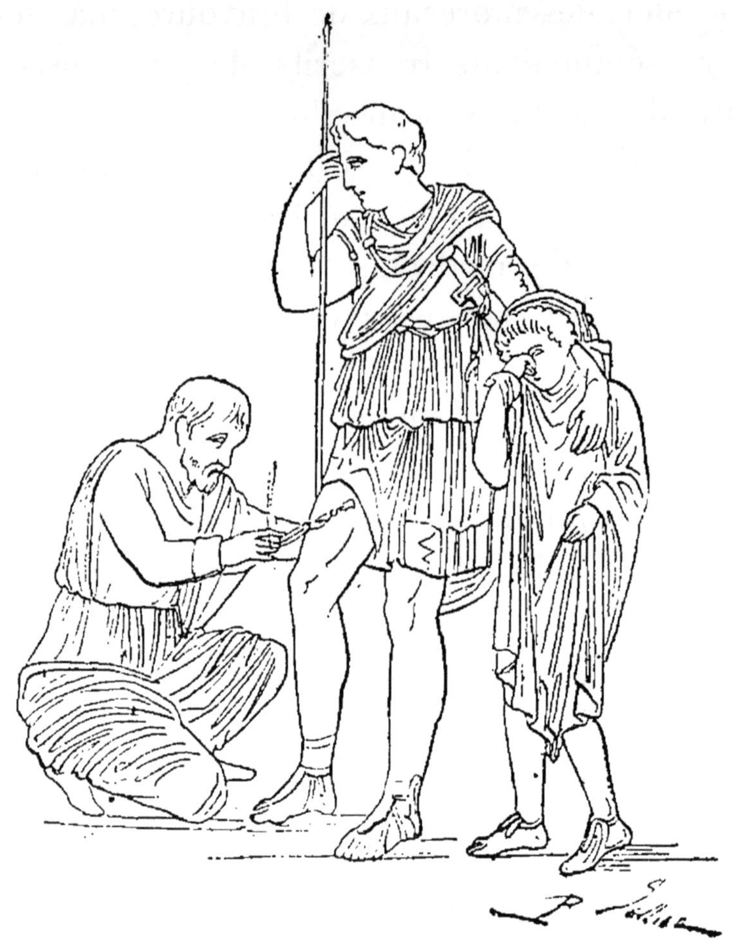

Iapyx pansant la blessure d'Énée.

empirique et surtout chirurgicale, comme celle de tous les peuples enfants. Longtemps avant de connaître les remèdes des maladies, dont les phénomènes étaient manifestes, mais dont le siège et les causes échappaient aux yeux, on sut faire les opérations élémentaires que le bon sens indique et que réclame la nature. Virgile et un peintre de Pompéi ont raconté comment Iapyx guérit Énée de sa blessure. Les choses se passaient de même dans la réalité. A Rome, comme partout, on sut dès l'origine extraire les flèches et les traits, soit en les ébranlant peu à peu avec la main, soit, lorsqu'ils étaient profondément cachés sous la peau, en élargissant la plaie et en les allant chercher avec les dents d'une pince. Les moins intelligents, parmi les anciens Romains, comprirent bien aussi qu'il était indispensable, pour éviter l'inflammation des chairs et arrêter l'écoulement du sang, de laver les blessures et de les bander. De très anciens monuments figurés nous permettent d'assister à ces opérations, et montrent avec quelle adresse les bandes étaient enroulées et serrées autour des membres blessés. Très amusant, par exemple, est le miroir étrusque sur lequel Sthénélos est représenté pansant l'index tendu de Diomède, et très touchante, sur un autre, l'image d'Achille passant et repassant de longues lanières de toile autour du bras de son ami Patrocle, qui détourne la tête avec le geste très naturel d'un malade qu'on opère, et regarde d'un œil farouche la flèche dont il vient d'être débarrassé. De même, les accidents qu'entraînaient les exercices violents, si goûtés des Romains, durent apprendre dès les temps les plus reculés qu'il fallait, pour rejoindre et rattacher deux membres fracturés, les mettre bout à bout et les maintenir par des ligatures; et, pour réduire une luxation, tirer vigoureusement sur le membre dévié, et, par une pression énergique, contraindre l'os à rentrer dans sa cavité naturelle.

Pour de pareilles opérations, l'assistance d'hommes spécialement instruits dans les choses de l'art n'était pas indispensable. Mais voici qui est plus curieux,

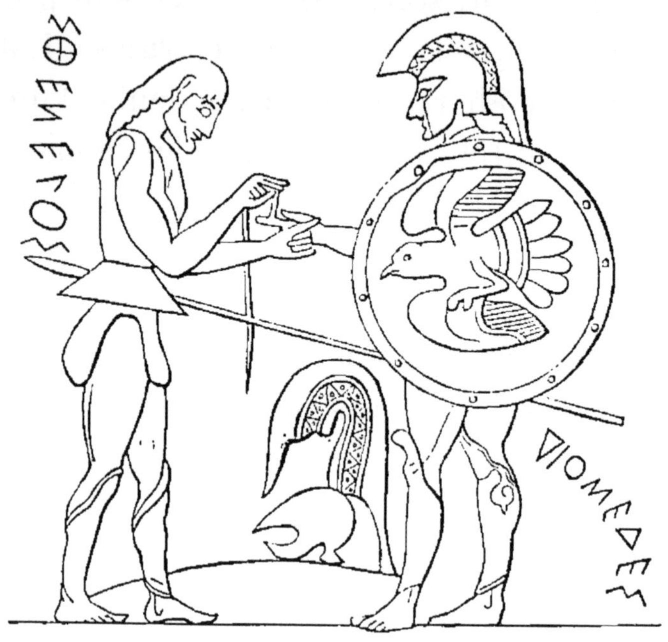

Sthénélos pansant Diomède.

et qui prouve une connaissance de l'anatomie très avancée dans ces temps très anciens. Puisque des squelettes de l'époque préhistorique ont été retrouvés qui portent des traces évidentes de trépanation, on ne s'étonnera pas que cette opération ait été pratiquée à Rome, dès l'origine. Plutarque en donne la preuve dans la vie du vieux Caton. Les Romains, voulant envoyer une ambassade en Bithynie, avaient choisi un goutteux, un homme tenu pour fou, et un trépané; et Caton plaisantait sur ce choix singulier. « Voici une ambassade, disait-il, qui n'a ni pieds, ni cœur, ni tête. » Caton avait tort de se moquer du trépané. Comme elle se pratiquait surtout dans les maladies convulsives, et particulièrement dans l'épilepsie, dont on faisait une maladie divine, *morbus divinus*, *morbus sacer*, cette opération avait un caractère religieux, et ceux qui l'avaient heureusement subie passaient pour des êtres supérieurs, aimés des dieux. Aussi, les rondelles crâniennes, enlevées par la tarière, servaient-elles d'amulettes; et c'est de là peut-être que vient pour nos prêtres l'usage de la tonsure.

Plus nécessaire enfin, mais non moins délicate, était la double opération qui consistait, soit à sauver une femme enceinte en la délivrant du petit cadavre qu'elle portait; soit, la mère étant morte, à assurer la vie de l'enfant qui respirait encore dans son sein. Ces deux sortes d'extractions se sont évidemment pratiquées de tout temps : on les faisait communément à l'époque de Numa. La première était savante, hardie et périlleuse, puisqu'il fallait aller chercher et déchiqueter un cadavre dans un corps tout palpitant de vie, et que des instruments spéciaux, des extracteurs d'os et des écraseurs de tête, comme les fouilles de Pompéi en ont découvert plusieurs, étaient pour cela nécessaires. La seconde était infiniment plus simple, puisqu'il suffisait d'ouvrir le ventre d'une pauvre morte avec le premier venu des outils tranchants. Aussi la loi *Regia*, qu'on fait remonter au premier siècle de Rome, ordonnait-elle à tout citoyen de pratiquer cette opération, le cas échéant. Une autre loi romaine, postérieure à celle-là, condamnait à mort « celuy qui aura enseveli la

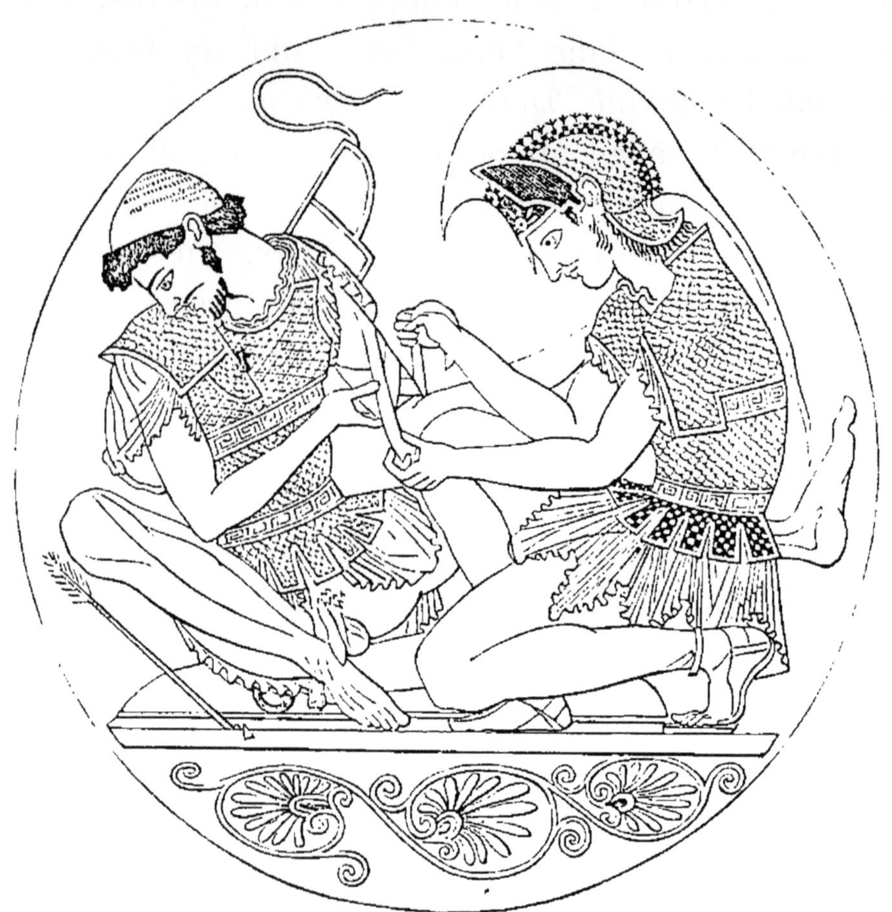

Achille pansant Patrocle.

femme grosse devant que de luy tirer son enfant, pour luy avoir osté, avec la mère, l'espérance de vivre [1] ». Et, comme de juste, le Christianisme, dès l'origine, ne sera pas moins formel à cet égard.

1. Citée par le chirurgien Guillemeau, l'*Heureux accouchement*, p. 342 (1649).

Comme il s'agissait d'assurer à l'enfant le baptême, l'opération devait être faite à toutes les périodes de la grossesse, même vingt jours après la conception. « Si une femme vient à mourir enceinte, qu'on retire avec précaution le fruit de son sein, sans tarder [1]. » C'est de cette manière insolite que les légendes rapportées par Ovide et Virgile faisaient naître Bacchus, fils de Sémélé, Esculape, fils de Coronis, Chrysaor, père de Géryon et fils de la Gorgone, et Lichas, un des ennemis d'Énée ; et c'est ainsi que vinrent au monde ces héros de Rome qui s'appelèrent Fabius, Scipion l'Africain, Manilius, le premier des Césars, Cæson [2], etc. : tous orphelins avant de naître.

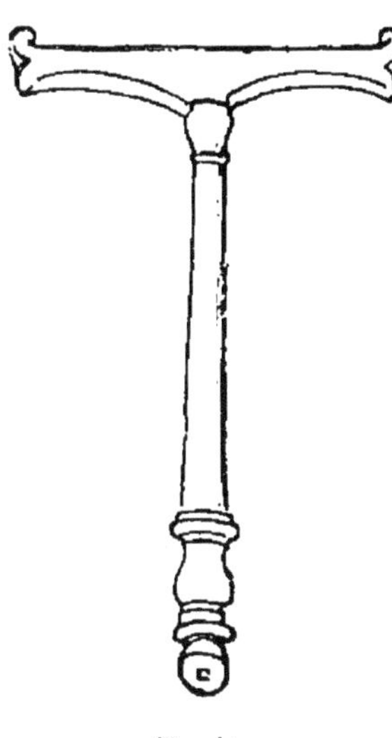

Tarière.

Cette loi obligeant tous les citoyens, quand la nécessité s'imposait d'une opération césarienne, à s'improviser chirurgiens, n'est pas plus étrange pour nous et plus contraire aux idées modernes que la liberté laissée à chaque Romain de donner aux malades des conseils, des soins et des remèdes. L'éternelle manie qui pousse tant de gens, les vieillards surtout et particulièrement les vieilles femmes,

1. « *Si mater prægnans mortua sit, fructus quam primum caute extrahatur.* »

2. *Cæsares* dictos, qui *cæsa* matre nascuntur (Nonius). — *Cæsones* appellantur ex utero matris exsecti (Festus).

à prodiguer les consultations et les ordonnances, était dans l'ancienne Rome absolument respectée, encouragée même. Aucune loi sur ce point n'entravait, ni n'entravera jamais la liberté individuelle. C'est en vain que plus tard les Grecs spécialement instruits dans le métier, forts de leur expérience et de leurs études théoriques, signaleront, de concert avec les philosophes et les poètes satiriques, les dangers que font courir aux malades, et surtout aux pauvres, les charlatans de toute espèce, cordonniers sans pratiques, forgerons sans ouvrage, teinturiers faillis, tous du jour au lendemain métamorphosés en médecins : l'État fera la sourde oreille, et, jusqu'à la fin de l'Empire, persistera à ne réclamer ni épreuve, ni diplôme, ni garantie d'aucune sorte. Ce sera un reste de la tradition antique, un souvenir de l'époque primitive, où la médecine n'était ni un art, ni une profession, où les Romains se soignaient eux-mêmes, et soignaient leurs voisins, comme tant de paysans, au mépris des lois, le font encore dans nos campagnes. Au premier siècle de l'ère chrétienne, après la venue et les cures admirables des Asclépiades et des Antonius Musa, on trouvera encore à Rome des esprits forts pour railler les naïfs qui auront recours à des étrangers, et pour déclarer, comme Tibère, que, passé trente ans, tout homme doit être son propre médecin.

Les anciens Romains n'agissaient pas autrement. C'était le père de famille qui soignait sa femme, ses enfants, ses esclaves, comme c'était lui qui priait et sacrifiait pour tous les siens. La maladie résistait-elle à ses remèdes, et son expérience se trouvait-elle en défaut? Il faisait appel aux amis, aux voisins, au premier venu. Parfois aussi, on déposait le malade désespéré devant la porte de sa maison [1], pour que les passants pussent indiquer un traitement, s'ils reconnaissaient chez le pauvre diable les caractères d'une affection dont ils avaient eux-mêmes souffert, et dont ils s'étaient guéris. Bien plus : quelques-uns tenaient registres des remèdes employés et éprouvés. Tantôt, à la façon des Égyptiens qui étaient tenus d'inscrire sur des livres gardés par les prêtres les symptômes de leurs maladies et les remèdes qui les avaient sauvés [2], ils déposaient ces recueils sur l'autel très ancien de la déesse *Febris*; tantôt ils les conservaient chez eux, pour les consulter au besoin.

C'est ainsi que nous possédons, dans un livre très curieux [3], les recettes avec lesquelles le chef d'une vieille famille romaine soigna pendant plus d'un demi-siècle ses deux femmes, son fils, sa bru, ses bœufs, ses esclaves et lui-même. Bêtes et gens,

1. De là, le mot *Depositus*, souvent employé comme synonyme de *desperatus*.

2. Un temple de Canope, et celui de Vulcain, à Memphis, étaient pleins de ces sortes de recueils.

3. De tous les ouvrages que Caton a écrits pour l'instruction de son fils, *Præcepta ad filium*, le *De Re Rustica* est le seul qui nous ait été conservé presque intégralement. Mais si le fond est bien de lui et si on reconnait le vieux Romain à son ton raide et cassant, à ses phrases courtes, nettes et fleuries d'aphorismes, le style a pu être retouché et la langue rajeunie, car ils ne présentent pas toujours des caractères nettement archaïques.

tous les membres de la *gens* Porcia ne moururent à cette époque que de la main de Caton, qui pouvait dire, comme le bavard indiscret d'Horace : « *Omnes composui*, je les ai tous enterrés ».

Ce qui dominait nécessairement dans la primitive thérapeutique latine, c'étaient la variété et la fantaisie. Les remèdes employés et enregistrés, ayant leur origine dans l'instinct des malades et de ceux qui cherchaient à les soulager, et n'étant d'autre part que le résultat d'observations personnelles, élémentaires, ne formaient, ne pouvaient former aucun corps de doctrine. Caton l'Ancien, au contraire, montre dans son *De Re Rustica* qu'il a, en hygiène et en médecine, ainsi qu'en toute chose, des idées très arrêtées, des convictions énergiques, un système. C'est un Empirique, comme ses prédécesseurs et ses contemporains, mais un Empirique qui a beaucoup vu, longuement réfléchi, et qui raisonne à sa façon. Il a fait de nombreuses observations, comparé les symptômes et les caractères des maladies, noté à quels moments, à quelles doses et sous quelles formes les remèdes, ou, plus exactement, le remède souverain choisi par lui produirait le plus d'effet; et de toutes ces observations journalières est né un système, singulièrement grossier et qui nous fait sourire, mais qui se tient.

C'est le chou qui en forme la base. Longtemps avant Caton, les Grecs avaient célébré les propriétés et recommandé l'usage de ce légume. Mais sur ce point, comme sur tous les autres, qu'importent au vieux Romain les opinions des Grecs qu'il déteste et méprise? Ce n'est pas parce que Pythagore a fait manger du chou à ses disciples, et parce que certains médecins grecs, comme Dioclès de Caryste, en ont chanté des louanges, que Caton l'adopte à son tour. Ce n'est pas davantage parce qu'il en connaît les propriétés scientifiques. Si on lui avait dit que le chou, comme toutes les crucifères, renferme beaucoup d'azote et d'huile volatile, qu'on en tire par l'analyse du flegme et du sel alcali, tous éléments qui le rendent très nutritif, très stimulant et très antiscorbutique, on l'aurait fort étonné. Mais ce qu'il sait bien, en revanche, c'est que le chou était le légume favori des ancêtres, et, comme le brouet noir et le potage blanc des Lacédémoniens, une sorte de mets national, dont s'étaient nourries les fortes générations des fondateurs de la République et de la puissance romaine. Cultiver et manger du chou, c'est donc faire œuvre de citoyen respectueux d'une tradition patriotique. Mais c'est aussi agir en bon chef de famille, économe et soucieux de la santé des siens.

Assurément, un propriétaire aussi regardant et serré que Caton devait faire cas d'une plante potagère facile à cultiver, et dont les nombreuses espèces permettent les accommodements les plus variés. Cependant, le chou est moins pour lui un comestible qu'un remède. Il ne figure pas dans la nourriture des esclaves, pauvre pitance composée de bouillie, d'olives gâtées, de saumure et d'aigre piquette.

Donner du chou aux esclaves! Mais ce serait une coûteuse imprudence, et le vrai moyen d'avoir autour de soi des serviteurs toujours affamés, puisque, d'après Caton, c'est de tous les légumes celui qui se digère le plus rapidement, qui entretient le mieux la liberté du ventre, et qui, macéré cru dans du vinaigre, constitue le plus efficace des apéritifs. Il faut donc le réserver pour le maître de la maison... quand il soupe hors de chez lui.

« Veux-tu, lorsqu'on t'invite à dîner, manger copieusement et boire tout ton soûl! Prends avant le repas du chou macéré dans du vinaigre. — Veux-tu, à peine sorti de table, recommencer à manger avec l'appétit d'un homme à jeun? Prends encore du chou. Cinq feuilles suffiront pour te donner l'illusion que tu n'as bu ni mangé depuis vingt-quatre heures, et tu pourras manger et boire derechef autant qu'il te plaira. »

Si le chou, pris à l'état naturel, a de merveilleuses propriétés hygiéniques, que sera-ce quand il aura subi certaines préparations et de savants mélanges, dont Caton nous révèle les secrets! Il deviendra le plus puissant des remèdes, une panacée souveraine. Bon pour l'usage interne et pour l'usage externe, il guérira toutes les maladies, la constipation et la dysenterie, les maux de tête et les maux de reins, les rétentions et les incontinences d'urine, les douleurs du foie et les affections du cœur, les coliques et les rages de dents, la goutte, la surdité, les insomnies, les ophtalmies, la phtisie, les cancers, la gangrène, les abcès et les polypes du nez. Mais il faut savoir le préparer, le doser, l'administrer.

Là, est le triomphe du vieux Caton. Voulez-vous un purgatif? Méprisez le liseron scammonée, plante inutile à cultiver et qui encombre les jardins, et méfiez-vous de l'hellébore, remède étranger, dangereux comme son nom l'indique, et très coûteux.... Prenez du chou. Le soir, vous vous couchez sans souper; le lendemain matin, et pendant sept jours de suite, vous buvez quatre cyathes d'eau [1] dans lesquels vous aurez fait infuser du chou pilé. Mangez par là-dessus de la viande d'âne [2], la plus digestive de toutes les viandes. Si elle vous répugne outre mesure, remplacez-la par du chou cuit. Complétez votre repas avec du pain et du vin léger. Frictionnez-vous, mais lavez-vous le moins possible [3].

1. Un cyathe contenait 0 l. 0456. C'est avec le cyathe qu'on dosait les médicaments.

2. Hippocrate, avant Caton, avait recommandé la viande d'âne comme très facile à digérer. Quelle brave et bonne bête que l'âne! N'est-ce pas lui aussi qui, au dire des agronomes latins, fournit le meilleur engrais? Le crottin d'âne, en effet, renfermant moins de graines que tous les autres, ne risque pas de peupler d'herbes parasites les champs cultivés. — Malgré ces services, Caton traite durement ce modeste serviteur : il n'admet pas qu'il puisse y avoir pour lui de jours fériés. Comme le cheval de V. Hugo, l'âne « ne connaît ni repos ni dimanche ». Quelle différence avec les soins dont Caton entoure le bœuf, son grand ami, qui a ses jours de fête et ses prières particulières! Car, *ut valeat refert*.

3. La purgation que Caton administre à ses bœufs à la fin de l'été, au moment où le raisin mûrit, est plus originale. Prendre un serpent pourri; le piler avec de la farine, du sel et du serpolet; délayer le tout dans du vin, et faire boire aux bœufs cette potion. Ce remède de bœuf est un remède de cheval.

Préférez-vous un remède plus énergique, qui vous nettoie vivement l'estomac, un vomitif? Prenez du chou. Avec quatre livres de l'espèce la plus légère, celle qu'on appelle *Crambe* ou chou marin, vous faites trois paquets égaux que vous jetez l'un après l'autre dans l'eau bouillante, en ayant soin, entre chaque immersion, de compter cinq fois cinq. Les choux une fois dégorgés et mouillés, vous les broyez avec un pilon et versez le bouillon à travers un linge fin dans un vase de grès. Ajoutez du sel, du cumin grillé, et laissez reposer le tout à l'air frais de la nuit. Vous-même, cependant, lavez-vous avec de l'eau chaude, buvez de l'hydromel et couchez-vous sans souper. Au matin, prenez la potion refroidie, et allez vous promener pendant quatre heures. Quand la nausée viendra, étendez-vous pour être plus à l'aise, et soulagez-vous librement. Vous rendrez tant de bile, que vous vous demanderez avec étonnement comment votre corps en pouvait contenir une aussi abondante provision.

Sont-ce au contraire les coliques qui vous tourmentent? Prenez du chou. Quand il a bien mijoté dans l'eau bouillante, vous l'égouttez parfaitement, l'assaisonnez de sel, de cumin, d'huile et de farine d'orge. Remettez alors sur le feu, faites mijoter à nouveau, puis retirez et laissez refroidir. Vous prendrez cette potion chaque matin; et, pendant la durée du régime, que le chou soit votre principale nourriture. Il vous est permis de boire du vin, si vous n'avez pas de fièvre; au cas contraire, ne buvez que de l'eau. La même préparation est souveraine contre les rétentions d'urine, à la condition toutefois de ne pas complètement égoutter les choux, de supprimer la farine d'orge et de boire du bouillon froid. Grâce à ce traitement, rien ne s'opposera plus à la satisfaction de vos besoins.

Mais gardez-vous de mépriser et de perdre une urine ainsi préparée Elle est, comme d'ailleurs celle de tout homme qui a mangé du chou, un fortifiant de première qualité. Il faut la conserver pour donner des bains aux gens débiles, faire des lotions aux enfants chétifs et aux femmes délicates. Avec elle, on soigne les yeux des myopes et des lippeux, les douleurs névralgiques, et certaines indispositions féminines.

Le chou ne rend guère moins de services à la chirurgie qu'à la médecine. Encore une fois, il guérit toutes les maladies : *est ad omnes res salubre.* Abcès, ulcères, dartres, cancers, polypes, fistules, ecchymoses, luxations, il guérit tout, vite, sûrement et sans douleur. Un cataplasme de choux arrosés de miel amollit tous les dépôts de pus, les fait crever et les vide; une pâtée de choux introduite dans le rectum avec un chalumeau, le plus simple et le moins coûteux de tous les irrigateurs, cicatrise les fistules; une injection d'eau de choux additionnée de vin rend l'ouïe aux sourds; une décoction de choux longuement aspirée pendant trois jours fait tomber les polypes du nez et détruit le mal jusque dans ses racines. Une épaisse bouillie de choux mêlés de farine d'orge, pour rendre le remède plus émollient et moins vésicant, réduit les luxations. Le membre dévié rentre immédiatement dans sa cavité : *Cito sanum fiet*....

Hélas! non, pas toujours; et de l'aveu même de Caton, qui conseille alors un autre remède que voici : « Cueillez un roseau vert de quatre ou cinq pieds de long; fendez-le par le milieu, et que deux hommes le tiennent sur votre cuisse luxée; vous-même commencez à chanter : « *Daries, dardaries, astataries, Dissunapiter* »; et continuez ainsi jusqu'à ce que les morceaux de la baguette fendue se soient rejoints. Agitez un fer au-dessus. Quand les deux parties se seront réunies et se toucheront, saisissez-les, coupez-les en tout sens, et faites-en une ligature sur le membre démis ou fracturé. Il se guérira. Tous les jours cependant répétez la même invocation, ou la suivante : *huat, hanat huat ista pista sista, domiabo damnaustra*, ou bien encore : *huat haut haut ista sis tar sis ardannabon dunnaustra* [1].

Un temps viendra où les marchands de paroles magiques et les débitants de remèdes mystérieux

1. Ce ne sont pas seulement les sorcières du moyen âge et le fameux *Abracadabra* que rappellent ces formules magiques et inintelligibles. On retrouve encore dans nos provinces des superstitions analogues. Il n'y a pas un paysan poitevin qui ne croie à l'efficacité du remède que voici, contre les verrues : se mettre à genoux devant une tige de genêt fleuri, et réciter cinq *Pater* et cinq *Ave*, tout en tordant vigoureusement la branche, comme si on voulait en faire un lien. Rentrer chez soi et se coucher; le lendemain on cherchera ses verrues et on ne les trouvera plus.

seront conspués par tous les gens sérieux. « Il ne mérite pas, dira Ulpien, le titre de médecin, celui qui a recours aux invocations, aux exorcismes, aux incantations. Les imposteurs et les imbéciles ont beau crier partout que ces pratiques les ont sauvés : ce n'est point là de la médecine. » Il n'y avait pas d'Ulpien à l'époque de Caton ; et si deux cents ans après Jésus-Christ d'aussi grossières superstitions trouvaient encore des âmes crédules [1], quelle ne devait pas être leur puissance pendant les cinq premiers siècles de Rome, alors que la philosophie ni la science n'avaient éclairé les esprits, que les maladies contagieuses revenaient si fréquentes et si redoutables, et que les médecins grecs ne s'étaient pas encore imposés aux Romains ! Il fallait bien se contenter de remèdes à la Caton, ou de formules cabalistiques, à moins qu'on n'invoquât les dieux, auteurs reconnus de tous maux et leurs guérisseurs souverains.

C'était en effet, et ce fut toujours la grande, la suprême ressource, surtout dans les épidémies, dont personne, avant les médecins grecs et Lucrèce, leur disciple, n'osa chercher les causes naturelles, et qu'aucune sérieuse mesure prophylactique ne savait alors prévenir [2]. Mais dans cette sorte de médecine

1. Pline l'Ancien cite un charlatan qui fit une grosse fortune en traitant ses malades par l'astrologie.

2. Ces mesures prophylactiques, Celse les résumera plus tard avec un grand bon sens. « En temps d'épidémie, il est bon de voyager, de naviguer, ou tout au moins de se promener lentement à pied ou en voiture avant la grande cha-

religieuse, comme dans la médecine empirique, la fantaisie dominait encore, ou, pour mieux dire, l'affolement. Une peste s'abattait-elle sur le Latium, ou seulement la fièvre, éternelle dans ce pays comme la ville même, et bien connue de tous les imprudents que le coucher du soleil surprend en été sans manteau sur une des voies romaines, ou que le clair de lune retient trop tard au Colisée? Que pouvaient le chou et la science élémentaire des Empiriques naïfs? Ces pauvres gens étaient bien vite aux abois. Dans cette terrible épidémie, par exemple, qui, en l'an 301, enleva presque tous les esclaves et la moitié des citoyens, les gens capables de soigner les malades, raconte Denys d'Halicarnasse, étaient trop rares et tout à fait impuissants. Comme, dans les cas pareils, la médecine hésitait, déconcertée, tremblante et muette — *Mussabat tacito medicina timore*, — on avait recours aux dieux. Et c'étaient alors, pour conjurer le mal qui partout répandait la terreur, les expédients les plus bizarres, les tentatives et les manœuvres les plus variées, une sorte d'empirisme appliqué à la divinité.

C'est Romulus qui donna l'exemple. Une peste terrible étant survenue, après le meurtre de Tatius,

leur, jamais après le repas et le bain. Évitez les plaisirs de l'amour, les vomissements et le sommeil pendant le jour, surtout quand vous venez de manger. Tenez-vous le ventre libre et ne buvez du vin qu'un jour sur deux. Ces prescriptions observées, modifiez le moins possible votre vie ordinaire et votre régime habituel : *Quibus servatis ex reliqua victus consuetudine quam minimum mutari debet.* »

qui emportait subitement et sans maladie ceux de Rome et de Laurente, il sauva les deux villes par des expiations et des purifications. Et pendant de longs siècles, chaque fois que la peste revient, de plus en plus fréquente et toujours désastreuse, à plusieurs reprises sous les rois, puis en 291, en 301, en 320, en 324, en 341, en 355, en 371, en 389, en 392, en 407, en 423, en 441, en 457, en 461, en 478, etc., etc., tuant les hommes, le bétail, les arbres, les moissons, ce sont de nouvelles inventions et des pratiques étranges qui toujours, tôt ou tard, réussissent. Numa après avoir, sur l'Aventin, consulté Faunus, le Dieu bienfaisant et révélateur, consacre aux dieux un bouclier d'airain qu'il dit être tombé du ciel entre ses bras. Tullus Hostilius interroge les livres mystérieux de son prédécesseur, et, par de redoutables conjurations, apaise le courroux de Jupiter Elicius. Pendant la guerre contre les Èques, qui faisait moins de victimes que la peste, le sénat impuissant à trouver des secours humains, *inops auxilii humani*, invite le peuple à assiéger les temples, que les femmes balayent de leurs cheveux épars; et les dieux, aidés de l'hiver à défaut de médecins, dissipent les germes malfaisants qui flottaient sur la ville et corrompaient l'atmosphère. Les duumvirs et les décemvirs consultent les livres Sibyllins, enfermés depuis Tarquin sous le Capitole dans un coffre de pierre. Les édiles donnent des jeux scéniques accompagnés de musique, de danses et de chants religieux : cérémonies purificatrices, imaginées et recommandées par les Étrusques, habiles à conjurer les fléaux. Les dictateurs plantent dans les temples des clous sacrés, sym-

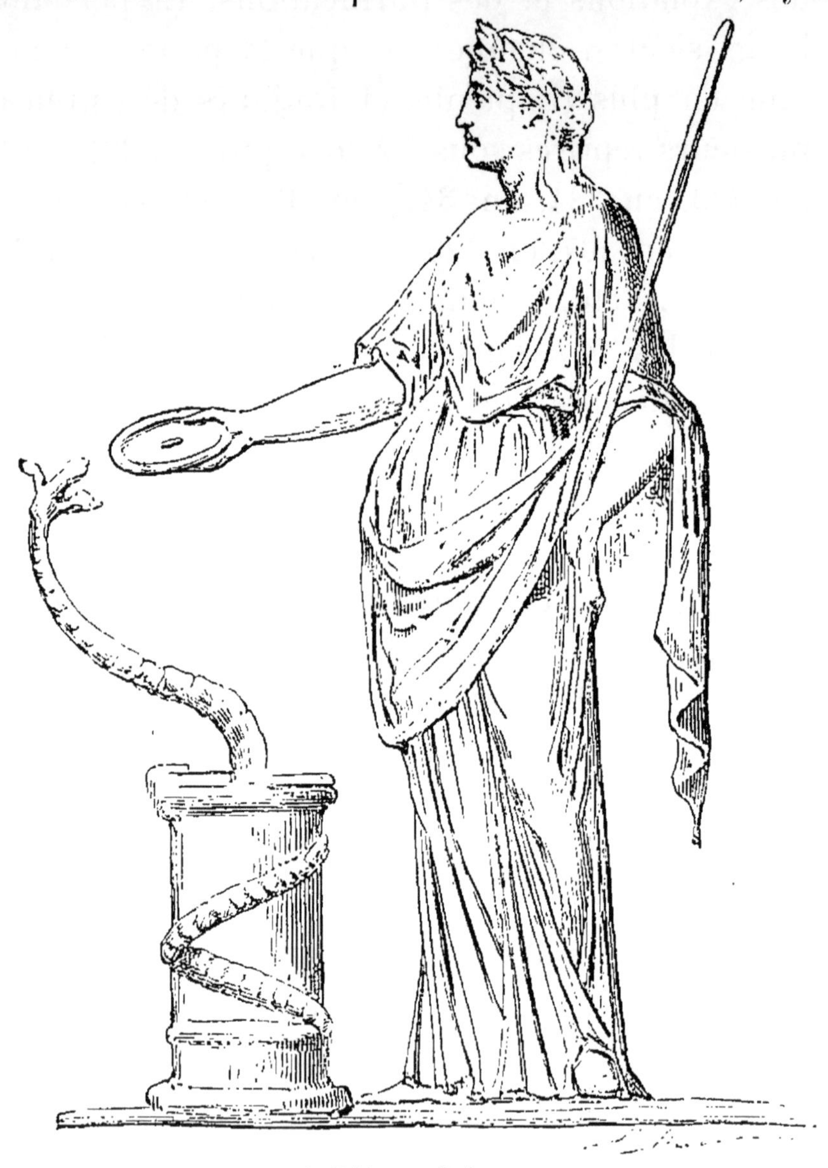

La déesse Salus.

boles d'expiation pour le passé et préservatifs certains pour l'avenir [1]. Les prêtres et les augures

1. Jusqu'à la fin de l'Empire on retrouve dans la médecine populaire les traces et le souvenir de cette cérémonie reli-

multiplient les prières publiques, les sacrifices et les supplications. Les *Epulones*, dans la cérémonie à tout instant renouvelée des *lectisternes*, entassent devant les statues des dieux, dont ils attendent un geste de miséricorde, les mets les plus appétissants, les plus délicates friandises. Les pontifes dédient trois chapelles à la déesse *Febris*, au Palatin, sur l'Esquilin et sur le Quirinal; un temple à *Salus*, la vieille divinité Sabine que remplacera bientôt une étrangère, Hygie; un autre à Apollon *Medicus*, et un troisième enfin à Esculape, naturalisé romain en 461 (293 av. J.-C.), pendant la terrible coalition des Samnites et des Étrusques, des Ombriens et des Gaulois. Au commencement de cette année, et pendant trois étés consécutifs, une peste meurtrière désola la ville et dévasta les champs. Les hommes, impuissants à repousser le mal, criaient miséricorde aux dieux romains qui restaient sourds. On consulta les livres Sibyllins : ils étaient pour l'État dans les épidémies ce qu'était le chou pour Caton, quand sa famille était malade. On sut par eux qu'il fallait aller chercher Esculape à Épidaure, comme auparavant, dans une calamité pareille, on était allé chercher à Delphes son père, Apollon. Les Asclé-

gieuse. « Un remède souverain contre l'épilepsie, dit Pline le Naturaliste, est de planter un clou de fer à l'endroit où la tête du malade a porté. » De même, on se protège contre la fièvre quarte en ayant sur soi, comme amulette, le clou où fut attachée la corde d'un pendu. On voit, par cet exemple, qu'il n'y a rien de nouveau sous le soleil. La corde a remplacé le clou, voilà tout.

piades, sollicités par des députés extraordinaires, ne donnèrent pas plus leur dieu que les Lacédémoniens ne s'étaient dessaisis des Dioscures en faveur des Locriens, menacés par les habitants de Crotone; mais ils firent hommage aux ambassadeurs d'un des serpents familiers, symboles du dieu et animaux d'exportation, qu'ils nourrissaient dans l'enceinte de leur temple. Celui-ci, transporté à Rome, et, après de nombreuses péripéties, installé dans l'île Tibérine, reçut asile dans un temple, construit à l'endroit même où Faunus rendait autrefois ses oracles par l'intermédiaire des songes, tout à côté de sources d'eaux chaudes et sulfureuses. « L'arrivée d'Esculape, ajoute gravement et pieusement Valère Maxime, dissipa le fléau contre lequel on avait imploré son secours. »

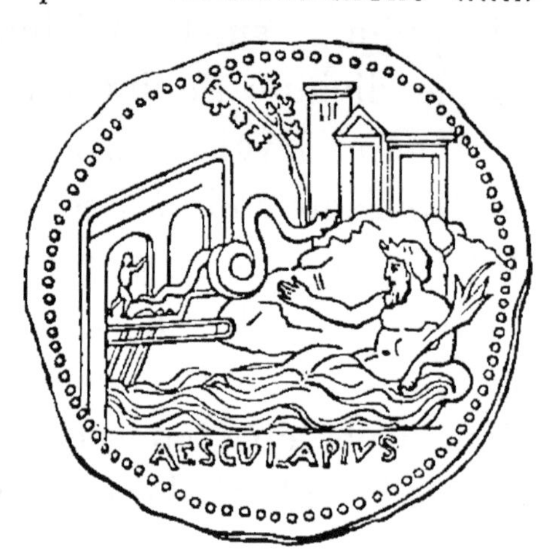

Esculape, sous la forme d'un serpent, débarque dans l'île du Tibre.

Tandis qu'ainsi, à chaque nouvelle épidémie, l'État, par tous les moyens possibles, appelle sur la ville malsaine la pitié bienfaisante de tous les dieux, les particuliers s'abandonnent, eux aussi, aux dévotions variées que leur inspire une imagination terrifiée. Plus une pratique est bizarre, plus elle apparaît salutaire. Les uns, à l'exemple des pouvoirs publics, introduisent à leurs foyers des divinités étrangères, inventent des rites et des sacrifices, multiplient les cérémonies nouvelles et les expiations singulières. Les autres encombrent les temples, les autels et les chapelles des carrefours d'amulettes et d'ex-voto : bijoux, figurines, œufs, coupes d'onyx, robes couleur feuille morte, qui ont le privilège de détourner sur elles les influences malignes dont sont menacés leurs propriétaires. Ceux-ci s'imposent des jeûnes rigoureux que les Juifs, plus tard, rendront réguliers et périodiques; ceux-là, comme le feront encore les contemporaines d'Horace et de Juvénal (car en tout temps ces sortes de dévotions attirent particulièrement les femmes), vont en hiver, à la pointe du jour, se plonger dans les eaux glacées du Tibre, pour ensuite, nues et tremblantes, se traîner autour du champ de Mars sur leurs genoux ensanglantés. Tous enfin, à partir de 461, se précipitent en pèlerinage vers l'île Tibérine, et, pour les maladies particulières comme dans les épidémies, assiègent le temple d'Esculape, qui ne prodigue pas aux Romains moins de bienfaits qu'aux Grecs.

A Épidaure, le sanctuaire du dieu, construit dans une vallée bien close du Péloponnèse, était entouré d'un bois sacré où se trouvaient des établissements thérapeutiques, des piscines, une fontaine, des chapelles et des logements réservés aux malades qui venaient implorer la santé. Ceux-ci, avant d'être introduits dans le sanctuaire, devaient se soumettre à divers traitements, tels que bains, onctions, ablutions, jeûnes et purifications. Ces pratiques hygiéniques étaient entourées d'un appareil religieux et suivies d'un sacrifice. Puis, les suppliants pouvaient dormir une nuit dans le temple, ordinairement couchés sur la peau de l'animal offert la veille au dieu. Cette nuit mystérieuse était le plus souvent suivie d'une gérison radicale, que constataient des ex-voto de toutes sortes et de reconnaissantes inscriptions, conservées dans une rotonde en marbre blanc, le *Tholos*, et sur lesquelles étaient gravés les noms, décrites les infirmités et célébrées les guérisons des favoris d'Esculape.

Le temple de l'île Tibérine était-il organisé sur le modèle de celui d'Épidaure? Il est permis de le supposer, mais impossible de le dire exactement. Les seuls souvenirs subsistants du sanctuaire romain sont quelques bordures antiques de travertin, disposées jadis en forme de vaisseau, pour rappeler celui qui avait apporté de Grèce le serpent sacré; ce sont aussi l'image sculptée du dieu avec l'animal enroulé autour de son sceptre, une collection de membres en terre cuite découverts en cet endroit, et enfin l'Hôpital, où les frères de la Miséricorde, comme autrefois les Asclépiades latins, recueillent et soignent les malades étrangers. Mais le cérémonial était calqué sur celui qu'on imposait aux Grecs. Après des exercices religieux et des traitements hygiéniques, plus ou moins prolongés, les suppliants étaient amenés le soir dans le sanctuaire. Ils s'y couchaient, s'endormaient, et, par *incubation*, dans des songes, le dieu leur envoyait des conseils, des remèdes et la santé. Des monuments de toute sorte, suspendus à la voûte et le long des murs, bras, jambes, pieds entourés d'un serpent, nez, oreilles, yeux, seins, emblèmes d'infirmités diverses, statuettes, bas-reliefs, serpents d'or et d'argent enroulés en forme de colliers ou de bracelets, témoignaient de la reconnaissance des fidèles, et des inscriptions indiquaient les traitements prescrits par le dieu (le plus souvent des purgatifs, des vomitifs, des saignées), la marche suivie, les résultats obtenus. De la sorte, le temple romain d'Esculape finit par devenir une véritable bibliothèque médicale, d'autant plus riche, qu'on y déposait aussi des recueils tout laïques de remèdes éprouvés, des instruments de chirurgie nouvellement inventés, la plupart des livres de médecine, etc., etc. Et cette coutume persista jusqu'à la fin de l'Empire. Au temps des Antonins, les dévots affluaient encore à Épidaure et dans l'île Tibérine. Un aveugle, qui vivait à cette époque, déclare avoir été guéri par la seule intervention d'Esculape. Celui-ci, quand depuis longtemps le chou du vieux Caton était oublié, gardait encore son prestige et ses dévots. Ce sera le plus vivace de tous les dieux païens, le plus tenace adversaire du Christianisme. Mais jamais sa puissance et celle de ses prêtres n'apparurent plus grandes et mieux faisantes que dans les temps qui suivirent sa triomphale entrée en Italie, alors que ses compatriotes laïques, les médecins grecs, n'étaient pas encore venus à Rome lui faire une concurrence, que leur talent, leur expérience et les progrès de la philosophie devaient rendre très redoutable.

Très bienfaisante aussi. D'abord, en substituant, ou du moins en essayant de substituer à la médecine religieuse une médecine naturelle et des remèdes rationnels, les Grecs sauveront plus de malades que Salus, Hygie, Apollon et Esculape réunis. Ensuite, ils rendront moins fréquent le retour de ces abominables paniques qui plusieurs fois augmentèrent le nombre des victimes qu'emportait la peste. Il y eut des jours, en effet, avant l'arrivée d'Archagatos, où les Romains, ne pouvant s'en prendre aux dieux, s'avisèrent de trouver autour d'eux les complices de la mort invisible qui les décimait : alors ils virent rouge et voulurent du sang. Quand, par exemple, en 423, à la suite de la guerre latine, des miasmes pestilentiels s'abattirent sur la ville, on ne songea pas à en attribuer la cause à la ruine des villes industrieuses du littoral, dont les ports se comblaient, dont les rivières et les canaux envasés répandaient dans les plaines des eaux marécageuses où fourmillaient des germes décomposés. On déclara que la ville était empoisonnée par les femmes, et cent soixante-dix matrones furent sacrifiées à la terreur publique. Lucrèce était sans doute hanté par le souvenir de cet holocauste sanglant, quand il énumérait les maux engendrés par la superstition. Mais il a cherché des exemples dans les temps très anciens, et il a raconté le meurtre d'Iphigénie, pour la même raison peut-être qui obligera Voltaire à choisir Mahomet comme type du Fanatisme : il eût été dangereux de mettre sur la scène les misérables victimes de la religion et les poignants sujets de drames que, depuis les Albigeois jusqu'à Calas, le poète trouvait en foule dans l'histoire nationale.

Tel est, vers la fin du ve siècle, l'état de la médecine à Rome. Dans les cas ordinaires, et surtout avant que le culte romain d'Esculape ait donné à ses prêtres une autorité médicale, ce sont les parents, les amis, les voisins qui soignent les malades, d'après leur instinct, le sens commun, leurs talents naturels et l'expérience acquise. Dans les épidémies, c'est principalement sur les dieux que l'on compte.

Aussi, de quel œil farouche ceux que la foi attachait encore aux remèdes grossièrement empiriques et aux formules magiques, aux choux et aux clous, aux prières, supplications, invocations, lectisternes et sacrifices, durent-ils regarder le premier audacieux, un étranger, un Grec, qui leur arrivait tout d'un coup avec l'évidente prétention de soigner les Romains à sa manière, et par des remèdes inconnus! Sans doute, il allait bouleverser la traditionnelle médecine des ancêtres; peut-être même chercherait-il à supplanter les dieux! De là, l'exaspération du vieux Caton, qui, dans une certaine mesure, se comprend et s'explique. Quand Montaigne accable les médecins de son mépris et de ses sarcasmes, on est tenté de lui dire : « De quoi vous plaignez-vous, en somme, et quel mal vous ont fait ceux que vous attaquez ainsi? Votre bisaïeul est mort à quatre-vingts ans, votre grand-père à soixante-neuf et votre père à soixante-quatorze. Vous-même, malgré la gravelle qui de temps en temps vous tourmente, vous êtes sain de corps, et surtout d'esprit. » — Combien plus excusables les attaques du vieux Caton! Celui-ci du moins a ses raisons pour détester les médecins. Il voit en eux des ennemis publics, parce qu'ils sont grecs, et des ennemis privés, parce qu'ils exercent un art qu'il pratique lui-même, et qu'ils l'exercent autrement que lui. La haine dont il poursuit la littérature, l'art et la philosophie helléniques est toute désintéressée et patriotique. Il y dépense, il est vrai, une telle énergie, une telle ardeur, qu'on est d'abord tenté de croire qu'il satisfait des vengeances particulières. Il n'en est rien, car il frappe ses amis avec la même rigueur. Au reste, que lui importent, à lui personnellement, ces divertissements qu'il ignore et méprise? Mais la médecine, il l'a étudiée toute sa vie; à force d'observations et d'épreuves tentées sur lui-même et sur les siens, il a acquis une expérience dont il est fier, une science qu'il juge de bonne foi souveraine. Et voici que des étrangers, les plus méprisables des étrangers, viennent lui faire concurrence, opposer leurs remèdes à ses remèdes, et un savoir, acquis on ne sait comment, à des travaux de cinquante années. Sans doute, ils ne s'introduiront pas chez lui, dans son intérieur, dans sa maison de Rome ou sa villa de Tusculum; mais, qui sait? Si les Romains leur font un bon accueil, peut-être leurs succès diminueront-ils son autorité domestique. Ce n'est plus seulement l'homme d'état, le censeur rigide, celui qui personnifie la Rome d'autrefois, les vertus austères, la gravité des mœurs, la ferveur du patriotisme et la constante énergie des convictions, qui se sent menacé, c'est aussi le chef de famille, le *pater familias*. Aussi, n'est-ce pas de la tribune aux harangues que partent ses attaques contre les médecins grecs. Ce qui doit d'abord être préservé de la contagion, c'est le foyer domestique; c'est là qu'il faut avant tout maintenir pleine et respectée l'autorité du maître. C'est donc à son fils que Caton écrira, à Marcus, pour qui il a rédigé des préceptes d'hygiène; et il lui dira : « Les Grecs sont les plus malfaisants des hommes. Pense bien que c'est un oracle qui te parle ainsi. Toutes les fois que cette nation nous enverra ses arts, elle corrompra tout; *et le mal sera sans remède si elle nous envoie ses médecins*. Ils se sont juré d'exterminer tous les Romains par la médecine. Le salaire même qu'ils exigent est pour eux un moyen d'usurper la confiance et de tuer plus à leur aise. Je t'interdis les médecins. »

Marcus dut obéir à son père. Mais les Romains montrèrent moins de docilité. Caton ne fut pas plus écouté de ses contemporains que ne le sont aujourd'hui les aboyeurs à l'esprit étroit qui hurlent contre le grand homme dont le génie guérit la rage.

CHAPITRE II

Installation à Rome d'Archagatos. — Les *Medicinæ* ou officines médicales. — Grandeur et décadence d'Archagatos. — Ses premiers successeurs.

En général, les gouvernements ne reconnaissent d'utilité publique et ne protègent que les institutions qui se sont recommandées par de longs services rendus aux particuliers. Vraisemblablement, Archagatos avait guéri beaucoup de malades et acquis une solide réputation, quand le Sénat lui accorda deux faveurs, dont l'une devait flatter son amour-propre et augmenter son crédit, l'autre assurer son existence et sa fortune. On lui donna le titre de citoyen romain, et une boutique pour soigner et recueillir les malades lui fut achetée aux frais de l'État, dans une des régions les plus fréquentées de la ville, non loin du Forum, au carrefour Acilius.

Étrange rapprochement! Le quartier où Archagatos se trouvait installé portait précisément (ou allait porter) un nom qui devait, quelques années plus tard, inspirer aux Grecs une horreur singulière.

N'est-ce pas en effet un membre de cette famille, le consul Acilius Glabrion, qui, avec l'aide de Caton, cet autre ennemi de la Grèce, allait conquérir la Thessalie, écraser Antiochus aux Thermopyles, imposer aux Étoliens une paix désastreuse, dépouiller les villes vaincues de leurs trésors les plus précieux (Acilius devait emporter jusqu'à la garde-robe du roi d'Épire), et introduire à Rome le luxe et la mollesse de l'Orient? Ces statues et ces tableaux, ces lits d'ivoire incrustés de bronze, ces riches tapis et ces étoffes éclatantes qui, à partir de cette époque, affluèrent en Italie, ces chanteurs, ces baladins et ces joueuses de harpe sans lesquels on n'osa plus donner un festin, le respect dont on entoura le vil métier de cuisinier, désormais estimé à l'égal d'un artiste, toutes ces richesses et toute cette corruption, ce ne sont pas les Grecs qui les ont apportées à Rome; ce sont les Romains eux-mêmes, et, particulièrement, les légions de Manlius et d'Acilius [1]. L'Italie ne dut d'abord aux enfants de la Grèce que des arts bienfaisants. Il semble même que tous les Grecs venus à Rome dans le courant du VIe siècle voulurent, âmes oublieuses et légères, favoriser et encourager le mal qu'on faisait à leur patrie, tant ils s'appliquèrent à corriger ce qu'il y avait d'inin-

1. Il est vrai qu'Acilius rapporta aussi de son expédition la connaissance de la langue grecque, qu'on n'oubliera plus dans sa famille. Quand Carnéades, Diogènes et Critolaos furent introduits dans la Curie pour plaider la cause de leurs compatriotes, c'est un Acilius qui leur servit d'interprète.

telligent et de barbare dans l'œuvre spoliatrice du vainqueur, tant ils s'efforcèrent d'atténuer les dangers que devait amener le subit envahissement d'un luxe jusqu'alors ignoré. Ces statues et ces tableaux, dont on ne connaît d'abord ni la signification ni la valeur artistique, les lettrés grecs vont les expliquer aux Romains en leur révélant et traduisant les œuvres des poètes qui les ont inspirés. Ces maladies pour la plupart nouvelles, qui vont naître des excè de table et des autres, la goutte, la gravelle, la pléthore, les fureurs utérines des femmes, l'épilepsie e le ramollissement cérébral, les médecins, venus tout à point de Grèce, vont les guérir ou tout au moins les soigner [1]. « L'intempérance, dit un poète, est la nourrice des médecins [2]. »

C'est donc dans une maison du carrefour Acilius que la médecine nouvelle se fixa primitivement. Archagatos était grec ; grecque était aussi la science qu'il apportait avec lui ; son installation fut donc grecque également.

Depuis Hippocrate, peut-être même avant lui, il y avait dans toutes les villes helléniques des officines, ἰατρεῖα, les unes privées, comme celle, très bien garnie, que possédait Aristote, les autres publi-

1. Un contemporain de Cicéron, le médecin Nicon, écrira un livre sur les conséquences des excès de table, περὶ πολυφαγίας. C'est peut-être pour protester contre cet ouvrage, qu'un gourmand fameux du temps d'Auguste, Apicius, qui tenait à Rome une école publique de gourmandise, écrira le premier des livres de cuisine, *De Gulæ irritamentis*.

2. « *Medicorum nutrix est intemperantia.* » (P. Syrus.)

ques, organisées et payées par les municipalités. Dans ces maisons de secours, des médecins, les uns exerçant à leur compte, les autres, ἰατροί δημοσιεύοντες, rétribués au moyen d'un impôt prélevé sur tous les citoyens, ἰατρικὸν, donnaient des consultations, pansaient les plaies, distribuaient des remèdes, et même, en certains cas, mettaient des lits au service des malades qu'une opération grave ou un accès de fièvre un peu fort empêchaient de retourner chez eux [1].

C'est cette coutume bienfaisante qu'Archagatos, le premier, introduisit à Rome. Sa boutique, installée dans le carrefour Acilius et ouverte à tous, puisqu'elle était payée par tous, fut une sorte de succursale des *Iatreia* grecs, et le premier type de ces officines que les Romains, et, peu à peu, tous les peuples d'Italie connaîtront désormais sous le nom de *Medicinæ* ou de *Medicatrinæ*. Ce seront à la fois un cabinet de consultation, une pharmacie et un hôpital.

Quant à leur aménagement intérieur, à celui du

1. Voir, pour plus de détails, la *Gazette hebdomadaire de médecine et de chirurgie* et la *Revue archéologique* (1880). Les docteurs Dechambre et Vercoutre ont essayé de déterminer les caractères de ces officines grecques, publiques et privées. Pouvait-on y demeurer longtemps, comme dans un hôpital ou une maison de santé? Ceux qui y séjournaient étaient-ils soignés et devaient-ils se nourrir à leurs frais, ou bien était-ce le médecin, ou la ville qui, dans les officines publiques, prenaient à leur charge les dépenses des malades? Toutes ces questions souvent discutées ne sont pas encore résolues.

moins de l'officine d'Archagatos, il est impossible de le décrire exactement. Mais on peut supposer que ce Grec intelligent, qui était surtout chirurgien, dut s'inspirer des préceptes d'Hippocrate, qui ne sont d'ailleurs que des préceptes d'hygiène très élémentaires. Autant que le permettaient à cette époque le mode de construction et les idées qu'on se faisait du confort, elle était bien aérée, très éclairée, à l'abri cependant d'un trop ardent soleil qui putréfie les plaies, et des courants d'air qui agitent, énervent les malades, et peuvent compliquer les dangers d'une opération. Elle devait, en un mot, posséder tous les avantages qu'on ne trouvait guère réunis dans les maisons des particuliers, de ceux-là surtout qui seront les clients des médecins-boutiquiers, les petites gens.

Il est d'ailleurs possible de reconstruire par la pensée cette officine d'Archagatos. Galien, qui, beaucoup plus tard, reprit, commenta et développa les prescriptions d'Hippocrate, remarque que les établissements concédés par les villes aux médecins qu'elles emploient n'ont jamais cessé d'être organisés d'après le même système, l'ancien système grec. On peut donc, en faisant la part des progrès réalisés après Archagatos, supposer quelque analogie entre la boutique du premier chirurgien grec fixé à Rome et celle dont les ruines subsistent encore à Pompéi, dans la rue d'Herculanum, tout près de la voie des Tombeaux. Si étrange que paraisse le choix de ce quartier où passaient chaque jour, en route pour leur dernier gîte, des clients trépassés, c'est bien là l'officine d'un médecin pompéien, et, pour une fois, le premier nom donné aux maisons découvertes de la ville ressuscitée s'est trouvé justifié. Eh bien, restaurez par la pensée cette demeure solidement bâtie en pierres du Sarno, et l'une des plus anciennes de la ville; reportez-y les instruments de chirurgie qui, recueillis en cet endroit, sont conservés au musée de Naples, pinces, scalpels, cautères, lancettes, bistouris, etc.; joignez-y, en imagination, les objets divers que les cendres brûlantes du Vésuve ont nécessairement consumés, bocaux de toute forme et de toute grandeur, médicaments simples et composés, bandes, charpies, compresses, éponges, etc.; dans la salle où sont débitées les drogues qui font concurrence à celles des rhizotomes et des pharmacopoles, et, dans la salle voisine, disposez des lits pour opérer les malades, d'autres aussi pour recevoir des pensionnaires [1] : vous aurez alors une officine de médecin d'autrefois, une installation très semblable à celle d'un apothicaire d'aujourd'hui, mais d'un apothicaire qui serait en même temps médecin, chirurgien, directeur d'une maison de santé, et même gérant d'un cercle ou propriétaire d'un café.

A partir d'Archagatos, en effet, et jusqu'à la fin

1. Les médecins recevaient à demeure des malades, les gardaient quelquefois plusieurs semaines. « Savez-vous ce qu'il y a de mieux à faire? dit un médecin dans une comédie de Plaute. Faites porter le malade chez moi. Je pourrai le soigner tout à mon aise : je lui ferai prendre de l'hellébore pendant une vingtaine de jours. »

de l'Empire, les officines médicales disputeront aux boutiques des barbiers et aux établissements de bains les badauds, les désœuvrés, les curieux en quête de nouvelles. Peut-être ces oisifs y sont-ils d'abord venus un jour qu'on amenait au médecin quelque pauvre diable victime d'un accident, comme

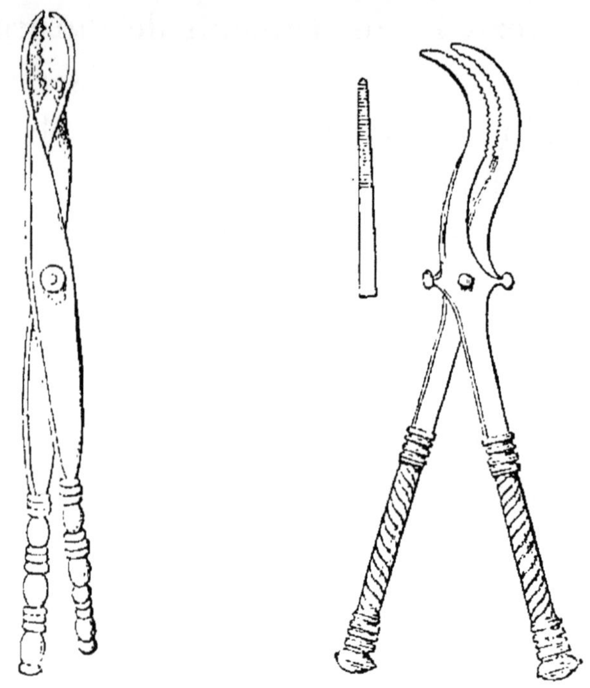

Instruments de chirurgie (pinces) trouvés à Pompéi dans l'officine d'un médecin.

en pareil cas la foule aujourd'hui se presse devant la porte d'un pharmacien. Ils ont voulu voir le blessé, assister au pansement, à l'opération, satisfaire enfin cette curiosité importune, si énergiquement maudite par Galien, cette envie malsaine qui pousse l'homme à regarder souffrir son semblable. Puis, peu à peu, l'habitude s'est prise d'aller chercher dans la boutique du médecin un spectacle peut-être, des can-

cans bien sûr. Et c'est ainsi que les patrons de ces demeures hospitalières finirent par partager avec les successeurs de ces barbiers siciliens amenés à Rome par Ticinius Menas un siècle avant l'arrivée d'Archagatos, la réputation d'être les plus bavards et les mieux informés des hommes. Seulement, chez les coiffeurs, pourvu que vous ne vous éloigniez pas des quartiers élégants, surtout de la région des Carènes, vous pourrez rencontrer des gens bien élevés, comme ces jeunes efféminés qui iront se faire tondre, raser, épiler, parfumer et friser par Licinus. Chez le médecin en boutique, comme chez les tondeurs du Forum et du quartier Subura, vous ne trouverez que des petits gens, des *Mediocres*, l'esclave Epidicus, le pilote Naucratès, des crieurs publics, des maquignons, des femmes du peuple venues pour acheter des herbes ou se faire crever une ampoule, et qui restent là, à attendre elles ne savent quoi, à regarder, à babiller indéfiniment. Pas plus qu'ils ne voudront se faire soigner, les Romains riches n'iront causer dans ces boutiques ouvertes à tous[1].

Peu importait d'ailleurs à Archagatos. En aucun temps, ce ne sont la fréquentation et l'estime des hommes distingués qui font les succès populaires; et si le nouveau venu réussit, selon l'expression de

1. L'illustre avocat Philippus apercevant dans la boutique d'un barbier du Forum le crieur public Vulteius Menas, qu'on vient de raser et qui paisiblement se fait les ongles, se garde bien d'entrer pour lui parler. Il envoie son esclave Démétrius interroger cet habitué honnête, mais misérable, d'un endroit où ne pénètrent pas les Romains comme il faut.

Pline, *merveilleusement*, ce fut parce qu'il s'adressa surtout au peuple, aux ignorants qui ne savaient pas, comme Caton, se soigner eux-mêmes, aux pauvres qui ne pouvaient, comme les familles riches, se confier à des esclaves spécialement instruits dans la science médicale, et qui, longtemps encore, seront pour les Grecs des concurrents sérieux. Il dut aussi son succès et sa fortune à sa façon de procéder. Ce n'était ni un savant ayant un système, des idées arrêtées, un dogme élevé, ni même un chirurgien dans la haute acception du mot, c'est-à-dire un opérateur doublé d'un médecin. C'était un simple empirique, comme nos herboristes ou nos vendeurs d'orviétan, et un manœuvre très adroit, très hardi, très courageux en face de la douleur d'autrui, comme les dentistes ambulants de nos foires. Or, à ces industriels les clients ne font jamais défaut, non plus que les acheteurs aux fabricants d'images coloriées et les lecteurs aux romanciers des petits journaux. Archagatos ne manqua donc pas de malades. Il avait d'ailleurs ce double avantage, que le peuple ne pouvait s'adresser qu'à lui, puisqu'il était unique en son métier, et qu'on savait tout de suite ce dont il était capable, puisqu'il faisait surtout des opérations chirurgicales. Que de maladies longues et graves un médecin doit avoir soignées et guéries avant d'imposer la confiance et de s'assurer une clientèle! Au contraire, une ou deux opérations heureusement faites en un tour de main, et dont les résultats s'aperçoivent très vite, suffisent à recommander un chirurgien. Ce fut la bonne fortune que rencontra Archagatos. Son arrivée comblait un vide : il fut le bienvenu : ses premières opérations réussirent : il fut le bienfaisant. Et le jour où la voix publique le surnomma *Vulnerarius*, c'est-à-dire le guérisseur des blessures, il fut adopté par sa nouvelle patrie. Il ne manquait plus à cette réputation que d'être officiellement reconnue et consacrée : on sait comme elle le fut par le Sénat. Ce titre de citoyen romain et cette concession d'une boutique n'attestent pas seulement le triomphe personnel d'Archagatos ; ils marquent, résultat bien plus important, une date capitale dans l'histoire de la pacifique et généreuse conquête de Rome par la Grèce.

Mais, à ce moment, les adversaires des idées nouvelles et des importations étrangères, les tenaces défenseurs de traditions chaque jour plus oubliées, n'avaient pas encore désarmé. A leur instigation, une ligue se forma, vivement encouragée par les Empiriques de Rome ; et, s'il faut en croire Pline l'Ancien, Archagatos aurait lui-même fourni des prétextes à ses rivaux et aux ennemis des Grecs. Si injuste et si misérable qu'il fût, le reproche qu'on lui fit d'exiger de l'argent en échange de ses soins n'était pas pour déplaire aux Romains, pauvres et parcimonieux, qui eussent préféré être soignés gratis.

Mais voici qui était plus grave. En sa qualité de chirurgien, Archagatos coupait les membres, brûlait les plaies, taillait dans la chair vive. C'était une nécessité de son métier. Se montra-t-il, dans ses opérations, peu compatissant, brutal, cruel même? Il se peut : en tout cas, on le lui reprocha. Les gens des basses classes, si durs à la fatigue, aux privations, sont le plus souvent très faibles devant la douleur; et vous verrez dans les campagnes de vigoureux gaillards, insensibles à la chaleur, au froid, à la faim, à la soif, et qui se pâment à la vue d'une pince de dentiste ou d'une lancette de chirurgien. Les Romains étaient tout semblables; et Galien se plaindra vivement de cette faiblesse indigne des conquérants du monde. Il nous montrera ses malades, très douillets pour la plupart, pâlissant de terreur avant qu'il ait approché l'instrument de leur membre blessé, et allant même jusqu'à perdre connaissance à la perspective de la douleur prochaine. « En ce cas trop fréquent, ajoutera-t-il ,il ne faut pas hésiter à user de subterfuges. Dites au patient que vous remettez l'opération à un autre jour; feignez de vouloir simplement laver la plaie et panser le membre blessé, poser des compresses et des cataplasmes; puis, au moment où le malade rassuré ne lutte plus contre vous, coupez brusquement. » Sans doute, Archagatos ne faisait pas tant de manières. On l'appela *Bourreau*; le surnom de *Carnifex* succéda à celui de *Vulnerarius*.

Est-il vrai, comme l'affirme Pline l'Ancien, qu'à partir de ce moment les Romains se dégoûtèrent de la médecine, et prirent en aversion les Grecs qui la pratiquèrent après Archagatos? Il semble bien qu'il y ait là quelque exagération, puisque celui-ci eut des successeurs, ceux-là même qu'un décret du Sénat, porté dans le premier tiers du VIIe siècle, expulsa, paraît-il, d'Italie. Comment auraient-ils pu s'établir à Rome et y vivre, si les Romains s'étaient deshabitués de recourir à eux? Mais ce décret de bannissement que Pline rappelle avec une satisfaction niaise, est-il lui-même bien authentique? En tout cas, on ne voit point qu'il ait été très rigoureusement appliqué. Il fut promulgé, nous dit-on, longtemps après Caton, quand les Grecs se voyaient enfin débarrassés de leur grand ennemi. Or, Caton mourut en 605; et voici que quelques années plus tard nous trouvons installé à Rome, aimé, respecté, recherché, un médecin grec au génie puissant, qui devait avoir sur la médecine, sur les mœurs, la littérature, la philosophie, une action profonde, durable et bienfaisante. Ce grand homme s'appelait Asclépiades.

CHAPITRE III

Asclépiades. — Comment il fut jugé par les Romains. — Les moyens qu'il employa pour réussir. — Son système médical et sa doctrine philosophique. Asclépiades disciple d'Épicure et maître de Lucrèce. — Ses préceptes d'hygiène adoptés et préconisés par tous les hommes connus de son temps. Cicéron, Atticus, etc., élèves d'Asclépiades. — Les Asclépiades grecs et les Asclépiades latins.

C'est dans la première moitié du VIIe siècle, quelques années après la réduction de la Grèce en province d'Achaïe, qu'Asclépiades vint se fixer à Rome. Suivant une tradition, dont Pline l'Ancien demeure responsable, il ne faudrait voir en lui qu'un des premiers types de ces Grecs affamés, si maltraités par Juvénal, de ces hardis aventuriers capables de tout, propres à tout, à volonté peintres, baigneurs, augures, danseurs de corde, magiciens, grammairiens, rhéteurs et médecins. Asclépiades, pour gagner sa vie, aurait d'abord enseigné l'éloquence. Ce métier ne l'enrichissait pas — ce qui paraît étrange, puisqu'il avait un talent de parole que toute l'antiquité a reconnu et célébré, — il se serait un beau jour avisé d'exercer la médecine sans l'avoir étudiée, à peu près comme feront plus tard ces industriels sans scrupules ni clients, que Pline voyait quitter l'établi du menuisier, l'enclume du forgeron et l'échoppe du savetier pour pratiquer l'art de guérir ou de tuer impunément, et auxquels il semble penser quand il parle d'Asclépiades. « Qu'un étranger, ajoute-t-il, qu'un enfant du plus léger des peuples ait pu tout d'un coup, à lui tout seul, dans le seul but de faire fortune, prescrire au genre humain des lois de santé, n'y a-t-il pas là de quoi nous indigner tous? »

Si tel était réellement Asclépiades, comment expliquer qu'il ait été le médecin et l'ami de personnages comme L. Crassus, Marc Antoine, Cicéron, le maître de Lucrèce, le favori de Mithridate, un des écrivains les plus féconds de son temps [1], l'idole des Romains, le bienfaiteur reconnu des hommes? Comment se fait-il qu'après sa mort, pendant des siècles et jusqu'après Galien [2], malgré toutes les sectes

1. Voici la liste des ouvrages d'Asclépiades : *Liber de Finibus*; — *De communibus adjutoriis*; — *De celeribus, sive acutis passionibus libri tres*; — *De periodicis febribus*; — *De Clysteribus*; — *De vini datione in morbis*; — *De lue*; — *De hydrope*; — *Libri salutarium ad Geminium*; — *In aphorismos Hippocratis commentariorum libri tres*; — *Ad Erasistrati doctrinam libri parasceuatici*; — *In obscuriores Hippocratis libros explicatio*; — *Tractatus de pulsibus;* — Περὶ ἀναπνοῆς καὶ τῶν σφυγμῶν βιβλίον; — Περὶ στοιχείων, *sive de elementis*; — Περὶ ἀλωπεκίας, traité sur la chute des cheveux; — *De ulceribus*; — *De tuenda sanitate*, etc. De tous ces ouvrages il ne reste que de très rares fragments.

2. Galien reconnait que de son temps la secte d'Asclépiades existait encore. « Il y a aujourd'hui, dit-il, quatre sectes

médicales qui lui succédèrent et en dépit des progrès réalisés, il soit demeuré dans le souvenir de tous, très souvent invoqué, discuté quelquefois, toujours respecté? Celse, qui le cite presque à chaque page de son livre, se proclame sur beaucoup de points son disciple; Sextus Empiricus déclare que son génie ne le cède à celui d'aucun autre; Scribonius Largus et Cælius Aurelianus voient en lui un très grand auteur de la médecine; et Apulée, après avoir mis Hippocrate hors de pair, l'appelle le *prince des médecins*. Galien lui-même, dont les idées étaient si opposées à celles d'Asclépiades, rend hommage à son intelligence, son habileté, son éloquence; et la peine qu'il se donne pour discuter son système toujours en vigueur prouve le cas qu'il faisait et qu'on faisait encore autour de lui du savant et du praticien [1].

En somme, Pline reste seul avec son indignation et son mépris. Les anciens furent à peu près unanimes à reconnaître le génie d'Asclépiades; et de

florissantes, celle d'Hippocrate, celle d'Érasistrate, celle d'Hérophile et celle d'Asclépiades » (*De Facult. nat.*, I, 17).

1. Les modernes eux-mêmes, surtout pendant ces deux derniers siècles, ont rendu justice à Asclépiades et essayé de ranimer cette gloire, affaiblie depuis Galien. C'est Garofalo, à propos du buste trouvé à Rome en 1712, et que nous reproduisons ici, qui a commencé la réhabilitation; puis Cocchi l'a couvert d'éloges; dans un parallèle tout à son honneur, il a été comparé à Boerhaave. Que d'autres admirateurs, médecins et savants, on pourrait citer encore, jusqu'à M. Raynaud, auteur d'une excellente, mais trop courte thèse latine, *De Asclepiade Bithyno*! Je ne vois guère, de notre temps, que l'auteur de la grande *Histoire des Romains* et Friedlænder qui aient traité Asclépiades de *charlatan*.

bonne heure, après quelques années d'exercice, son nom devint célèbre dans tout le monde romain, plus célèbre même et plus populaire que celui d'Hippocrate. C'est qu'en effet le système qu'il représentait était, on va le voir, plus agréable, plus décidé, plus accessible à tous. Asclépiades avait encore un avantage sur le grand médecin de Cos : il était plus facile à sa gloire, reconnue et consacrée par les maîtres du monde, de se répandre dans toutes les parties de l'univers ébloui par le prestige de Rome, qu'il ne l'avait été à celle d'Hippocrate d'aller de Grèce en Italie. Ainsi, de nos jours, un nom illustre dans la capitale va plus aisément jusqu'au bout de la France, qu'une célébrité provinciale ne s'impose à Paris.

Celle d'Asclépiades s'imposa très vite ; car le nouveau venu savait où il allait et ce qu'il voulait. Lorsqu'il vint s'établir à Rome, aux environs de l'année 630, il ne comptait pas, comme la plupart des autres émigrants grecs, sur le hasard pour trouver un métier et faire fortune ; il apportait avec lui des projets très arrêtés, un plan de vie tracé d'avance. Et son but, malgré l'affirmation de Pline, qui a confondu ce Bithynien de Pruse avec un autre Bithynien du même nom, originaire de Myrlée et grammairien du temps de Pompée, n'était pas d'enseigner la rhétorique. C'est à conquérir et garder des clients, non à former des orateurs, qu'Asclépiades devait employer cette éloquence séductrice que tous ont vantée. Il se proposait d'exercer la médecine, dont il est bien injuste de dire qu'il ne s'était jamais occupé [1]. Au témoignage d'un autre médecin, qui fit de lui une étude très sérieuse, de Cælius Aurelianus, il l'avait apprise à bonne école, dans cette glorieuse académie d'Alexandrie

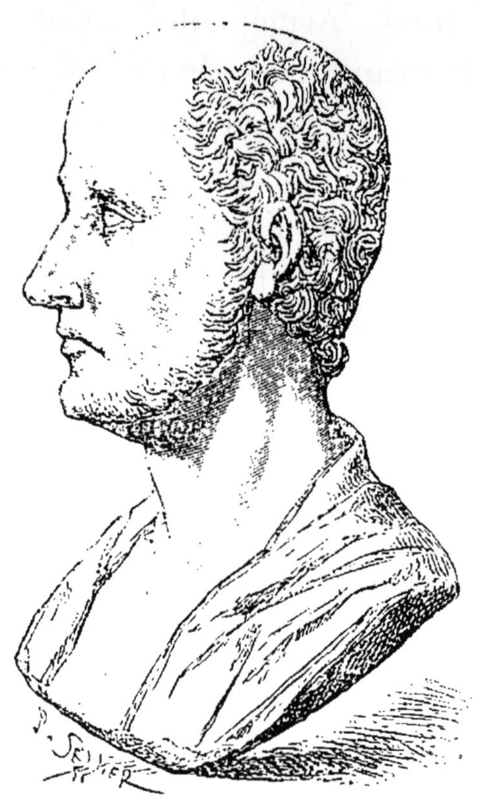

Buste supposé d'Asclépiades.

illustrée, sous la protection magnifique des Ptolémées, par tant de découvertes en tout genre, surtout en anatomie, par les travaux de médecins dogmatiques, tels que Praxagoras, Chrysippe, Érasistrate, Hérophile de Chalcédoine, et d'Empiriques

1. « *Qui nec id egisset, nec remedia nosset* » (Pline l'Ancien.)

comme Apollonius d'Antioche, Glaucias et Héraclides le Tarentin. De ces premières études, fortifiées par une connaissance approfondie de la philosophie d'Épicure et par une longue pratique dans les villes de l'Asie Mineure et de la Grèce, à Parium surtout et à Athènes, Asclépiades avait tiré un système très nouveau, très original et hardi, dont Celse a dit qu'il changea presque complètement l'art de guérir [1]. Et c'est ce système qu'il venait offrir aux Romains. Ce n'est donc pas seulement un médecin étranger, un simple praticien, comme Archagatos, qui pénètre en Italie avec le nouveau venu ; c'est la médecine même, la médecine grecque, que son représentant va habiller à la romaine et accommoder aux goûts des clients qu'il convoite.

Asclépiades, on le devine aisément, comprit tout de suite combien la jalouse surveillance des Empiriques latins, élèves de Caton, et l'orgueilleuse répugnance des maîtres du monde à se laisser soigner par des étrangers, et le souvenir encore récent du bourreau Archagatos rendaient sa position délicate. Avec infiniment de tact et d'adresse il s'appliqua d'abord à détruire les préventions qu'avait laissées son prédécesseur, et à ruiner l'autorité de ses confrères romains, ignorants et grossiers. En même temps qu'il séduisit ses clients par des manières affables, une causerie brillante, des discours caressants et des attentions délicates (jusque-là qu'il

1. « *Medendi rationem ex magna parte mutavit.* »

exposa dans un traité spécial les moyens de combattre la calvitie [1]), il les flatta dans leurs maladies par la façon dont il entreprit de les traiter. Son principe était qu'il faut guérir sûrement, promptement, agréablement, *tuto*, *celeriter*, *jucunde*.

Sûrement! Hélas! quel médecin fut jamais certain de guérir ses malades? — *Promptement!* Certes, il serait à souhaiter qu'on pût toujours le faire, *id votum est*, soupire Celse; mais il est parfois téméraire de vouloir guérir trop vite. — *Agréablement!* C'est là qu'Asclépiades triomphait. Sans doute (et cela suffirait à prouver qu'il ne se préoccupait pas, comme Pline le lui a reproché, de plaire toujours et quand même), il y eut des cas où il se crut obligé de se montrer très énergique [2] : il lui arriva de condamner ses malades à des veilles prolongées, à une soif intense, avec défense même de se rincer la bouche pour que l'excès d'incitation amenât une débilité qu'il jugeait favorable à son traitement [3]; il dut aussi saigner dans la pleurésie, l'épilepsie et les convulsions, pratiquer la laryngotomie dans les

1. Les préparations relatives à l'hygiène et à l'embellissement du corps (*ars ornatrix*) étaient du domaine des médecins. Chez Hippocrate, Celse, Galien, Paul d'Égine, etc., on trouve de nombreuses formules pour fabriquer ces sortes de produits.

2. « *Quo magis falluntur*, dit Celse, *qui per omnia jucundam ejus disciplinam esse concipiunt; tortoris vicem exhibuit.* »

3. Et aussi, pour ce qui concerne les veilles, parce qu'il regardait le sommeil comme un *resserrant*; et dans certaines maladies, on le verra plus loin, il cherchait à *relâcher* les tissus.

suffocations, et la paracentèse ou ouverture du ventre dans l'hydropisie; mais il ne risquait qu'à son corps défendant ces opérations qui lui étaient pénibles et peu familières [1]. C'est que, par nature et par goût, il était bien moins chirurgien que médecin. « Il faut, dit Celse, que le chirurgien ait un cœur intrépide. Résolu à guérir le malade confié à ses soins, il ne doit pas se laisser émouvoir par ses cris, ni se hâter plus qu'il ne convient, ni couper moins qu'il n'est nécessaire. Qu'il achève sa besogne en restant insensible aux plaintes du patient. » Un médecin, au contraire, peut être compatissant, et Asclépiades l'était de toutes les façons, par sa parole, par les encouragements et les consolations qu'il prodiguait à ses clients, par le régime facile à suivre qu'il leur recommandait dans leurs maladies chroniques, par les remèdes très doux, surtout très peu nombreux, qu'il leur prescrivait dans leurs affections aiguës.

Ce fut là pour les Romains une chose toute nouvelle, une surprise très agréable. « Les anciens médecins, dit Celse, ceux-là surtout qui prirent le nom d'Empiriques, attribuaient de grandes vertus aux médicaments qu'ils faisaient intervenir dans les traitements de toutes les maladies. Asclépiades, au contraire, a presque entièrement banni l'usage de

1. Galien le juge sur ce point avec une extrême sévérité : il estime qu'il n'entendait rien à la chirurgie, ni même à l'anatomie, et il voudrait l'envoyer prendre des leçons chez les bouchers et les cuisiniers.

ces moyens curatifs qui, selon lui, dérangent l'estomac, et il a reporté tous ses soins à l'application du régime. » Ainsi, les vomitifs, mis depuis peu à la mode par de grossiers intempérants, mais de tout temps détestés des malades, étaient d'un usage très répandu : en les proscrivant, avec une rigueur peut-être excessive, Asclépiades fit acte de médecin aimable et de courageux moraliste. A toute occasion, les Empiriques administraient des purgatifs, dont ils s'étaient fait une sorte de panacée [1]. Convaincu qu'ils sont nuisibles au corps, l'affaiblissent et l'empêchent de parvenir à la vieillesse, Asclépiades [2] leur substitua les lavements, dont il exposa les effets bienfaisants dans un livre, *De Clysteribus*, presque entièrement transcrit par Celse. Beaucoup moins exigeant que ses confrères et ses prédécesseurs, qui souvent, comme Hippocrate lui-même, imposaient la diète à leurs clients pendant une semaine entière, il ne la prolongea pas au delà du quatrième jour, sachant bien que le climat de Rome ne permettait pas une aussi longue abstinence que celui d'Asie ou

1. Ils se bornaient à les varier, prescrivant à tour de rôle l'hellébore noir (celui dont la racine est noire), la filicule, l'écaille de cuivre, le suc de tithymale ou laitue marine, le lait d'ânesse, de vache ou de chèvre mêlé de sel, etc.

2. Aulu-Gelle sera un peu le disciple d'Asclépiades. « L'hellébore blanc, dit-il, est un vomitif qui purge l'estomac, l'hellébore noir nettoie le bas-ventre; l'un et l'autre chassent les humeurs nuisibles, principes des maladies. Il est à craindre cependant qu'avec les principes des maladies toutes les voies du corps ainsi ouvertes ne laissent échapper les principes de vie. »

d'Égypte. Souvent même, si la fièvre avait diminué, il cessait dès le début de résister aux réclamations de ses malades, dont l'appétit lui paraissait un symptôme favorable. Surtout, il ne tint pas compte, pour donner ou refuser la nourriture, de l'influence prétendue des jours *critiques*. Il ne croyait pas, comme Hippocrate, que les jours impairs, le 3e, le 5e, le 7e, le 9e, *le 14e* et le 21e, ce dernier surtout et le 9e, fussent particulièrement dangereux pour le malade atteint de fièvre. Il faisait même remarquer que les partisans de ces idées se mettaient en contradiction avec leur propre théorie, puisqu'ils comptaient un jour pair, le 14e, parmi les époques redoutables. C'est le 13e, disait-il, ou le 15e qu'ils auraient dû choisir. Et il ajoutait : ce n'est pas le temps qui, de lui-même ou par une volonté expresse des dieux, guérit les malades, c'est le médecin par son adresse et son habileté. Il ne faut jamais, comme faisait Hippocrate, attendre sans rien faire qu'une maladie se termine toute seule : il faut par ses soins et ses remèdes accélérer la guérison et se rendre maître du temps. C'est sans doute cette inaction qu'Asclépiades avait en vue, lorsqu'il reprochait ironiquement à la médecine des anciens Grecs de n'être qu'une *Méditation de la mort*, et à ceux qui l'exerçaient ainsi de ne venir au lit des malades que pour constater la façon dont la Nature se tirerait d'affaire.

Les Romains étaient moins sceptiques et plus actifs. A cette époque, pour combattre la fièvre, ils avaient coutume de provoquer la sueur par tous les moyens possibles : ils étouffaient les malades sous le poids des couvertures, les mettaient rôtir devant le feu, ou les exposaient aux rayons d'un soleil ardent ; et, entre temps, ils les faisaient vomir ou les purgeaient. C'est par des procédés tout différents qu'Asclépiades entendit combattre cette terrible, cette éternelle ennemie de Rome. Pour la fièvre, comme pour la plupart des maladies, il substitua aux remèdes violents un régime très doux, à la portée de tous, qu'il exposa dans plusieurs ouvrages, *De periodicis febribus*, *De tuenda sanitate*, surtout dans son livre sur *Les secours communs*, *De communibus adjutoriis*. Les promenades, les bains, les frictions et le vin, tels étaient ses remèdes favoris. Il alla même jusqu'à appeler à son aide la musique, qu'il estimait être un calmant de premier ordre.

Pendant la convalescence, ou dans les intervalles des accès, il prescrivait à ceux dont le corps ne tremblait plus de fièvre, mais seulement de faiblesse, l'exercice qui fortifie, les promenades à pied, à cheval ou en pleine mer ; aux alités, même quand la fièvre était ardente (et cela paraît à Celse excessif et dangereux), il recommandait la promenade en litière et en bateau, sur un fleuve ou dans un port. Les plus malades même, il se refusait à les laisser, comme c'était l'usage, dans l'obscurité et l'immobilité. Il avait imaginé pour eux des lits suspendus dont le bercement calmait les douleurs et appelait le sommeil.

Il était aussi très partisan des bains, qu'il donnait tantôt chauds, tantôt froids [1]. C'est lui qui fut le créateur de l'hydrothérapie, si goûtée sous Auguste, et personne ne contribua davantage à généraliser la mode des *thermes* que les mœurs grecques avaient introduits à Rome. Qu'aurait pensé M. Porcius Caton de ce luxe de propreté? Et quel nouveau grief il eût trouvé là contre les médecins détestés! De son temps en effet on ne se baignait guère. « Au dire de ceux qui ont décrit les coutumes de la vieille Rome, raconte Sénèque dans une lettre datée de la villa de Scipion l'Africain où il était allé faire une retraite, on se lavait chaque jour les bras et les jambes, pour enlever les souillures contractées par le travail, mais l'ablution du corps entier ne se renouvelait qu'une fois la semaine, aux jours de marché [2]. » C'est à partir d'Asclépiades surtout, que les malades et tous les Romains adoptèrent un usage jusqu'alors plus particulièrement réservé aux amateurs de gymnastique; c'est grâce à son influence que le goût se répandit des bains d'eau chaude et de vapeur dans des salles enveloppées d'air brûlant par des calorifères souterrains. Ce n'est pas tout : un des pre-

1. On l'appelait souvent « le donneur d'eau froide », à cause des bains froids qu'il donnait et de l'eau glacée qu'il faisait boire dans certains cas, par exemple dans la dysenterie.

2. C'est bien plus encore qu'on ne fait aujourd'hui. D'après une statistique récente, les Italiens prennent en moyenne un bain tous les deux ans. Il n'y a pas de ville au monde où l'on trouve moins d'établissements de bains chauds qu'à Rome. Les ruines des Thermes anciens semblent leur suffire.

miers voluptueux de Rome, l'ingénieux Sergius Orata, avait inventé des baignoires mobiles et suspendues au-dessus du foyer, sortes de berceaux d'eau douce[1]; Asclépiades les adopta et les employa pour ses malades, qui trouvaient ainsi réunis le bain, le feu, la promenade et le lit.

C'est lui encore qui introduisit dans la médecine romaine le système des onctions pour les maladies aiguës et récentes, du massage et des frictions pour les affections chroniques déclinantes. Hippocrate avait déjà emprunté à la gymnastique grecque et recommandé ce traitement qui fortifie les organes relâchés, rend la souplesse aux organes trop faibles; et un de ses disciples, Prodicus de Sélymbrie, fit même de ce traitement un art spécial, l'*Aliptique* ou science de guérir par les frictions. Asclépiades reprit le système d'Hippocrate et le vulgarisa. Désormais, mais surtout plus tard, sous l'Empire, on verra de simples frotteurs de peau grasse s'ériger en médecins. Sous prétexte qu'ils ont quelque connaissance du corps humain, qu'ils règlent le régime des athlètes, qu'on les appelle quelquefois au chevet des malades, comme on a recours aujourd'hui à un poseur de ventouses ou à un fabricant de bandages, ils se croiront de grands savants, rebattront de leurs conseils pédants les oreilles de leurs clients, et joindront sans scrupules à leur nom d'*Aliptae* le titre d'*Iatroi*.

1. C'est lui aussi qui mit à la mode ce poisson délicat qui porte son nom, la *Dorade*.

Enfin, voici le remède souverain d'Asclépiades, celui qu'il avait préconisé dans un traité spécial, *De vini datione*, et dont il égalait la puissance à celle même des dieux. « C'est lui, dit Apulée, qui le premier a fait du vin un médicament salutaire. Il savait le donner à propos et connaissait merveilleusement les cas où il devient bienfaisant, et les malades auxquels il convient. » Quels malades? Les fiévreux qui ont besoin d'être soutenus, et le vin faisait l'office de l'eau-de-vie que nous donnons dans les fièvres typhoïdes; les phrénétiques [1] qu'on calme et assoupit en les enivrant; les léthargiques qu'on excite et dont on réveille les sens avec du vin donné à petite dose; les cardiaques qui, transpirant beaucoup (boire et suer, dit Sénèque, telle est la vie du cardiaque), doivent être fortifiés et réchauffés. Cet emploi raisonné du vin et ces effets bienfaisants, est-il besoin d'ajouter que Pline ne les a pas compris ni soupçonnés? Oubliant sans doute qu'il vient, par erreur, de compter l'abstinence du vin parmi les remèdes qu'appliquait Asclépiades, il ajoute un peu plus loin que ce médecin en promettait et en donnait aux malades; et il ne veut voir là qu'un adroit moyen de séduction, *mirabile artificium*. Il se

1. Asclépiades semble s'être beaucoup occupé des fous; et, comme les autres malades, il les a traités avec une grande douceur. Il protesta contre l'habitude de les tenir dans l'obscurité. Il estimait que les ténèbres les épouvantent et aggravent leur état. Il voulut qu'on les laissât au grand jour. Mais il n'alla pas jusqu'à les délivrer des liens dont ils resteront si longtemps chargés.

trompe, on vient de le voir. Pourtant, il est bien certain qu'en employant ce remède, Asclépiades n'a pas nui à sa réputation de médecin bon enfant, d'homme à la mode. Même, il a dû particulièrement réussir auprès des femmes. Le temps, en effet, n'était pas loin où le vin, sauf celui de marc et de raisins cuits au soleil, était si rigoureusement interdit aux Romaines, qu'elles risquaient la mort si leurs maris, en les embrassant, respiraient sur leur bouche l'odeur du fruit défendu. Le souvenir subsistait encore et subsistera longtemps de la femme d'Egnatius Mecenius assommée à coups de bâton pour avoir bu du vin au tonneau, et de cette autre condamnée par sa famille à périr de faim, parce qu'elle avait brisé les cachets de la bourse qui gardait les clefs du cellier. Asclépiades devait donc plaire aux femmes en leur accordant pendant leurs maladies une liberté qu'il allait devenir aisé d'étendre à la convalescence, et de prolonger même indéfiniment. Qu'est-ce en effet que la santé, sinon une longue convalescence, un répit entre la maladie d'hier et la maladie de demain? Quant aux hommes, ce remède devait leur sourire d'autant plus agréablement, que le vin prescrit par Asclépiades était le vin grec; et malgré la réputation que la récolte faite sous le consulat d'Opimius, précisément à l'époque d'Asclépiades, venait de conquérir aux vins italiens, les crus de Chios, de Lesbos, de Cos gardaient pour les Romains le prestige mystérieux de l'ambroisie divine. Lucullus lui-même avouait que chez son père ces breuvages précieux ne faisaient jamais qu'une fois le tour de la table. Or, c'était ces vins-là qu'Asclépiades prescrivait à ses malades. Tantôt il les leur donnait au naturel, tantôt il les additionnait d'eau douce, ou les préparait avec du miel, de l'hysope et autres produits, que ses successeurs varieront et multiplieront à l'infini, pour remplacer l'alcool et l'éther inconnus des anciens. Le plus souvent, il les mélangeait d'eau de mer, et obtenait ainsi un vin spécial, très connu sous le nom de *Thalassitès* ou *Tethalassomenon*, et très recherché parce que, même préparé avec du vin de l'année, il donnait l'illusion du vin vieux. Voilà, nous semble-t-il, une étrange boisson [1]. Il était cependant si prisé des anciens, ce vin récolté surtout et fabriqué à Cos, la patrie d'Hippocrate, dans le vignoble d'Hippos, que les Grecs l'appelaient *Biôn*, le dispensateur de la vie, et que les Romains trop pauvres pour se le procurer cherchaient du moins à l'imiter : ils s'imaginaient donner sa saveur et son bouquet à leur âpre vin de Sabine en mélangeant celui-ci d'eau de mer, ou en laissant fondre dans leur

1. On expliquait de trois manières cette opinion bizarre que l'eau de mer vieillit et bonifie le vin. D'après les uns, c'était un oracle qui avait conseillé de plonger Bacchus dans la mer; d'après d'autres, Jupiter lui-même aurait donné cette idée aux hommes en précipitant dans les flots le dieu de la vigne foudroyé. Enfin, les sceptiques affirmaient qu'on devait cette invention à un esclave. Celui-ci, ayant largement puisé dans une jarre de vin nouveau, avait mis de l'eau de mer à la place; et le maître avait trouvé son vin beaucoup meilleur, et vieilli d'un an en un jour.

tonneau du sel enfermé dans un sac de jonc odorant.

Voilà comment, par la séduction qu'exerçaient sa personne et ses remèdes, Asclépiades conquit très vite de nombreux clients et une gloire universelle. Il devint le type parfait du médecin à la mode et mondain, mais d'un médecin mondain qui serait en même temps, chose rare, un grand savant et le premier praticien de tous les pays. A cette époque, en effet, où les peuples de l'univers avaient les yeux tournés vers Rome, la renommée d'Asclépiades devait forcément se répandre partout. Et c'est ainsi que sa doctrine, toute grecque en somme malgré les modifications introduites par son génie très original et la nécessité de se plier aux mœurs italiennes, revint à la Grèce estampillée par les Romains. On fut ébloui par cette grande réputation; et l'on vit même Mithridate, par haine de Rome et par amour des sciences médicales, tenter de la confisquer à son profit.

A l'exemple d'Attalus, qui cultivait les plantes à Pergame, comme précisément à la même époque le vieux Caton les cultivait à Tusculum, qui tentait des expériences avec les sucs et les semences, composait des poisons et des contrepoisons qu'il essayait sur les condamnés à mort, le grand roi de Pont avait appliqué à la médecine son génie si vaste. Il faisait partout rechercher et collectionnait les livres relatifs à cette science, les recueils de remèdes et les descriptions de leurs effets. Lui-même avait inventé des antidotes et des électuaires, dont l'un, composé de substances aromatiques et d'opium, est resté célèbre et porte encore son nom. Comme il aimait à vivre au milieu des médecins étrangers qu'il attirait à sa cour, et des eunuques instruits par lui-même dans l'art de guérir, il voulut s'attacher Asclépiades. Mais celui-ci, peu soucieux d'abandonner une ville où il était traité en enfant gâté, répondit à cet appel à peu près comme les prêtres d'Épidaure avaient répondu aux députés romains envoyés en Argolide pour chercher Esculape, et qui durent se contenter de l'offre d'un serpent sacré. Au lieu de venir lui-même, Asclépiades expédia à Mithridate le recueil de ses œuvres, que Pompée devait retrouver dans la bibliothèque du roi vaincu, et rapporter à Rome, pour être traduites, avec les autres livres médicaux de cette collection fameuse, par son affranchi Lenæus. Lorsqu'il rappelait avec orgueil que la défaite du roi de Pont avait été de la sorte aussi profitable à la santé qu'à la gloire des Romains, Pline ne songeait pas qu'au nombre de ces ouvrages reconnus si utiles se trouvaient précisément ceux du médecin qu'il traitait de *charlatan*.

Mais telles étaient, il l'avoue lui-même, la gloire de ce charlatan et son autorité, qu'on finit par le vénérer de son vivant comme un être surnaturel, un élu des dieux. On allait même jusqu'à se demander s'il n'était pas descendu du ciel [1], quand un événe-

1. « *Universum prope humanum genus circumegit in se, non alio modo quam si cælo emissus advenisset.* » (Pline.) Juvénal

ment extraordinaire, dont le souvenir souvent évoqué dans la suite devait survivre à trois siècles [1], se produisit tout d'un coup, qui permit aux enthousiastes de n'en plus douter.

Asclépiades revenait un soir de sa maison de campagne. Comme il franchissait la porte Capène, il aperçut un long cortège, une multitude en deuil, des pleureuses, des licteurs noirs, et un mort qu'on allait brûler. Le bûcher préparé attendait le malheureux dont les membres étaient parfumés d'aromates et le visage enduit d'odorante fleur de farine.... Asclépiades, qui fut, dit Apulée, un grand curieux, un badaud flâneur que tout attirait et intéressait, s'approcha, fendit la foule, vint au lit funèbre, se pencha sur le cadavre, le regarda attentivement, lui prit la main qu'il garda quelques secondes entre les siennes, et tout à coup se redressant : « Cet homme n'est pas mort, s'écria-t-il ; éteignez ces torches et renversez ce bûcher. » Alors, de la foule stupéfaite un murmure s'éleva, et des cris d'admiration se firent entendre, mêlés de quelques moqueries et protestations d'assistants incrédules et d'héritiers déçus. Non sans peine, Asclépiades obtint qu'on différât la cérémonie et que le défunt lui fût confié. Celui-ci, reporté dans sa maison et soigné avec des médica-

ne dira pas que les Grecs descendent du ciel, mais il prétendra (et il y eut peut-être des âmes assez simples pour le croire) qu'ils sont capables d'y monter :

Græculus esuriens in cælum, jusseris, ibit.

1. Cette anecdote, rappelée par Celse et par Pline, a été longuement racontée par Apulée, dans ses *Florides*.

ments mystérieux, *quibusdam medicamentis*, revenait bientôt à la vie.... Et le peuple alla partout répétant qu'Asclépiades ressuscitait les morts. Car il ne vint à l'idée de personne, tant était grand et irréfléchi l'enthousiasme universel, que le prétendu mort était en catalepsie, et que son sauveur, merveilleusement habile, dit Apulée, dans l'art de l'auscultation [1], avait simplement senti sous ses doigts battre à coups faibles le pouls du cadavre vivant. Seul, parmi les Romains de cette époque, un poète savant allait chercher à expliquer ce phénomène encore inconnu de la mort apparente ; et c'est peut-être à cette cure quasi divine que nous devons ces beaux vers de Lucrèce :

« Souvent, tandis qu'elle demeure encore au séjour des vivants, l'âme, blessée d'un mal mystérieux, paraît vouloir s'en aller et se séparer entièrement du corps. Les traits du visage s'affaissent comme à l'heure suprême ; les membres se laissent aller, et le corps privé de sang reste inerte [2]. »

A ce nouveau titre de gloire, très exceptionnel, Asclépiades eut la bonne fortune de pouvoir en ajouter un autre, que tout le monde, et particulièrement les médecins, ne sauraient trop ambitionner : il ne tomba jamais malade et vécut très vieux. Sul-

1. « *Cujus rei observationem probe callebat : ut qui diligentissime animadverteret venarum pulsus inconditos, vel præclaros.* »

2. « *Quin etiam, fines dum vitæ vertitur intra,*
Sæpe aliqua tamen e causa labefacta videtur
Ire anima, ac toto solvi de corpore velle,
Et quasi supremo languescere tempore voltus,
Molliaque exsangui trunco cadere omnia membra.... »

picius écrivait à son ami Cicéron : « Ne fais pas comme ces mauvais médecins qui se prétendent très habiles à guérir les autres, et qui ne savent pas se soigner eux-mêmes ». Asclépiades se soigna très bien, et toute sa vie porta sur sa figure la preuve évidente de son pouvoir et de sa science. Cette santé robuste, il savait d'ailleurs en tirer parti. « Refusez-moi votre confiance, avait-il coutume de dire, et le titre de médecin, si vous me voyez jamais malade. » Aussi, s'imaginait-on que les dieux, qui l'avaient envoyé sur la terre, ne l'en rappelleraient plus ; et une tradition, naïvement adoptée encore par un érudit allemand du XVIIe siècle, Fabricius, le faisait vivre cent cinquante années. Il est tout au moins certain qu'il ne mourut qu'à un âge très avancé, non de maladie ou de vieillesse, mais d'une chute dans un escalier.

Si longue et si heureuse qu'ait été la vie de cet homme plein de gloire, quelque chose lui manqua. Ils sont rares en tout temps, les malades capables ou soucieux de se rendre compte de tout ce qu'ils doivent à leur médecin, et de calculer combien de travail, de veilles, d'années d'efforts et de dangers courus sont souvent enfermés et résumés, pour ainsi dire, dans une seule visite, une indication de traitement, une simple ordonnance. Il ne faut donc pas s'étonner si les Romains, ignorants et pratiques, dont Cicéron disait : « ce n'est pas pour sa science, mais pour la santé qu'il procure qu'on fait cas du médecin », ne soupçonnèrent pas tous les mérites d'Asclépiades. De son vivant, et longtemps après sa mort, jusqu'au jour où Cælius Aurelianus expliqua les idées philosophiques du médecin, ils restèrent sans comprendre que ses traitements, si efficaces et si doux, pouvaient bien être, non une adroite flatterie, mais le résultat de longues études et l'application raisonnée d'une théorie supérieure. Bien loin, en effet, d'avoir pour but unique le désir de plaire, le système thérapeutique d'Asclépiades reposait sur des principes scientifiques et philosophiques. C'est la doctrine Épicurienne, une nouvelle venue chez les Romains, qui en était, comme elle le sera tout à l'heure pour le poème de Lucrèce, la grande inspiratrice, la mère et la nourrice.

Soucieux d'assurer aux hommes la félicité suprême, Épicure s'était nécessairement préoccupé de la santé du corps en même temps que de celle de l'âme, et il avait écrit un traité, Περὶ νόσου δόξα, où il entreprenait d'appliquer à l'art médical son système scientifique, et au corps humain sa théorie des atomes [1]. C'est cette théorie qu'Asclépiades reprit, adopta et dont il fit un ensemble complet, qu'il exposa dans son traité perdu, Περὶ Στοιχείων. Rattachant très étroitement ses propres idées sur la médecine à la doctrine philosophique de son maître, dont il avait fait en Grèce une étude approfondie, il décou-

1. Avant lui, Démocrite, le contemporain et le client d'Hippocrate, s'était aussi occupé des choses médicales. « Il avait expliqué, dit M. A. Bertrand, les grandes épidémies par la destruction des corps célestes et le mélange confus de leurs atomes délétères avec ceux de notre atmosphère. » (*Revue scientifique*, 1884, 1er semestre, n° 5.)

vrit un rapport intime entre la substance organisée et la substance brute, entre la vie et la matière. Il expliqua le corps humain, ses accroissements, ses affaiblissements, ses maladies, non par des lois spéciales, mais par les lois mêmes, physiques et chimiques, du système épicurien : et tous les mouvements de notre organisme devinrent, à ses yeux, des applications particulières de ces lois. La machine humaine fut pour le médecin ce que la grande machine ronde était pour le philosophe, un composé de matière qu'il appela *atomes* ou *molécules* [1], et de vide qu'il appela *pores*. Ces pores, disait-il, sont autant d'ouvertures percées dans ces atomes agglomérés qui forment notre corps. Par ces trous, comme à travers un crible, pénètrent d'autres atomes très ténus et de figures diverses, carrés, triangulaires ou ronds, qui se répandent dans l'organisme, vont et viennent, entrent et sortent. Tant que l'harmonie subsiste entre les pores et ces molécules voyageuses, c'est-à-dire tant que ces dernières circulent librement et régulièrement, la santé est assurée. Elle se trouble, au contraire, les maladies surviennent, et notre machine

1. Il y a pourtant une différence entre le maître et le disciple : Épicure ne regardait pas les molécules comme les premiers principes des corps, mais seulement comme la première chose résultant de l'assemblage des atomes, qui sont, d'après lui, les premiers et les vrais principes des corps. Asclépiades, au contraire, ne distingue pas les atomes des molécules. Les uns ni les autres ne sont pour lui, comme les atomes pour Épicure, des corps indissolubles, mais de petites masses fragiles. C'est du moins ce qui semble résulter d'un passage où Cælius Aurelianus explique, sans grande précision, les idées d'Asclépiades.

commence à se détraquer, dès que ces rapports sont interrompus, quand les atomes deviennent trop gros ou trop petits, les pores trop ouverts ou trop fermés. Trop grosses ou trop nombreuses, les molécules ne peuvent plus passer par les pores trop resserrés, et des compressions, des déchirements se produisent qui amènent les spasmes, la paralysie, les fluxions, la fièvre, le plus évident de tous les symptômes de l'obstruction des corps, la fièvre qui devient plus ou moins forte selon que ces corps plus ou moins gros ont plus ou moins de peine à circuler. Au contraire, les molécules sont-elles trop petites : elles s'écoulent alors trop rapidement dans les filières trop larges ; le corps humain n'est plus soutenu, ni nourri ; et voici venir la faim canine, les langueurs, les défaillances, etc., etc. Resserrer et relâcher les pores à propos, voilà donc la tâche du médecin. Et l'on comprend maintenant pourquoi Asclépiades proscrivait les médications violentes qui ouvrent les pores d'une secousse trop brusque, comme les vomitifs, ou qui, comme les purgatifs, créent les humeurs sales au lieu de les expulser ; et pourquoi, au contraire, il prescrivait des remèdes très doux, tantôt le vin et les douches froides qui resserrent les tissus, tantôt l'exercice, les frictions, les bains chauds qui les relâchent, et forcent les corps retenus dans les canaux à circuler et à sortir en entraînant avec eux tous les éléments impurs. Ces traitements agréables, qui semblaient aux Romains de simples prévenances, d'adroits procédés d'un homme uniquement soucieux de plaire, étaient en réalité des remèdes très logiques, destinés à amener la contraction ou la dilatation des pores, à retenir les atomes ou à les mettre en mouvement, à retarder ou à faciliter leur passage.

En faisant d'Asclépiades le disciple d'Épicure et le premier représentant de cette doctrine à Rome, ce système étroit, dont nous sourions aujourd'hui, mais qui se tient, faisait aussi de lui, et nécessairement, l'adversaire de la plupart des anciennes théories médicales. Comment, par exemple, un médecin sans cesse préoccupé, comme il devait l'être et l'était en effet, de surveiller les pores trop ouverts ou trop fermés de ses malades, aurait-il pu consentir à voir dans la Nature ce Principe intelligent qu'avait salué Hippocrate, et à déclarer avec lui « qu'elle suffit aux êtres pour toutes choses, leur tient lieu de tout, fait d'elle-même tout ce qui leur est nécessaire, sans avoir besoin qu'on le lui enseigne et sans l'avoir appris de personne »? — « Non, disait Asclépiades (et c'est surtout par ces affirmations qu'il exaspérera Galien), non, il ne faut pas croire que ce qu'on appelle la Nature fait toujours le bien : elle fait souvent le mal. Ce n'est pas elle qui assure la marche régulière des atomes dans les canaux, c'est le médecin. Le médecin n'est point le serviteur docile et l'exécuteur respectueux des ordres de la Nature : il est son guide, son correcteur et son maître [1]. »

1. C'est aussi ce que disait Sénèque. « Quoiqu'on la juge due au Destin, la guérison n'en est pas moins due au médecin, parce que c'est par ses mains que le bienfait du Destin

Mais ce n'est pas seulement Hippocrate qu'Asclépiades osait combattre. Par cette application à la médecine de la doctrine épicurienne, et par l'importance qu'il attachait à l'étude générale de l'organisme, à la connaissance des causes cachées qui font la santé et la maladie, il se séparait des Empiriques indifférents aux causes lointaines ou prochaines, et préoccupés seulement de faire l'histoire de chaque maladie, de suivre son évolution, de la comparer à celle d'autres affections identiques ou analogues, de réunir le plus d'observations possible, et d'adopter enfin le traitement qui avait le plus souvent réussi. D'un autre côté, par l'attention et la sollicitude avec lesquelles il examinait et suivait ses malades, par la place qu'il donnait à la pratique, il se distinguait des Dogmatiques de l'école d'Alexandrie, qui faisaient reposer l'art médical sur le raisonnement, et n'accordaient à l'expérience qu'une valeur très secondaire. Mais, outre ces différences fondamentales, la doctrine d'Épicure, ainsi rattachée à la médecine, devait amener sur d'autres questions moins générales des divergences curieuses entre Asclépiades et ses prédécesseurs ou ses confrères. Ainsi, pour ne citer qu'un exemple, voici le phénomène de la digestion. Pour l'expliquer, on disait qu'introduits dans l'estomac les aliments s'y

nous arrive. » L'auteur de la grande *Histoire des Romains*, après avoir traité Asclépiades de charlatan, ajoute : « Il disait cependant une demi-vérité importante : *la Nature, c'est le médecin* ». Asclépiades disait précisément le contraire.

décomposaient, ou que la chaleur du corps les soumettait à une sorte de cuisson. Or, pour accepter cette hypothèse d'une décomposition ou d'une cuisson, il fallait reconnaître que les éléments peuvent se modifier; et c'est ce que la doctrine épicurienne refusait absolument d'admettre. « La matière est inaltérable », affirmait Asclépiades. C'est crus que les aliments descendent dans l'estomac, où ils se désagrègent et se divisent en une infinité de molécules, ni froides ni chaudes, qui, reçues dans les canaux, vont ensuite se répandre dans toutes les parties du corps.

On s'est souvent étonné de la science profonde de Lucrèce, surtout de ses connaissances en physiologie, aussi exactes et précises que merveilleusement exposées. La description que le poète a faite de certains phénomènes, et en particulier de la nutrition et de la digestion, a paru à quelques savants tout à fait extraordinaire[1]. Quoi donc! Lucrèce était un médecin, en même temps qu'un poète, un philosophe, un savant! Un siècle avant notre ère il connaissait l'existence et les pérégrinations du liquide nutritif, de la lymphe plastique passant, par transsudation, à travers les parois des vaisseaux capillaires pour aller humecter et fortifier tous les tissus!... Cet étonnement s'évanouit et tout s'explique, si l'on songe que Lucrèce était le jeune contem-

1. Voir *Études médicales sur les poètes latins*, par le docteur Menière.

porain d'Asclépiades, et qu'un commun enthousiasme pour Épicure avait dû les attirer l'un vers l'autre, et peut-être les lier. Il est difficile, impossible même, quand on lit les vers sur l'alimentation, de ne pas reconnaître entre les deux grands hommes une étroite parenté intellectuelle, et, bien plus encore, l'influence directe du médecin sur le poète. C'est la théorie même d'Asclépiades que Lucrèce expose en vers éclatants, quand au va-et-vient naturel et facile, pendant la jeunesse, des éléments absorbés par les tissus régulièrement constitués il oppose la circulation plus lente ou plus rapide, dans la vieillesse, des molécules arrêtées ou emportées à travers les canaux trop étroits ou trop relâchés. Et la ressemblance devient plus frappante encore dans ce passage où le poète explique, bien plus clairement que ne le fera plus tard Cælius Aurelianus, la théorie médicale des atomes et des pores, le système même d'Asclépiades.

« Comme tous les êtres qui se nourrissent diffèrent au dehors, selon leurs espèces, par la forme et les contours de leurs membres, de même au dedans ils sont formés d'atomes et de figures diverses. La différence que présentent leurs atomes doit se retrouver dans ces ouvertures, ces canaux que nous appelons pores. Les uns sont plus étroits et les autres plus larges, ceux-ci sont triangulaires et ceux-là carrés, beaucoup sont ronds ou prennent la forme de polygones variés. Car, suivant la figure et les mouvements des atomes, les pores et les canaux doivent changer de forme en raison de l'espace qui leur est laissé par le tissu du corps [1]. »

Et aussitôt après, dans un élan de reconnaissance pour l'inventeur de cette théorie, le poète ajoute :

« Maintenant, avec ces principes, il n'est pas de problème que tu ne puisses résoudre [2]. »

Et pour bien montrer que c'est à la médecine, c'est-à-dire sans doute à Asclépiades lui-même qu'il doit cette explication, il prendra pour exemple une maladie, la maladie romaine par excellence, la fièvre :

« Ainsi, quand un accès de bile ou quelque autre cause allume en toi la fièvre, il se produit une perturbation, un bouleversement des atomes [3]. »

1. « *Porro omnes, quæcumque cibum capiunt animantes,*
Ut sunt dissimiles extrinsecus, et generatim
Extima membrorum circumcæsura coercet,
Proinde et seminibus constant variante figura.
Semina cum porro distent, differre necesse est
Intervalla, viasque, foramina quæ perhibemus...
Esse minora igitur quædam, majoraque debent,
Esse triquetra aliis, aliis quadrata necesse est,
Multa rotunda, modis multis multangula quædam.
Namque figurarum ratio ut motusque reposcunt,
Proinde foraminibus debent differre figuræ
Et variare viæ, proinde ac textura coercet. »
Liv. IV, 642-654.

2. « *Nunc facile est ex his rebus cognoscere quæque.* »
IV, 660.

3. « *Quippe, ubi cui febris, bili superante, coorta est,*
Aut alia ratione aliqua est vis excita morbi,
Perturbatur ibi jam totum corpus, et omnes
Commutantur ibi posituræ principiorum.... »
IV, 661, 665.

Sans insister davantage et sans chercher, ce qui serait facile, d'autres rapprochements entre le poète et le médecin, n'est-il pas curieux de remarquer que Lucrèce parle de l'*Éléphantiasis*, qu'il n'avait jamais vue se manifester à Rome, et dont il dit lui-même qu'elle ne naît qu'aux bords du Nil [1]? S'il est vrai, comme le dit Plutarque [2], que cette maladie resta ignorée des Romains jusqu'à la venue d'Asclépiades qui la leur révéla, n'est-ce pas au médecin de Pruse, au moins indirectement, que le poète dut de la connaître et d'en pouvoir parler?

Certes, Épicure n'a pas eu de disciple plus illustre, plus soumis, plus enthousiaste que Lucrèce, et leurs deux noms restent à jamais unis. Mais on souhaiterait qu'entre le philosophe et le poète une place fût réservée au médecin, une grande place. Car c'est Asclépiades, en somme, qui, avec un nouvel art de guérir, répandit à Rome la nouvelle philosophie. C'est lui qui, le premier, adopta et exposa la théorie des atomes, pour montrer comment il faut soigner notre corps, composé de molécules dont le jeu libre à travers les pores entretient la santé. C'est lui qui, par l'emploi de remèdes très simples, à la portée de tous, réduisit à néant (c'est Pline lui-même qui le constate [3]) les impostures de la magie, et couvrit de

1. « *Elephas morbus, qui propter flumina Nili*
Gignitur, Ægypto in media, neque præterea usquam. »
VI, 1112-13.

2. *Sympos.*, VIII, 9.

3. « *Super omnia adjuvere eum magicæ vanitates, in tantum evectæ, ut abrogare herbis fidem cunctis possent.* C'est ainsi,

ridicule les débitants de drogues merveilleuses, comme cette *Ethiopis* qui desséchait les fleuves et ouvrait les serrures, cette *Achemenis* qui, jetée dans les bataillons ennemis, y répandait la terreur et la fuite, cette *Latace* qui assurait à leurs possesseurs l'abondance de toutes choses.

Lucrèce ne fera que reprendre ces idées. Seulement, il ira plus loin, et surtout plus haut. Avec la doctrine d'Épicure qu'il applique à la médecine, Asclépiades ne prétend délivrer les hommes que de leurs maux physiques, et ne cherche à leur rendre que cette paix du corps qui s'appelle la santé. Combien plus élevées les ambitions du poète! S'il étudie à son tour pendant les nuits sereines, et s'il répète avec une volupté divine les leçons du maître, c'est pour assurer aux hommes la santé de l'âme, la paix; c'est pour les guérir de toutes les maladies morales

du moins, que j'interprète ce passage, me ralliant à l'opinion du Dr Le Clerc, le savant auteur de l'*Histoire de la Médecine*, qui dit : « La manière superstitieuse de guérir les maladies, à laquelle on s'était attaché jusqu'alors, ou les remèdes magiques qui étaient en grand usage avant la venue d'Asclépiades, et desquels Caton lui-même s'était servi, mais dont on commençait à se lasser parce qu'on n'en voyait aucun effet, contribuèrent à faire recevoir cette nouvelle médecine. C'est ce qu'a remarqué Pline : « Les vanités de la magie, « dit-il, lui servirent plus que tout le reste ». Un auteur, n'ayant pas pris garde que ces paroles se rattachaient à ce que Pline avait écrit à la fin du chapitre précédent, a expliqué ce passage comme si Pline avait voulu dire qu'Asclépiades s'était particulièrement servi de la magie dans l'exercice de la médecine; ce qui est absolument contraire à la pensée de Pline et au sentiment d'Asclépiades, qui était Épicurien. »

qui les assiègent, la peur des dieux toujours présents, cruels, envieux, persécuteurs, la crainte de la mort, la crainte surtout d'une autre vie malheureuse, et l'ambition, et l'amour, et l'ennui. S'il développe, lui aussi, la théorie des atomes, ce n'est pas pour chasser du corps la douleur, mais pour dissiper les tourments de l'âme en substituant à l'idée d'une création divine l'idée de l'éternité de la matière. S'il analyse le mécanisme des sens, et fait de l'amour une description toute technique et physiologique, c'est pour détruire les prestiges de la sorcellerie, cent fois plus funestes à l'esprit qu'au corps, pour bannir les terreurs superstitieuses nées du sommeil et des rêves, la croyance aux philtres amoureux, aux préparations louches des *Sagæ* grecques et romaines [1].

Mais, si complètement qu'ils se distinguent dans l'application du système épicurien, le médecin et le poète font, l'un après l'autre, une œuvre commune : ils répandent à Rome la doctrine du maître. Ils se ressemblent même par le soin qu'ils prennent de la rendre intelligible et aimable. Asclépiades, parmi les remèdes inspirés d'Épicure, choisit les plus

1. Voici quelques-unes de leurs drogues. Leur demandait-on des aphrodisiaques? Elles vous laissaient le choix entre un mélange de poivre et de graine d'ortie, du pyrèthre fauve écrasé dans du vin vieux, de la moelle de porc, du fiel de sanglier. Désirait-on, au contraire, des calmants? Elles vous offraient la partie droite du poumon d'un vautour, de la fiente d'escargot, un lézard macéré dans de l'urine d'homme, de la crotte de souris, etc., etc.

agréables et les plus doux; Lucrèce, pour une fois infidèle à celui qui ordonne à ses disciples de passer à côté de la poésie les oreilles bouchées avec de la cire, invoque, afin de charmer le vulgaire rebelle, l'aide des Muses à la voix mélodieuse, et enduit de miel les bords de la coupe remplie d'absinthe amère.

Certes, Lucrèce est plus grand qu'Asclépiades : c'est, dans l'histoire de la pensée humaine, le plus grand des Romains. Il semble pourtant que la Fortune n'ait pas été équitable dans la façon dont elle a réparti la gloire entre les deux disciples enthousiastes d'Épicure. L'œuvre dans laquelle le poète a immortalisé la doctrine du maître a survécu; celles où Asclépiades l'exposait au point de vue de l'hygiène et de la thérapeutique se sont perdues; et, chose plus singulière, regrettable pour la gloire d'Épicure, les Romains ne semblent guère s'être doutés des liens étroits qui attachaient l'un à l'autre le philosophe et le médecin grecs. Si le nom d'Asclépiades resta très longtemps populaire à Rome, Épicure n'y fut pour rien : le médecin ne dut qu'à lui seul toute sa renommée.

Voici même qui est plus curieux : de son vivant et après sa mort, Asclépiades eut parmi ses admirateurs et ses disciples des adversaires déclarés d'Épicure. On eût bien étonné l'auteur du *De Finibus* en lui disant qu'il avait, lui aussi, subi l'influence et éprouvé les bienfaits de cette grande doctrine épicurienne qui, physiquement et moralement, peut être si réconfortante. Et pourtant, comme la plupart de ses contemporains, il est bien sur un point le disciple d'Épicure, puisqu'il est l'élève d'Asclépiades. En même temps qu'après Lucrèce il travaille plus que personne à vulgariser, en la critiquant, la doctrine du maître, il répand partout autour de lui, dans sa famille et parmi ses amis, les préceptes d'Asclépiades, le régime et les remèdes dont on connaît maintenant l'origine. Volontiers, en effet, dans sa vie privée et dans sa correspondance, il fait de la médecine domestique, prodigue les conseils, multiplie les ordonnances. Il s'impose à lui-même et veut imposer aux autres une hygiène et des médicaments qu'il croit de son invention, et qui sont directement inspirés d'Asclépiades, dont, au reste, il ne parle jamais qu'avec sympathie et respect. Comme Asclépiades, Cicéron veut qu'avant de traiter un malade le médecin étudie son état de santé habituel, analyse sa complexion, recherche les causes lointaines de sa maladie. Mais, comme Asclépiades encore, il veut aussi qu'à cet examen général se joignent des soins assidus et une observation quotidienne des faits particuliers ; « car un médecin, dit-il, pas plus qu'un orateur ou qu'un général, ne peut avoir de grands succès par la seule théorie de son art, sans le secours de l'expérience et de la pratique ».

Cette expérience, Cicéron croit la posséder lui aussi, au moins sur certains points, et il n'a pas tout à fait tort. Asclépiades, dans ses livres et dans ses causeries si vives, si éloquentes, et dont le souvenir ne s'est pas perdu, avait expliqué les différentes maladies, surtout les formes variées de la fièvre, avec une netteté telle, que depuis lors les gens éclairés surent les distinguer très bien. Quand Atticus est malade au loin, son ami comprend tout de suite, d'après les nouvelles envoyées et les détails précis comme des bulletins de santé, si la fièvre est simple, tierce ou quarte, quarte simple ou quarte double; et, d'après ces renseignements, il calcule avec exactitude le retour des périodes aiguës. Ah! qu'Atticus n'espère pas s'autoriser de sa fièvre pour se dispenser d'aller voir son ami. Celui-ci le reprend aussitôt, et sa réplique est péremptoire, du tac au tac. « Par une de tes lettres, lui dit-il, écrite au début d'un léger accès de fièvre, j'ai connu quel était le jour où tu devais l'avoir de nouveau. J'ai fait mon calcul : tu peux venir me voir à Albe le 3 des nones de janvier. » Cicéron a compris aussi que les fièvres graves étaient toujours précédées de frissons. C'est pourquoi la santé de la fille d'Atticus ne l'inquiète pas outre mesure; car si l'enfant a eu la fièvre, elle n'a pas senti de frissons. Enfin, il partage l'horreur d'Asclépiades pour les remèdes violents. Persuadé que le corps humain, comme la République, doit être soigné avec la plus grande douceur, il prétend qu'il vaut mieux guérir que couper ou arracher, et guérir précisément avec les remèdes d'Asclépiades, dont il recommande l'usage non seulement à ses amis, mais même aux médecins de ses amis, à Alexion, à Métrodore, à Asclapon, à Craterus : la distraction, les promenades modérées, les frictions. « Soigne-toi bien, écrit-il à Tiron malade, digère sans peine, garde ton ventre libre, ne te fatigue pas, fais de courtes promenades, distrais-toi [1]. C'est le vrai moyen de me revenir avec une mine superbe. » Asclépiades aurait-il mieux dit, et ne semble-t-il pas qu'il ait lui-même rédigé cette ordonnance? Ainsi cinquante années avaient suffi pour répandre et vulgariser les idées de cet homme qui, créateur d'un nouveau système très savant, se trouvait être du même coup le fondateur bienfaisant de l'hygiène publique. On pourra dans la suite combattre sa doctrine et lui substituer d'autres théories médicales; mais la plupart de ses remèdes, et les principaux, tous ceux qui sont simples, faciles à comprendre et à appliquer, ne cesseront jamais d'être populaires, comme son nom.

Car le nom d'Asclépiades restera pendant des siècles connu dans le monde et respecté. Et ce ne fut pas, comme on serait tenté de le croire, parce qu'il était celui de la grande famille médicale des prêtres d'Esculape. Pour les Romains, ce nom était, avant tout, celui du grand médecin de Pruse. Après Asclépiades, d'autres médecins viendront à Rome, qui auront la bonne fortune de porter ou l'audace d'usurper le même nom. On ne comptera pas dans

1. C'est de la même manière, par la distraction, le changement de lieu, la suppression de tout travail intellectuel, et surtout de toute nourriture, que Cicéron se guérit d'une indigestion abominable que lui avaient donnée des champignons malsains.

la suite moins de quatorze Asclépiades fameux : Artorius Asclépiades, un des nombreux médecins d'Auguste, le prédécesseur d'Antonius Musa, et si célèbre, que le sénat et la ville de Smyrne lui décerneront « des honneurs divins à cause de son savoir immense » ; Asclépiades Pharmacion, qui décrira et classera les principaux médicaments externes et internes ; C. Calpurnius Asclépiades, très estimé de Trajan ; P. Numitorius Asclépiades, un oculiste ; T. Ælius Asclépiades, attaché à l'école des gladiateurs du Colisée, etc., etc. Sans doute, tous ces médecins, en adoptant ce nom, entendront se mettre, pour ainsi dire, sous la protection d'Esculape, et profiter du prestige de ses prêtres, de leur gloire antique et consacrée. Mais ce n'est pas ce souvenir qui séduira surtout les Romains. S'ils accueillent avec faveur ces nouveaux Asclépiades, c'est parce que leur nom rappellera un médecin très aimé de son temps, très célèbre et très bienfaisant. Comment refuser sa confiance et son argent à un homme qui se proclame habile à guérir, et qui a le double privilège de venir de Grèce et de s'appeler Asclépiades ? Qui sait ?... Peut-être, comme l'autre, ressuscite-t-il les morts !

CHAPITRE IV

Les disciples d'Asclépiades et les médecins grecs à Rome vers la fin de la République. Savants, Praticiens, Charlatans. — Les Méthodistes : Thémison. Dialogue des morts. — Médecins libres et affranchis. — Médecins esclaves. — Un grand procès criminel et médical.

Pendant les dernières années de la vie d'Asclépiades, et dans celles qui suivirent, il y eut à Rome des médecins à foison. La seule énumération de leurs noms, cités par les auteurs célèbres, depuis Cicéron jusqu'à Galien, encombrerait plusieurs pages. Ce sont d'abord des savants, des théoriciens qui, disciples ingénieux d'Asclépiades et fondateurs d'une secte nouvelle, comme Thémison, ont leur place dans une histoire scientifique de la médecine ancienne. Ce sont ensuite de consciencieux praticiens, hommes libres, affranchis et esclaves, qui, dédaigneux ou incapables d'écrire et de faire école, ne doivent l'immortalité de leurs noms qu'aux soins qu'ils ont donnés, à l'affection reconnaissante qu'ils ont inspirée aux grands hommes de leur temps, et à leurs amis. Ce sont enfin des charlatans ignorants ou criminels, gens sans aveu et sans scrupules, sortis on ne sait d'où, toujours à court d'argent, jamais d'effronterie, prêts à toutes les besognes louches, à tous les attentats. Les moins adroits parmi ces coquins, ceux qui ne sauront pas échapper aux tribunaux, vont, en défrayant la chronique judiciaire et scandaleuse d'alors, nous révéler une industrie étrange, et d'autant plus dangereuse à Rome, que jamais l'exercice de la médecine n'y fut en aucun cas considéré comme illégal.

Voilà même ce qui explique en partie l'affluence, d'ores et déjà constante, des médecins établis à Rome vers cette époque. Mais outre cette indépendance absolue, cette facilité de pratiquer, sans sérieuses études préalables, un métier à l'abri de tout contrôle, que de motifs encore attirent tous ces étrangers, venus pour la plupart de l'Orient hellénique! Le prestige de la grande ville, les succès retentissants d'Asclépiades, la presque certitude d'une grosse fortune si la protection d'un puissant ou quelque éclatante guérison mettent en évidence le nouveau venu, enfin le goût des Romains pour les médecins grecs et les remèdes cherchés très loin, goût d'autant plus répandu que des maladies nouvelles, des épidémies contagieuses sont à ce moment apportées d'Égypte et d'Asie, des pays mêmes d'où sortent ces hommes, plus capables que d'autres par conséquent de les soigner et de les guérir, tous ces avantages entrevus mettent au cœur de ces ambitieux qui végétaient dans leur petite patrie des espérances qu'un avenir prochain se chargera de réaliser, de dépasser même. Jusqu'à la dictature de César, un bien leur manque, à ces étrangers, un privilège dont l'absence, à vrai dire, ne diminue pas leur autorité auprès des clients, mais dont leur amour-propre souffre d'être privé : ils ne sont pas citoyens romains. Mais voici qu'un décret de César, considérant qu'il importe d'augmenter l'empressement des étrangers instruits à se fixer à Rome, accorde le droit de cité à tous ceux qui exercent la médecine ou enseignent les arts libéraux [1].

Que les idées ont marché depuis Caton, et que de chemin elles doivent faire encore! Ce titre de citoyen, qu'ils acquièrent de droit en se fixant à Rome, semblera tout à l'heure bien insuffisant aux médecins grecs : ne va-t-on pas le prodiguer aux officiers de santé des provinces les plus éloignées, et à leurs familles, pour peu qu'ils aient soigné avec succès, comme Postumius Marinus, ou massé avec art, comme Harpocras, un fonctionnaire romain bien en cour, comme Pline le Jeune [2]? Il faudra davantage aux médecins grecs vivant à Rome. Avec des

1. Il est à remarquer que les textes de la législation romaine ne séparent jamais les professeurs et les médecins. Ces deux métiers où les simples, inhabiles ou hostiles à l'intrigue, font peu de tapage et beaucoup de besogne, trouvent de nombreuses peines et de rares honneurs, ont eu, depuis Sylla jusqu'à la fin de l'Empire, des destinées identiques.

2. « L'an passé, écrira Pline à Trajan, une maladie cruelle faillit m'emporter. J'eus recours à un iatralipte, dont votre bienveillance peut seule m'aider à reconnaître les services

titres officiels, créés pour eux par les empereurs qui les aiment et les protègent à l'envi, ils vont pénétrer partout. Les uns auront leurs libres entrées dans le palais impérial, où les attendent de grosses fortunes, et plus d'une bonne fortune aussi; car certains verront s'ouvrir des portes secrètes que fermeront aussitôt sur eux de grandes dames, de très grandes dames, comme Livie et Messaline. D'autres, employés dans les services publics, émargeront au budget de l'État pour des sommes considérables. Plusieurs même courront la carrière des honneurs;

> Précédés de licteurs, ils iront par les rues...
> On verra le public leur dresser des statues,

comme à Antonius Musa.

Ce décret de César marque donc dans l'histoire des médecins grecs fixés à Rome une date capitale. Il fut pour eux (et plus encore), ce qu'a été pour les comédiens français et italiens le décret de Louis XIII réhabilitant une profession injustement méprisée.

Toutefois, si ce privilège précieux leur assurait la considération, il ne leur donnait pas les connaissances nécessaires; et quelques-uns, parmi ces Grecs,

et le dévouement. Je vous supplie de lui accorder le droit de cité. Il s'appelle Harpocras. » Et dans une autre lettre : « Ma dernière maladie m'a fait l'obligé de Postumius Marinus. Je puis m'acquitter envers lui si votre bonté daigne écouter mes prières. Je vous demande le droit de cité pour lui et pour ses parents, Chrysippe, Stratonice, Epigonus, Mithridate.... » Et Trajan accorde tout ce qu'on lui demande.

étaient de grands ignorants. C'est alors que par bonheur un homme se rencontra, venu de Grèce comme eux, qui, disciple très intelligent et très instruit d'Asclépiades, entreprit de mettre à la portée de tous les praticiens la doctrine de son maître, et de faire avec elle, en la simplifiant et résumant, une sorte de guide pratique de la médecine. Cet homme, originaire de Laodicée, s'appelait Thémison.

Dans le principe, il avait adopté et fidèlement suivi le système d'Asclépiades; mais il s'en écarta par la suite, vers la fin de sa vie [1]. Pourquoi? Voulait-il vraiment faire à son tour œuvre de chef d'école? On s'étonne en ce cas qu'il s'y soit pris si tard, dans sa vieillesse, à moins que, obéissant à de respectueux scrupules, il n'ait pas voulu, par une désertion, attrister les dernières années de son maître. Il est plus vraisemblable qu'après le décret de César, voyant venir à Rome de tous les points de la Grèce et de l'Orient des compatriotes, des confrères qui ne connaissaient d'Asclépiades que le nom glorieux, il voulut les mettre au courant d'un système médical dont les Romains étaient fort épris. Et c'est alors que, pour le faire entendre plus aisément, il le débarrassa de tout son appareil scientifique et philosophique. A ce compte, Thémison serait bien moins le chef d'une secte nouvelle, qu'un vulgarisateur, un simplificateur. Pour trouver les vrais représen-

1. « *Ex Asclepiadis successoribus Themison nuper quædam in senectute deflexit.* » (Celse.)

tants, les chefs du *Méthodisme*, les créateurs de cette méthode originale et théoriquement rationnelle qu'on appelle la *Métasyncrise*, ou reconstitution de l'organisme, il faut attendre la venue de Thessalos et de Soranos.

Afin d'arriver à son but, quels moyens Thémison employa-t-il? Quels sont les changements qu'il se permit, et quels furent ses procédés de simplification?

Ici, pour éviter de reprendre sous une forme didactique et sèche le système d'Asclépiades, et pour mieux montrer comment Thémison le modifia et le dénatura, je voudrais qu'il me fût permis d'imaginer, entre le maître et son disciple infidèle, une conversation médicale analogue aux dialogues littéraires et philosophiques des anciens auteurs, et même des modernes. Peut-être voudra-t-on bien supposer avec moi qu'après sa mort Thémison descendit dans les demeures bienheureuses chantées par le poète. Il chercha d'abord Asclépiades, et le trouva entouré de vieillards graves au sourire très doux, qu'il sut plus tard être les bienfaiteurs des hommes, ceux qui, en inventant les arts, ont civilisé leurs semblables, et mérité par leurs services la reconnaissance du genre humain. Asclépiades, le front ceint de bandelettes d'une blancheur de neige, était étendu sur un gazon fleuri d'asphodèles. Des lauriers balançaient sur sa tête les bouquets toujours roses de leurs branches odorantes, et les sources sonores de l'Éridan, le roi fabuleux des fleuves, répandaient à l'entour une fraîcheur et une harmonie très douces. Tout de suite, le maître reconnut son disciple. Il se leva, lui tendit les deux mains, et le conduisit non loin de là, à la lisière d'un bois d'orangers. Puis, ils se parlèrent ainsi dans la langue mystérieuse des morts....

ASCLÉPIADES

Je suis heureux de te retrouver, Thémison. Il m'est doux de pouvoir rappeler à un autre qu'à moi-même nos grands travaux, et nos longues causeries, et nos promenades, le soir, par delà la porte Capène, sur cette voie Appia qui nous conduisait jadis à ma villa d'Aricie, et qui mène aujourd'hui mes amis à mon tombeau. Combien tu m'aimais alors, Thémison! Et combien j'aimais moi-même à vous entendre, Lucrèce et toi, célébrer le grand Épicure, ce bienfaiteur des corps et des âmes, ce divin consolateur des hommes! Hélas! qu'est devenu ce jeune et fidèle enthousiasme? Tu m'as trahi, abandonné, renié. C'est du moins ce que m'ont affirmé les malades envoyés par toi chez Hadès.

THÉMISON

Ô maître, pardonne-moi! Jamais je n'ai cessé d'aimer, de vénérer et de suivre ta doctrine, si belle et qui rend l'homme si grand, puisque de son corps périssable elle fait l'image en raccourci de l'ensemble des choses qui ne meurent pas, mais une image parlante et pensante. J'ai toujours cru, je crois encore que le corps des vivants, comme la matière universelle, est composé de pores et d'atomes; que ceux-là sont les heureux et les sains sur la terre, qui sentent librement circuler en eux les molécules, principes de leur être; que ceux-là sont les malades, dont les canaux larges ou rétrécis à l'excès laissent un trop facile ou trop étroit passage aux petits corps qui entretiennent la vie; et qu'enfin ceux-là meurent, comme moi et toi nous sommes morts, qui, devant la course trop lente ou trop rapide des sucs nourriciers, n'ont plus eu la force d'ouvrir ou de fermer à temps l'écluse. Ces vérités profondes, tes auxiliaires bienfaisantes dans les guérisons admirables qui te firent si grand, si populaire parmi les hommes, tu pouvais les révéler, les expliquer et les transmettre à tes amis, à Lucrèce, à Crassus, à Cicéron, à moi-même, qui me suis toujours appuyé sur elles, parce que c'était en même temps m'appuyer sur toi, mon guide bien-aimé. Mais tu ignores sans doute qu'après ta mort, attirés par tes succès qui leur promettaient des richesses, et par les avances d'un homme très puissant qui leur assurait des honneurs, des étrangers sont accourus de tous les points de l'Orient pour soigner à leur tour les enfants des Romains. C'était un ramassis d'ignorants cupides, dont le plus intelligent vendait jadis des herbes aux ménagères de Chios.

ASCLÉPIADES

N'es-tu pas, ô mon enfant, très sévère et très injuste pour des compatriotes et des confrères?

THÉMISON

Je ne crois pas.... Qu'allait devenir entre les mains de ces hommes cette médecine grecque inventée, imposée par toi, et dont ils étaient incapables de comprendre les augustes principes? Fallait-il la laisser périr, et les malades avec elle? Ne valait-il pas mieux essayer de la mettre à la portée de ces intelligences vulgaires? C'est à quoi je me suis appliqué.

ASCLÉPIADES

Et je t'en remercie. Mais de mon système ainsi revu, corrigé et abrégé tu as supprimé le principe fondamental, la théorie des pores et des atomes. Pourquoi cela?

THÉMISON

Parce que mes confrères n'auraient rien compris à ce mécanisme mystérieux. A quoi bon effrayer de simples praticiens par cet appareil scientifique? A quoi bon leur parler de choses invisibles? Il ne fallait mettre sous leurs yeux que des phénomènes apparents, évidents.

ASCLÉPIADES

Mais ce sont là des choses manifestes, visibles autant qu'intelligibles.... « Voyez, pouvais-tu leur dire, regardez votre main en ce jour de grande chaleur. La sueur perle sur la peau. Comment sortirait-elle, si votre main n'était percée, comme un crible, d'une infinité de trous imperceptibles? » Ils l'auraient compris, je suppose; et, cela fait, tu pouvais leur expliquer sans peine, par le relâchement ou le resserrement des tissus, les causes cachées des maladies.

THÉMISON

Et quelle nécessité de leur expliquer les causes des maladies?

ASCLÉPIADES

Que me dis-tu là, Thémison? Eh quoi! Serais-tu devenu un abominable Empirique, comme Apollonius et Glaucias, et même comme le vieux Caton, d'odieuse mémoire? Ne crois-tu donc plus que c'est la cause connue de la maladie qui indique le remède, et la tâche du médecin ne consiste-t-elle plus à éloigner la cause qui a produit le mal? Pour supprimer cette cause, il faut bien la connaître.

THÉMISON

Peut-être.... Mais c'était bien assez pour ces gens-là, quand ils soignaient une maladie, d'en connaître le genre. Je leur disais simplement : « Regardez ce pauvre diable dont le corps brûle et frissonne ; sa peau est tendue, raide et sèche ; son pouls bat à coups pressés : ses évacuations sont pénibles et rares. Ne cherchez pas à deviner la cause qui a produit ce mal et qui l'entretient. Du moment qu'il y a rougeur, chaleur, soif ardente, gonflement et congestion, tous symptômes faciles à recueillir, administrez à votre patient des révulsifs, des dérivatifs, des antiphlogistiques ; forcez-le à l'exercice, frottez-le d'huile, saignez-le. Et si vous voulez un nom pour caractériser ce genre de maladie, si vous voulez, par l'emploi d'un terme savant, en imposer davantage à vos clients, servez-vous du mot Στεγνόν ou *Strictum.*

ASCLÉPIADES

C'est-à-dire, pour nous, resserrement des pores.

THÉMISON

Précisément. — Voici, au contraire, un homme dont le corps débile présente des caractères tout opposés. Sa peau est molle et flasque : son pouls se sent à peine ; il perd son sang et ne garde rien de ce qu'il mange. Pas plus que son malade, le médecin n'a besoin de savoir que la course des molécules est trop précipitée dans les canaux trop larges. Il reconnaît sans peine une des maladies que j'appelle Ροῶδες ou *Fluens*, et il ordonne des astringents, des toniques, du vin, de l'eau froide.

ASCLÉPIADES

Soit ! Je reconnais volontiers qu'il peut être utile de rapprocher les maladies par leurs analogies. Mais des cas ne peuvent-ils, ne doivent-ils pas se présenter où elles ne sauraient être ramenées par toi à l'un de ces deux modes déterminés ? Que les inflammations, les congestions, le vertige, les angines et l'apoplexie appartiennent au genre *Strictum*, j'y consens ; que la dysenterie et les hémorragies rentrent dans le *Fluens*, je le veux encore.

Mais de mon temps les hommes avaient d'autres maladies qui ne me semblent pas devoir se laisser classer si aisément; et je voudrais revenir quelques heures sur la terre, pour voir ce que pense et décide un de tes disciples appelé au chevet d'un hydropique ou d'un phtisique.

THÉMISON

C'est peut-être là, je le confesse aujourd'hui, le point faible de ma méthode. Pour tirer les médecins d'affaire, j'ai imaginé un troisième genre, le *Mixtum*, tenant à la fois des deux premiers. Si l'on ne reconnaissait pas chez le malade les symptômes bien caractérisés du *Strictum* ou du *Fluens*, on en devait conclure qu'il était atteint des deux à la fois, c'est-à-dire qu'il y avait resserrement dans une partie, dans une autre relâchement; et on le traitait simultanément par les deux sortes de remèdes indiqués.

ASCLÉPIADES

C'est, en vérité, très ingénieux. Ainsi, en usant à la fois des relâchants et des astringents, les disciples n'avaient plus qu'à espérer, dans cette lutte entre les bons et les mauvais remèdes, le triomphe des premiers. Cela me rappelle cette panacée des Empiriques d'Alexandrie qui avaient mélangé beaucoup de drogues ensemble, avec l'espérance inavouée de voir arriver à son adresse le principe salutaire de cette étrange mixture. — Mais, dis-moi, Thémison : si les maladies que tu soignais si bien se ramènent toutes à trois genres, au moins diffèrent-elles, ce me semble, les unes des autres par leur caractère de gravité, leur durée, la saison où elles surviennent, le sexe, la force et l'âge de ceux qu'elles attaquent. Il y a là des distinctions à faire qui sont très importantes, et dont pour ma part, tu t'en souviens, je me suis toujours beaucoup préoccupé. Ne faut-il pas étudier les maladies, non seulement dans ce qu'elles ont de général, mais aussi dans ce qu'elles présentent de particulier?

THÉMISON

Je crois avoir, par mes leçons et par mes livres [1], appris aux médecins de mon temps à distinguer les affections chroniques des maladies aiguës, et à les soigner différemment, selon qu'elles croissent ou diminuent, ou sont à leur plus haut période [2]. Mais je m'en suis tenu là. Les maladies se trouvant classées dans un des trois genres que je t'ai signalés, nous les traitons toutes de la même manière, quels que soient le sujet et la partie qu'elles attaquent, en quelque pays et en quelque saison qu'elles éclatent. C'est pourquoi j'ai défini la médecine « une méthode qui aide à connaître ce que les maladies ont de commun entre elles ». Nous ne voulons plus voir que leurs rapports généraux. De cette façon, la tâche du médecin se trouve très simplifiée, et rien n'est plus facile que de soigner les hommes....

ASCLÉPIADES

Et de les tuer.

THÉMISON

Qui sait?

Asclépiades secoua tristement la tête, et, se levant, fit signe à son ami de le suivre. Ils disparurent bientôt sous les ombres des bosquets toujours verts.

1. Thémison a écrit un livre sur les maladies chroniques, comme Asclépiades en avait composé un sur les affections aiguës. Il semble d'ailleurs avoir beaucoup écrit, comme son maître. Pline l'Ancien qui l'a lu et pillé l'appelle *summus auctor*.

2. Cette distinction se retrouvera dans l'ouvrage d'un des plus éminents Méthodistes, de Cælius Aurelianus. Les premiers livres seront consacrés à l'étude des maladies chroniques et les derniers à celle des maladies aiguës.

Comme les choses que se disent les morts demeurent inaccessibles aux vivants, personne ne soupçonna d'abord dans le monde romain les objections qu'on pouvait faire à la doctrine de Thémison, et celle-ci recueillit beaucoup d'adhérents. Mais si ceux qui l'adoptèrent furent surtout séduits par sa simplicité et par les avantages immédiats qu'elle assurait aux praticiens, plusieurs aussi se sentirent attirés par la perspective d'une gloire analogue à celle dont son auteur s'était couvert. Le renom universel qu'avaient successivement acquis Asclépiades et Thémison semble avoir à cette époque vivement surexcité l'imagination de toute une pléiade de médecins grecs qui tenaient sans doute à la fortune, mais qui voulaient aussi la réputation. C'est un peu pourquoi tous les sectateurs du Méthodisme que citent les historiens anciens de la médecine ne se bornèrent pas à appliquer la nouvelle doctrine, mais essayèrent, en la modifiant, de la confisquer à leur profit. Cette tentative leur paraissait d'autant plus légitime, que Thémison ayant attendu la vieillesse pour faire œuvre de chef d'école n'avait eu le temps que de jeter les bases de son système. Il restait donc beaucoup à faire : il fallait bâtir sur les fondements établis. C'est à quoi s'appliquèrent les successeurs de Thémison, par amour de leur art sans doute, mais par vanité aussi, très certainement. Il ne s'en rencontrera pas un seul, en effet, sauf Proculus, un modeste, et dont par conséquent on ne parle guère, qui ne doive revendiquer hautement le mérite d'avoir fondé le Méthodisme et renouvelé la médecine. Celui-ci, Eudème, un homme de la tête aux pieds tout mystère, prendra l'attitude majestueuse d'un inventeur qui a transformé le système de Thémison par la découverte de remèdes dont il garde pour lui les secrets. Celui-là, Vettius Valens, prétendra l'avoir refait de fond en comble, et il imposera cette prétention aux naïfs qui, comme Pline l'Ancien, l'appelleront créateur d'une secte nouvelle. Un autre enfin, Thessalos, que nous rencontrerons plus tard, affichera un mépris profond pour tous ces prédécesseurs, même pour Thémison, son premier maître, et se nommera lui-même, dans une inscription gravée sur son tombeau, Ἰατρονίκης, le vainqueur des médecins.

Cependant, au-dessous ou mieux à côté de ces savants, une foule de praticiens se pressent vers la fin de la République qui, disciples silencieux et modestes d'Asclépiades et de Thémison, bornent leur ambition à vivre commodément en soignant au mieux les malades. Vis-à-vis des faiseurs de systèmes et des théoriciens d'alors, ils sont à peu près dans la situation où se trouvent aujourd'hui, vis-à-vis des maîtres de l'art que leurs charges officielles ou leurs études scientifiques rendent difficilement abordables, les médecins qui s'absorbent dans leurs visites et leurs consultations, et ne vivent que pour leurs clients. Ne cherchez pas les noms de ces simples dans les Annales de la médecine : ils n'y brillent que par leur absence. Mais si vous parcourez l'histoire ou les œuvres des grands hommes que quelques-uns de ces modestes praticiens ont eu la bonne fortune de soigner, vous serez frappés de la sympathie, parfois même du respect avec lesquels on parle d'eux, malgré leur situation d'étrangers ou d'affranchis. Tel fut ce Craterus dont Cicéron disait : *Cratero credo*, et qu'Horace cite avec éloge comme un homme dont les décisions devaient être sans appel [1]. Tel aussi, ce médecin de Domitius qui, au lieu d'un poison que demandait son maître dans un accès de désespoir bientôt regretté, lui donna un breuvage inoffensif; et Cléanthes qui essaya de recoudre l'horrible plaie que Caton s'était faite au ventre en se perçant de son épée; et Antistius, le médecin de César, qui constata la mort du dictateur, et de tant de blessures reçues n'en trouva qu'une qui fût mortelle. Ce sont encore Sextius Niger et Julius Bassus, deux Romains, ceux-là, mais qui, selon l'usage, ne parlaient et n'écrivaient qu'en grec, pour mieux assurer leur crédit; et Asclapon de Patras, et Cleophantus, dont Cicéron a vanté la sincérité, le savoir et le dévouement [2]; et Lyson, et Phidippus, et Nicon

1. « *Non est cardiacus, — Craterum dixisse putato, — Hic æger.* »
2. Il appelle Cleophantus *medicus suavis*, et voici ce qu'au sujet d'Asclapon il écrit à Servius : « Je suis en termes excellents avec Asclapon, de Patras. Je me plais fort dans son intimité, et j'estime beaucoup sa science dont ma famille malade a éprouvé les bienfaits. Par son talent, son zèle, son attachement, il m'a donné pleine satisfaction. Je te le recommande. Qu'il sache que je t'ai parlé de lui avec éloges, et que ma recommandation lui a été d'un grand usage. Tu me feras plaisir. »

d'Agrigente, et Glycon, et Philonides de Dyrrachium..., Alexion surtout, dont Cicéron — un ami des médecins décidément [1] — a déploré la perte en termes émus. « Quel malheur qu'Alexion soit mort ! écrit-il de Pouzzoles à Atticus. On ne saurait croire combien je suis affligé. Est-ce, comme on le dit autour de moi, parce que je ne saurai plus où prendre un médecin? Eh! qu'ai-je à faire de médecins à présent? Et si j'en ai besoin, est-ce une denrée si rare? Non : ce que je regrette, c'est son affection, sa douceur, son affabilité. Et puis, que ne devons-nous pas craindre, quand nous voyons un homme sobre entre tous et très habile à guérir emporté si brusquement? »

Le grand avantage qu'offraient les médecins comme Alexion, c'est qu'étant pour la plupart des affranchis, ils restaient d'ordinaire attachés matériellement et moralement à un nombre restreint de malades, à une ou deux et trois familles. Vivant souvent avec elles, et, pour ainsi dire, dans leur intimité, ils les connaissaient bien, et savaient ce qui convenait au tempérament de chacun. « Un médecin ami, dit Celse, est bien plus utile qu'un étranger. Celui-là seul est vraiment bon qui ne quitte guère son malade. » Voilà ce qui, dans la mort d'Alexion, désolait surtout les amis de Cicéron. Un médecin! Ah! sans doute, le grand orateur ne

1. Je ne vois qu'un médecin pour qui Cicéron se soit montré un peu sévère : c'est Lyson, qui soignait Tiron. Il lui reproche d'être quelquefois négligent.

serait pas en peine d'en trouver; mais qui le connaîtrait et l'aimerait comme Alexion, et qui, par conséquent, saurait mieux le soigner?

C'est pour cela, et aussi parce qu'ils perpétuent la coutume primitive des anciens Romains, se soignant eux-mêmes chez eux, qu'à cette époque, et toujours dans la suite, les médecins de familles, affranchis et esclaves, furent pour les étrangers venus librement à Rome, jouissant du droit de cité et admis aux honneurs, des concurrents très sérieux et très détestés. On en retrouve en effet partout, dans toutes les maisons riches. Préteurs, consuls et généraux ne partent jamais pour la guerre et les provinces sans en emmener au moins un avec eux. Pison en Macédoine, le grand-père de Tibère, Domitius, à Corfinium, Verrès en Sicile, Caton à Utique, Pansa, Antoine sont toujours accompagnés de médecins esclaves ou affranchis, esclaves surtout. Car ils ont plus de peine que d'autres à obtenir leur liberté, ceux qui sont habiles dans l'art de guérir. « Je te recommande les esclaves tel et tel, écrit un testateur à son héritier. Il ne tiendra qu'à toi d'avoir en eux d'excellents médecins. Je me suis bien gardé de les affranchir. La mésaventure arrivée à ma pauvre sœur m'avait mis en défiance. Elle avait donné la liberté à ses médecins, et ceux-ci l'abandonnèrent. » On tient donc aux médecins esclaves, tout particulièrement. D'abord, ils ont coûté, et continueront à coûter très cher, plus cher même qu'un eunuque, et le maximum du prix d'un esclave, soixante pièces d'or. Et puis, c'est si commode d'avoir à sa disposition un homme qui vous accompagne partout, ne soigne que vous, vous connaît de longue date, n'osera pas résister à vos caprices de malade [1]; et tout à l'heure, quand votre vie sera chaque jour à la merci du maître, saura vous ouvrir les veines très doucement, ou vous donner un poison pas trop douloureux !

On peut même exiger de lui davantage. Le voici, par exemple, entre les mains d'un coquin de haut vol, capable de tous les crimes, mais trop prudent ou trop lâche pour opérer lui-même. Quels services ne va-t-il pas rendre à son maître ! L'obéissance qu'il lui doit s'il est esclave, sa gratitude s'il est affranchi, son expérience en matière de poisons, l'impunité assurée au métier qu'il exerce, tout cela fait de lui un redoutable agent de mort. Aussi, les crimes commis dans ces conditions sont-ils fréquents pendant les dernières années de la République et

1. Galien, qui avait ses raisons pour cela, déplorera vivement cet usage persistant. « Lorsque les riches tombent malades, dira-t-il, ils n'ont point recours aux plus habiles qu'à l'état de santé ils ne fréquentent pas et n'ont point appris à connaître. Ceux qu'ils appellent, ce sont leurs familiers ordinaires, leurs complaisants les plus assidus, ceux qui se sont distingués par l'adulation la plus grande. Ceux-là n'auraient garde de leur refuser de l'eau froide s'ils en demandent, des bains s'ils en témoignent le désir. Quelle que soit la chose qu'on leur demande, ils obéissent à la manière des esclaves, contrairement aux traditions antiques des descendants d'Esculape qui commandaient à leurs malades comme des généraux à leurs soldats, et ne leur obéissaient pas selon les mœurs des Libyens, des Gètes, des Phrygiens et des Thraces qu'on achète. »

plus tard; et ce sont précisément ces sortes d'affaires qu'à plusieurs reprises Quintilien choisira comme exemples significatifs, lorsqu'il voudra expliquer comment un avocat doit plaider un procès criminel. Dans l'histoire de presque tous les gredins fameux, et dans la plupart des causes célèbres de cette époque, on retrouve un médecin, esclave ou affranchi. C'est Artémidore, le médecin de Verrès, qui pille avec son patron les temples des Dieux, même celui d'Esculape, et complète si bien cette meute de chiens affamés, crieurs publics, haruspices, collecteurs d'impôts, peintres, modeleurs en cire, qui dévorèrent la Sicile. C'est Glycon, accusé, peut-être à tort, d'avoir versé, par ordre d'Octave, du poison sur la plaie vive de Pansa. C'est le médecin de Pison, moins médecin que bourreau, dont l'office consiste surtout à administrer certains breuvages ou à ouvrir les veines à ceux, comme Plator, que le proconsul n'ose pas faire publiquement mourir. C'est encore, après bien d'autres, les médecins impliqués dans un procès retentissant qui fut plaidé pendant la préture de Cicéron, et qui révéla une série de crimes inouïs, tels que n'en offre pas l'histoire légendaire des familles grecques poursuivies par la Fatalité.

Dans la petite ville de Larinum, en Apulie, vivait une famille très considérée, dont le chef, A. Cluentius Avitus, mourut jeune encore, Sylla étant consul. Il laissait une veuve, Sassia, et deux enfants, un fils, Cluentius, âgé de quinze ans, et une fille, Cluentia, fiancée à son cousin, A. Aurius Melinus. Peu de temps après le mariage, Sassia s'éprit pour son gendre d'une passion si violente, elle s'abandonna ouvertement et impudemment à de tels transports, elle sut si bien employer tous les artifices capables de séduire un homme faible, que la jeune femme outragée réclama le divorce et quitta avec son frère la maison conjugale. La mère aussitôt de s'y installer avec son gendre, devenu son mari. Cela se passait peu de temps avant les proscriptions. Après la bataille de la porte Colline et la victoire de Sylla, un misérable, Oppianicus, chassé de Larinum pour plusieurs assassinats, y rentrait en maître, prenait la dictature au nom du dictateur, et multipliait les exécutions. A. Aurius Melinus fut une de ses premières victimes...; et Sassia promit sa main au meurtrier de son second époux. Elle ne mettait à son consentement que deux conditions : tous ceux des membres de la famille d'Oppianicus qui étaient riches ou qui pouvaient le devenir par héritage disparaîtraient, et Oppianicus tuerait aussi le fils de Sassia, Cluentius, à qui sa mère ne pardonnait pas d'avoir pris le parti de la pauvre jeune femme abandonnée. Le misérable n'hésita pas. En quelques jours, à l'aide d'un poison rapide, il expédia successivement deux fils en bas âge qu'il avait eus de deux autres femmes, une de ses deux belles-mères, deux beaux-frères, une belle-sœur qui était enceinte, son frère lui-même. Pour tous ces forfaits, quels furent ses auxiliaires et ses agents secrets? Deux médecins,

Un seul même aurait suffi sans la belle-mère, qui se méfia. Étant tombée malade, elle s'obstina à ne pas recevoir l'envoyé d'Oppianicus, et cria qu'elle ne voulait pas être soignée par le médecin de son gendre. Celui-ci se mit alors en quête, et découvrit dans une auberge de Larinum un médecin d'Ancône, L. Clodius, vendeur ambulant de drogues, que son métier avait amené dans le pays. Pour quatre cents sesterces (80 francs), il se chargea de tout; il fournit le poison, l'administra, termina l'affaire en une séance, et disparut. Sassia, heureuse et reconnaissante de toutes ces preuves d'amour, n'attendit pas la mort promise de son fils pour épouser Oppianicus. Elle lui devait bien cela. Celui-ci d'ailleurs voulut être fidèle à ses engagements. Quand on a donné sa parole d'honneur, il faut la tenir. Mais, comme la belle-mère, Cluentius avait de la méfiance. Il surveillait son nouveau beau-père, et le surveilla si bien, qu'il découvrit le poison préparé à son intention. Traîné devant les tribunaux, Oppianicus fut condamné à l'exil. Alors la fureur de Sassia ne connaît plus de bornes. Elle jure de se venger; elle jure de réussir là où a échoué son mari, cet imbécile qui s'est laissé prendre, cette ganache ignoble qui voit sans mot dire sa femme faire l'amour avec un laboureur de Falerne. Elle cherchait sa vengeance, quand le hasard la lui apporta. Un beau jour, Oppianicus fit une chute de cheval, et, après quelques semaines de maladie, mourut dans un accès de fièvre. Aussitôt Sassia de crier partout qu'on a assassiné son mari, et que c'est Cluentius qui a fait le coup. Elle le sait, elle en est sûre, elle a toutes les preuves en main, elle peut donner tous les détails : le pauvre homme est mort après avoir mangé un morceau de pain empoisonné. Cluentius, cité en justice, fut acquitté après une plaidoirie de Cicéron qui signala le rôle joué dans cette affaire par deux nouveaux médecins, A. Rutilius, un brave homme très droit, qui soigna Oppianicus dans sa dernière maladie, et Straton. Comprenant bien qu'elle ne pourrait décider le premier à dénoncer un empoisonnement imaginaire dont il aurait fort risqué d'être jugé complice, Sassia avait eu l'ingénieuse idée d'acheter à Rutilius un de ses esclaves, Straton, qu'il serait facile, pensait-elle, de faire déposer en justice contre son ancien maître et contre Cluentius. Mais ni les prières, ni les menaces, ni la torture n'étaient venues à bout de la résistance têtue du pauvre diable. Sassia s'était alors avisée de le prendre par les bienfaits; et de cet esclave de médecin elle avait fait un médecin, en lui achetant à Larinum une boutique très riche et toute fournie de ce qui est nécessaire pour exercer la médecine. Elle croyait pouvoir désormais tout attendre en échange d'un pareil présent, et ne demandait qu'un faux témoignage. Si Straton, ancien esclave du médecin d'Oppianicus et médecin lui-même, venait attester l'empoisonnement, sa déposition aurait un poids énorme, et Cluentius serait certainement condamné. Mais voici qu'au moment même où Sassia comptait sur la reconnaissance de son obligé, celui-ci, convaincu de vol avec effraction, avait la langue coupée et mourait sur la croix.

Comme on le voit, le monde des médecins est, à la fin de la République, un monde étrangement mêlé. Les hommes libres s'y rencontrent avec les affranchis et les esclaves, les théoriciens savants et les praticiens honnêtes y coudoient de vulgaires coquins, voleurs et assassins. Il en sera de même sous l'Empire. Seulement, les grands savants étant très rares et les médecins dévoués se dérobant dans l'ombre, les poètes satiriques et les historiens se croiront parfois le droit de juger le corps tout entier des médecins d'après les ridicules complaisamment étalés ou les infamies bruyantes de quelques misérables et de nombreux intrigants. Hélas! c'est là une manie très répandue, éternelle et bien humaine. Parce qu'on a découvert quelques taches de gale sous la toison d'une brebis chétive, on s'imagine que le troupeau tout entier est contaminé et doit être sacrifié.

CHAPITRE V

La médecine au siècle d'Auguste. — Les médecins de l'Empereur : M. Artorius Asclépiades ; Acron ; Antonius Musa. — L'hydrothérapie et les villes d'eaux. — La médecine civile et militaire. — La *Schola medicorum*.

Ce n'est pas au siècle d'Auguste qu'il faut s'attendre à trouver une révolution scientifique dans les théories médicales, ni d'audacieux réformateurs. Ici, comme partout, la paix règne et l'éclectisme domine. Les médecins font œuvre commune avec les écrivains et les artistes ; comme eux, ils sont à la fois Grecs et Romains, et cherchent à combiner dans un ingénieux mélange la grande doctrine hippocratique et les théories récentes d'Asclépiades, un Grec sans doute, mais dont le système, créé pour les Romains et adapté à leurs besoins, a conquis droit de cité. A cet égard, Celse, qui tout à l'heure va résumer les idées médicales de son temps, est bien le contemporain des poètes, des sculpteurs, des architectes et des peintres d'alors, tous moitié Grecs et moitié Latins. L'influence de Théocrite, d'Hésiode et d'Homère se reconnaît sans peine dans les *Églogues*, les *Géorgiques* et l'*Énéide*; mais on y retrouve aussi le paysan de Mantoue, le petit propriétaire italien dépouillé de son champ, l'amoureux défenseur des campagnes abandonnées, le chantre de la gloire nationale et de la famille des Jules. Horace imite bien Alcée et Pindare; mais il célèbre aussi les victoires d'Auguste et ses réformes religieuses. Les architectes s'inspirent toujours des grands maîtres grecs; mais leur indépendance, leur originalité commence à se manifester, et certains monuments, comme le temple de Mars Vengeur, prennent un caractère nettement impérial. A côté des idéales statues grecques se multiplient les bustes romains, d'une vérité si réaliste; et dans les mêmes salles où prennent place les tableaux dont Auguste, fidèle aux habitudes des vainqueurs du monde, continue à dépouiller l'Attique, les murailles sont décorées par des artistes latins de paysages de fantaisie, de scènes tantôt grecques et tantôt romaines. Les idées de Celse, elles aussi, seront à la fois grecques et romaines. Tout en gardant sa liberté d'appréciation et une grande indépendance, l'auteur du *De Medicina* se montrera en même temps, dans son livre, le disciple d'Hippocrate et celui d'Asclépiades. Du premier il traduira de nombreux passages, et il s'inspirera si bien du second, qu'on pourra le mettre au rang de ses élèves les plus fidèles. Il lui arrivera aussi d'être tout à fait Romain, et même vieux Romain, quand, par exemple, il ne craindra pas de signaler et de recommander certains remèdes employés dans les campagnes par de simples paysans.

Le siècle d'Auguste n'est donc pas, pour la science médicale, une époque bien originale, un temps de grandes découvertes et de nouveautés hardies. Mais c'est, en revanche, le moment où la médecine se montre pratique et se répand partout, où elle entre en relations directes avec le gouvernement, pénètre à la cour, dans l'administration, commence à s'organiser officiellement, et devient un des rouages de l'État. Des médecins grecs César avait fait des citoyens; Auguste va en faire des employés de son palais et des fonctionnaires publics.

La maison impériale vient d'être constituée. Au dessous des *amis de la première classe*, cohorte privilégiée, dont la naissance, la fortune et le rang rehaussent le prestige du nouveau maître, une foule s'agite de compagnons subalternes, de familiers humbles qui, par leurs talents variés, leur esprit, leur savoir, vont faire de la cour un petit monde très complet et très amusant, un centre artistique, littéraire et scientifique. Parmi ces *amis de la troisième classe*, toujours auprès de l'Empereur, vivant chez lui et avec lui, on ne trouve pas, il est vrai, les grands poètes, ni Virgile que la composition de l'*Énéide* et le goût de la solitude retiennent en Campanie, à Naples ou en Sicile, ni Horace, trop amoureux de son indépendance pour venir à la cour autrement qu'en visiteur [1]; mais on y rencontre des philosophes, le stoïcien Athénodore de Tarse, ancien précepteur d'Auguste, Arée et ses deux fils, Denys et Nicanor, des historiens, Nicolas de Damas et Timagènes d'Alexandrie, des rhéteurs et des jurisconsultes, Verrius Flaccus et Ateius Capiton, des chanteurs, comme Tigellius, et des médecins.

Ceux-là sont nécessairement, quoique affranchis, des personnages considérables. Pour attirer l'attention de l'Empereur et gagner sa confiance, pour conquérir l'honneur de le soigner, lui et les siens, que d'habileté, que de talent il leur a fallu déployer! Les artistes et les savants n'ont à veiller qu'aux plaisirs d'Auguste; les médecins, eux, doivent veiller sur sa vie. Et puis, les Nicolas Damascène et les Tigellius sont rares; très nombreux, au contraire, sont les médecins. Comment se distinguer au milieu de tant de confrères? Il faut d'abord, dans la maison même de l'Empereur, s'élever au-dessus des humbles praticiens que les textes épigraphiques appellent *medici* ou *medici servi*, et ceux, un peu plus haut placés, qui portent le titre de *décurions médecins* ou *décurions des médecins* [2]. La tâche, à vrai dire, est

1. Horace refusa le titre et les fonctions de secrétaire de l'Empereur. Auguste avait, à ce sujet, écrit à Mécène : « *Ante, ipse scribendis epistulis sufficiebam; nunc occupatissimus et infirmus Horatium nostrum a te cupio abducere; veniet ergo ab ista parasitica mensa ad hanc regiam, et nos in scribendis epistulis juvabit.* »

2. Tel est ce M. Livius Bœthus, d'abord simple médecin esclave quand il dédia cette inscription à deux époux de ses amis : « M. Livius Bœthus *medicus* dat M. Livio Sperato et

aisée ; car ils ne sont pas bien redoutables, ces pauvres gens, modestes officiers de santé, qui n'ont qu'un peu de pratique, et dont l'histoire ne parle pas. A peine les noms de quelques-uns d'entre eux, Bœthus, Éros, Cyrus, Tyrannus, ont-ils été conservés par les inscriptions du *Columbarium* de Livie. — Il faut ensuite se faire une place à part et remarquée parmi d'autres médecins de la maison impériale, qui rangés, suivant les règles rigoureuses d'une hiérarchie savamment organisée, dans le cadre des *supra medicos* ou *superpositi medicorum* [1], sont chargés de surveiller les médecins esclaves et tout le personnel des infirmiers et des infirmières employés dans les *Valetudinaria*, les *adjutores valetudinarii*, les *unguentarii*, *herbarii*, *coqui*, etc., les *ab ægris cubiculariorum*, les *medicæ*, les *obstetrices* [2]. Est-ce tout? Non. Il faut craindre encore la concurrence des médecins de la ville, que poussent vers la cour la perspective d'un traitement de 250 000 sesterces, et, plus encore, l'espérance de la faveur impériale, si recherchée, si souhaitée, qu'on verra un C. Sterti-

Iolæ libertæ suæ », et qui devint plus tard *décurion médecin* ou *décurion des médecins*, comme le témoigne l'inscription suivante : « M. Liv... Bœth, *dec... medico...* ».

1. On retrouve ces titres sur les inscriptions. Exemples : « Eleutheris, Liviae liberta ; M. Livius, Liviæ libertus ; Orestes *supra medicos* » ; — « Diis manibus. T. Flavio Pæderoti, Augusti liberto ; Alcimiano *superposito medicorum* ».

2. Les fonctions des infirmiers sont ainsi énumérées par Galien : « *Herbarii, unguentarii, coqui, cataplasma superdantes, fomenta adhibentes, et qui clysteros infundunt, scarificant, venas secant, cucurbitulasque affigunt* ».

nius Xénophon abandonner pour la famille de l'Empereur une clientèle qui lui rapportait, par an, plus de 600 000 sesterces. Parmi ces rivaux, très nombreux et très ambitieux, plusieurs jouissent d'une réputation qui les rend redoutables. Pour un d'évincé, comme cet Anaxilaos de Larissa, chassé d'Italie sur l'ordre d'Auguste parce qu'il mêlait la magie à la médecine [1], que d'autres, dont les écrivains d'alors et ceux qui viendront plus tard, jusqu'à et y compris Galien, ont conservé les noms et célébré les mérites! C'est Valgius qui, très adroitement, dédie à l'Empereur son livre sur les propriétés des plantes et leur usage dans la médecine. C'est Philotas d'Amphissa, qui avait fait de solides études à Alexandrie, et qui vint à Rome avec le fils de Marc-Antoine [2]. C'est

1. Magie d'ailleurs bien innocente. Il s'amusait, par exemple, à donner à toutes les personnes réunies dans une pièce des figures de morts. Il obtenait ce résultat, très simplement, avec un peu de vapeur de soufre qu'il brûlait dans la chambre. Ces opérations magiques n'étaient en réalité que des jeux de société dont l'inventeur révéla lui-même les secrets dans un livre intitulé Παίγνια. Plus tard, on se fera gloire de ce titre de magicien, et un médecin fera graver sur son tombeau une épitaphe avec ce titre : *Medicus magus*.

2. Ce Philotas a laissé le souvenir d'un homme très malicieux. Soupant un soir chez le fils d'Antoine, dont il était le médecin, il se rencontra avec un confrère qui exaspéra les convives par sa présomption, et leur rompit la tête par ses dissertations. Philotas lui fit alors cet argument sophistique : « Il faut donner de l'eau froide à boire à ceux qui ont un peu de fièvre; or, tous ceux qui ont la fièvre ont un peu de fièvre; donc, il faut donner de l'eau froide à boire à *tous* ceux qui ont la fièvre ». Le confrère qui, apparemment, n'était pas un grand logicien, demeura muet au milieu des rires de tous.... Et ce fut une des causes de la fortune de Philotas.

Æmilius Macer, fort habile à guérir les morsures des bêtes venimeuses, et qui décrivit en vers les oiseaux, les serpents et les herbes salutaires [1]. C'est Philon de Tarse, que n'ont oublié ni Celse ni Galien, et dont l'antidote fameux rivalisa longtemps avec *le Mithridate* et *la Thériaque*. Il n'avait qu'un tort : il rédigeait ses ordonnances comme des énigmes, en vers grecs mystérieux, où les termes scientifiques étaient remplacés par des métaphores et des noms mythologiques. Le miel devenait, sous son style, *l'ouvrage des filles du taureau d'Athènes*, le poivre s'appelait *de la flamme blanche*, et s'il recommandait à ses malades de prendre une dose du *meurtrier du fils de Menœtius*, il fallait deviner qu'il s'agissait d'euphorbe. — Ce sont encore, parmi les chirurgiens (et la chirurgie était à Rome une science spéciale, très distincte de la médecine), Tryphon le père, Euelpistus, surtout Mégès, disciple de Thémison, le plus habile, affirme Celse, et le plus savant des hommes, le premier qui réduisit les luxations du genou en devant, et qui détermina les signes diagnostiques de certaines maladies scrofuleuses.

Ce grand nombre de médecins, aujourd'hui oubliés, mais très célèbres autrefois et dignes de briguer l'honneur de soigner Auguste et sa famille, nous assure par avance que les élus de la faveur impériale seront des hommes de haut mérite. Les rela-

1. « *Sæpe suas volucres legit mihi grandior ævo,*
Quæque nocet serpens, quæ juvat herba Macer. »
(Ovide.)

tions et les protections qui, sous les gouvernements despotiques et sous les autres, font si souvent les fortunes, ne pouvaient, en ce cas particulier, avoir sur le choix de l'Empereur qu'une insignifiante influence. Un maître, si faible qu'il soit, si souplement qu'il plie sous le poids des recommandations, devient féroce quand son intérêt propre est en jeu; et Auguste avait tout intérêt à être bien soigné. C'était dans un but social et politique, pour le plus grand bien de la capitale chaque jour plus peuplée du monde antique, que César avait accordé aux médecins leur premier privilège, le droit de cité; ce furent, au contraire, des considérations personnelles et la reconnaissance qui poussèrent Auguste à multiplier leurs prérogatives et à rehausser leur condition. Il avait besoin d'eux.

Celui qu'une statue de Vatican et une autre du Capitole représentent si beau, si fort, si majestueux, était, en réalité, un être maladif, petit, chétivement constitué. Quelle différence entre le portrait superbe que Livie avait dans sa villa, près de la Porta Pia, et l'homme malsain dont elle était la femme! Lui-même, d'ailleurs, dans une lettre à Mécène, se reconnaissait *infirmus*. Outre les maladies graves dont il faillit mourir en 729 et en 731, après la soumission des Cantabres, et celle qui l'empêcha d'assister à la bataille de Munda, et celle qui l'avait si bien terrassé le jour de Philippes qu'il ne pouvait se tenir debout, ni porter ses armes, Auguste eut toute sa vie une foule d'infirmités et d'affections chroniques.

Le cœur, le foie, les nerfs, les articulations, la vessie, les intestins, tout était malade dans sa machine. Chaque année, au printemps, il souffrait d'un gonflement du diaphragme. Son corps était couvert de durillons qui le démangeaient affreusement, et que l'usage du strigile avait transformés en dartres vives. Il portait un appareil à la jambe gauche pour en soutenir la faiblesse et dissimuler une légère claudication. L'index de la main droite lui refusait parfois tout service. De pénibles étouffements l'oppressaient parfois au point qu'il ne pouvait dormir dans les chambres fermées : il lui fallait coucher les portes ouvertes ou sous un péristyle rafraîchi par des eaux jaillissantes et des éventails suspendus. Mais alors, aux étouffements succédait la toux opiniâtre. Très sensible aux plus légers changements de température, il prenait des rhumes de cerveau dès que le vent soufflait du midi. Jeune, il avait failli mourir d'un catarrhe au foie; vieux, il mourut d'une maladie d'entrailles.

Il eut donc toujours besoin de médecins. Et, en effet, depuis sa première grave maladie, dont il fut atteint à dix-huit ans, au moment où son oncle partait pour aller combattre en Espagne les fils de Pompée, on en trouve toujours à ses côtés. Un des premiers qui lui sauva la vie, moins, il est vrai, par ses remèdes que par sa présence d'esprit, fut M. Artorius Asclépiades, que Suétone et Plutarque appellent l'*ami* d'Auguste. Malade le jour de la bataille de Philippes, Octave ne voulait pas sortir de sa tente. Artorius l'y décida en affirmant qu'il avait reçu de Minerve, apparue dans un songe, l'ordre de faire porter son maître au milieu des soldats. Quelques instants après, le camp était forcé par Brutus, et les ennemis fouillaient de leurs glaives la litière où ils croyaient qu'Octave était encore couché. Quand Artorius mourut, ses concitoyens, le sénat et le peuple de Smyrne honorèrent sa mémoire, et lui élevèrent à cause de son grand savoir, et de ses écrits, aujourd'hui perdus, et de son crédit, un monument avec une inscription funéraire où les deux noms de l'Empereur et du médecin se trouvent réunis[1].

Après la mort d'Artorius, survenue l'année même de la bataille d'Actium, Auguste semble avoir été soigné par un médecin nommé Acron[2], disciple lui aussi d'Asclépiades, et peut-être aussi par un certain Camelus (ou Camelius), dont l'existence, par suite d'une altération possible dans le texte de Pline, demeure assez problématique[3]. Mais Antonius Musa

1. Μάρκον 'Αρτώριον 'Ασκληπιάδην,
Θεοῦ Καίσαρος σεβαστοῦ ἰατρὸν,
'Η βουλὴ καὶ ὁ δῆμος τῶν Σμυρναίων
'Ετίμησαν ἥρωα, πολυμαθίας χάριν.

2. On trouve son nom sur cette inscription : « Acroni patri, *medico Augusti*, Clodiæ matri, Lætæ sorori C. Clodius Aquilianus ».

3. *Histoire naturelle*, XIX, 38. Ce Camelus interdisait à Auguste la laitue que Musa lui recommandera tout à l'heure. Pour les païens superstitieux la laitue était un anti-aphrodisiaque souverain. Pourquoi? Parce que, d'après la légende, Vénus avait couché Adonis mort sur des laitues. Les laitues sont donc le tombeau de la volupté, dont Adonis était un emblème.

vint bientôt, qui prit une place à part dans le cortège des familiers de l'Empereur, et éclipsa tous ses devanciers.

L'an de Rome 731, dans la onzième année de son règne, Auguste était très malade. A la suite de son expédition de Biscaye, il avait eu une seconde et très forte hépatite, qu'on soigna, selon l'usage d'alors, par des fomentations, des bains chauds et de vapeur. On alla même, pour éviter tout refroidissement, jusqu'à tapisser la chambre impériale de fourrures épaisses, impénétrables à l'air. Loin de réussir, ce régime aggrava le mal, et l'état de l'Empereur, devenu d'une maigreur effrayante, parut bientôt désespéré [1]. Alors, un jeune affranchi grec dont le frère, Euphorbe, fut médecin de Juba, Antonius Musa, employé sans doute comme médecin dans la maison impériale (on retrouve plusieurs fois ce nom au *Columbarium* de Livie), proposa un traitement tout contraire, *medicinam contrariam*, c'est-à-dire la méthode antiphlogistique. Non seulement aux échauffants on substituerait les rafraîchissants, et le malade ferait des légumes verts, de la laitue surtout, sa nourriture presque exclusive [2], mais il

1. Suétone dit : « *Distillationibus jecinore vitiato ad desperationem redactus* » ; et on trouve chez un scoliaste d'Horace ceci, qui est plus clair : « *Cum dolore arthritico laboraret et ad summam maciem perductus esset* »....

2. « Le plus souvent, dit Suétone, il prenait du pain trempé dans de l'eau froide, ou un morceau de concombre, ou *une tige de laitue*, ou bien quelque fruit vert et acide, dont le suc était vineux. »

prendrait des bains et des boissons d'eau froide, particulièrement de *l'Aqua Cicernina*, source presque glacée d'une villa qu'Auguste possédait près d'Atella. Or, l'Empereur détestait l'eau froide et les bains. Il se baignait très rarement, dit Suétone ; il préférait se frotter d'huile et suer auprès du feu ; après quoi, il s'inondait d'eau tiède ou chauffée à un soleil ardent. Quand il allait à Tibur, pour prendre les eaux Albules, qui sont très froides, il avait grand soin de faire préalablement chauffer le bain où il trempait alternativement ses pieds et ses mains [1]. Le fait qu'il triompha de sa répugnance, et qu'il se soumit à un régime nouveau et hasardeux, prouve que la gravité de sa maladie l'avait amené à ce point où l'on risque tout pour se sauver, et atteste aussi la confiance inspirée par un médecin qui, né en 709, n'avait pas encore vingt-cinq ans. Auguste fut guéri, et Antonius Musa vit sa fortune faite. Il fut comblé de richesses et dispensé de tout impôt ; de simple affranchi qu'il était il devint membre de l'ordre équestre, et obtint, avec le droit de porter l'anneau d'or, tous les avantages de l'ingénuité. C'était une faveur insigne, que cet anneau d'or : les affranchis ne l'acquéraient qu'avec peine et ne le garderont pas longtemps ; tout à l'heure, un sénatus-consulte le réservera expressément aux citoyens de naissance libre. Mais là ne s'arrêta pas la reconnaissance impériale. Non content d'avoir fait de son

1. *Albulis calidis*, dit Suétone ; et Pline observe que ces eaux sont *egelidæ*.

sauveur un personnage illustre, Auguste en fit presque un dieu. Invité à manifester son allégresse par une souscription publique, le peuple romain

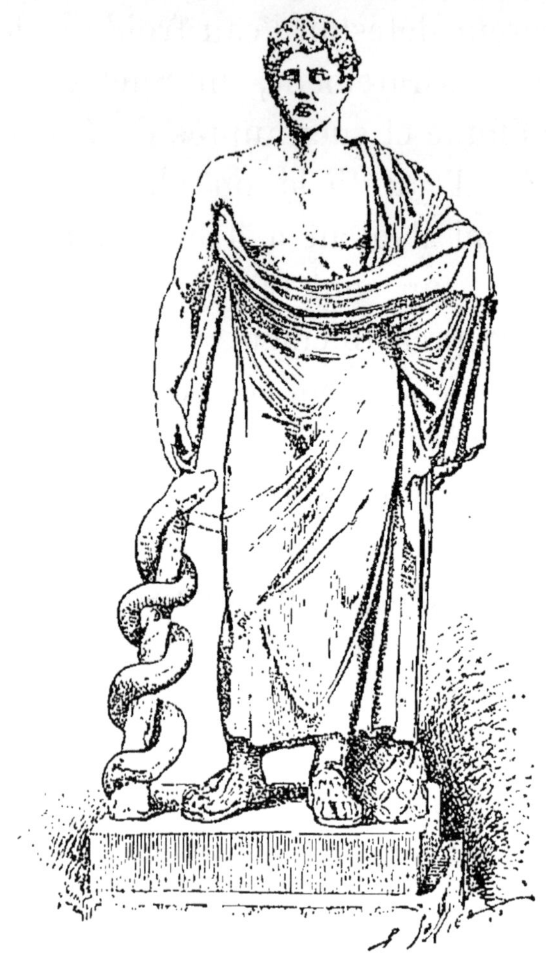

Statue d'Antonius Musa représenté en Esculape.

vota des fonds pour une statue de bronze; et l'affranchi de la veille, représenté avec les attributs du dieu de la médecine, vint prendre place au Palatin, près de la statue d'Esculape [1].

1. La statue du Vatican qui porte le nom d'Antonius Musa ne peut être qu'une copie de la statue élevée par Auguste, puisqu'elle est en marbre.

A dater de ce jour, le crédit d'Antonius Musa ne cessa d'augmenter, et rien ne découragea la reconnaissance de l'Empereur, non pas même la mort de Marcellus, mort mystérieuse, comme celle de Madame, et sur laquelle planèrent des soupçons d'assassinat. Livie était-elle à ce point jalouse pour ses fils des préférences dont Auguste entourait son neveu, qu'elle voulut les débarrasser d'un rival dangereux? Malgré les propos méchants qui coururent, et le témoignage de Dion Cassius, qui s'est fait l'interprète de cette abominable accusation, il est bien difficile de le croire; car c'est Antonius Musa qui soigna le jeune homme, et il n'avait aucun intérêt à le tuer, et à compromettre, pour plaire à Livie, la haute faveur dont il jouissait. Si, comme le prétend Servius, Marcellus mourut à Stabies, dont les eaux sont froides, tout ce qu'on peut dire, c'est que le médecin fut la cause indirecte de cette mort, et que son traitement préféré, après avoir sauvé l'oncle, tua le neveu. Mais si, comme l'affirme Properce, Marcellus mourut à Baïes, la responsabilité de Musa se trouve entièrement dégagée. Car celui-ci, à la grande colère des industriels du pays, était l'ennemi des eaux chaudes, de celles-là surtout, dont « la température est si haute qu'elles font bouillir l'eau froide dans les baignoires, cuisent la viande et bouillonnent au sein même de la mer[1] ». Musa n'envoyait

1. Pline l'Ancien. — D'après une légende gracieuse, les eaux de Baïes étaient chaudes depuis que Vénus y avait

jamais ses malades à Baïes. Peut-être cependant, ne voulant ou ne pouvant pas s'opposer au départ du jeune homme pour la ville d'Italie où l'on s'amusait le plus en été, lui avait-il prescrit de faire au moins des lotions froides après les bains chauds. Et ce mélange énergique qu'il recommandait volontiers, et dont Galien vantera plus tard l'efficacité, aurait tué Marcellus. Il était d'ailleurs de nature à tuer les plus robustes.

Quoi qu'il en soit, et malgré la mort du prince, Antonius Musa resta le médecin et l'ami d'Auguste, comme aussi des personnages les plus illustres de ce temps, d'Agrippa, de Mécène, peut-être de Virgile, et certainement d'Horace. A Agrippa il dédia un recueil de recettes, *De herba vettonica*, opuscule purement empirique, écrit en grec; et pour Mécène il rédigea en latin, sous forme de lettre, une sorte de traité d'hygiène [1], ouvrage dogmatique où l'on

baigné Cupidon, et que le petit dieu y avait laissé tomber une étincelle de son flambeau.

1. L'authenticité de ces deux ouvrages a été contestée, mais sans preuves. Le premier se trouve dans un manuscrit de Leyde, du VIe siècle, avec cette mention : *Explicit herbarium Antonii Musæ de herba vettonica*. Le second, plus important, qui est écrit dans une langue très pure, et que nous croyons de Musa, a pour titre : *De tuenda valetudine ad Mæcenatem*. Il a été publié par Flor. Caldani : *Antonii Musæ fragmenta quæ exstant*. Musa écrivit aussi pour Auguste un livre qui était le résumé de tous les remèdes employés dans les différentes maladies. Il y est fait allusion dans la lettre à Mécène : « Namque ego diligenti cura, licet summa brevitate, comprehendi singula curationum genera, sicut *proximo in eo libello feci quem Cæsari nostro coram te tradidi* ».

retrouve presque toutes ses idées en matière médicale, et l'exposé de sa doctrine[1].

Quant à Virgile, on aurait deux preuves évidentes de son estime et de son affection pour Musa, si l'idée qu'on a eue de reconnaître le médecin d'Auguste sous les traits d'Iapyx était aussi indiscutable qu'ingénieuse[2], et surtout si elle était réellement du poète de l'*Énéide*, la petite pièce des *Catalecta* intitulée *Ad Antonium Musam*[3].

Par malheur, non seulement Virgile ne nous semble pas être l'auteur de ces vers, mais l'Antonius Musa pour qui ils furent écrits ne nous paraît pas devoir être le nôtre[4]. Dans l'éloge d'un médecin n'y a-t-il pas autre chose à signaler que ses talents poétiques et le charme de sa causerie ? Et Virgile, adressant des vers à Musa, aurait-il été embarrassé pour célébrer la science de son ami, lui qui avait étudié la médecine, et qui a su, en décrivant les blessures

1. Nous disons *presque*, parce que dans cette lettre il n'est question ni d'hydrothérapie ni de bains froids. C'est sans doute parce que Mécène les détestait comme son maître, et que Musa ne l'avait pas conquis sur ce point. N'est-ce pas Mécène qui, le premier, creusa à Rome ces vastes piscines d'eau chaude (*Colimbus, calida piscina*) où l'on pouvait nager ?

2. Atterbury, *Reflections on the Character of Jaspis in Virgilius or the character of Antonius Musa, physician to Augustus*, Londres, 1740.

3. « *Quocunque ire ferunt variæ nos tempora vitæ,*
Tangere quas terras, quosque videre homines :
Dispeream, si te fuerit mihi carior alter... etc. »

4. Ce peut très bien être un autre Musa, peut-être le Musa rhéteur dont il est question dans une des *Controverses* de Sénèque. Ce nom était très répandu.

et la mort de ses héros, faire preuve de connaissances si exactes et si précises [1]?

Au moins, l'affection d'Horace pour Musa n'est-elle pas douteuse. Quelle confiance le poète témoigne au médecin, quand il renonce à toutes ses habitudes épicuriennes, passe, sans s'arrêter, près de Baïes, dont son cheval prenait instinctivement la route, et s'en va là-bas, bien loin, dans des lieux qu'il connaissait mal et sur lesquels il était forcé de demander des renseignements, à Vélia, à Salerne, où l'attendent des bains froids et des douches glacées, en plein hiver! Il n'hésite pas cependant, car Antonius Musa a parlé. Quand on est lippeux, gastralgique et goutteux (et Horace était tout cela), quand on a l'estomac si détraqué qu'on ne peut supporter, sans de douloureuses éructations acides, un plat assaisonné à l'ail et les plus légers condiments, on se met au régime de l'eau froide, et l'on prend des douches [2]. Le traitement s'impose, et Celse va

1. Le docteur Menière l'a constaté, avec un peu de complaisance d'ailleurs, dans ses *Études médicales sur les poètes latins* : les personnages de l'*Énéide* qui ne doivent pas mourir reçoivent toujours des blessures qui n'intéressent pas les organes : ainsi Énée est blessé à la cuisse. Ceux, au contraire, que le poète veut tuer sont toujours touchés aux bons endroits : la flèche qui frappe Almon atteint les carotides; celle que reçoit Lagus sectionne la colonne vertébrale; le coup d'épée dont meurt Pallas a perforé le poumon. Le docteur Menière constate aussi que Virgile indique toujours avec la plus grande précision les principaux signes de la mort prochaine, la perte des facultés sensoriales, la décoloration de la peau, la teinte cadavéreuse de la face, le refroidissement graduel du corps.

2. On en prend aussi quand on est sujet à des accidents

le recommander tout à l'heure [1] dans les termes mêmes dont le poète se sert pour traduire en vers à son ami Numonius Vala l'ordonnance d'Antonius Musa [2].

Au reste, et d'une façon générale, les bains froids et les douches sont salutaires à ceux dont la vie peu réglée a abusé de tous les plaisirs ; et c'était — Musa le savait aussi bien que Lydie, Glycère, Galatée et les autres — le cas du poète, et de beaucoup de ses contemporains. Aussi, le médecin recommandait-il ce régime à presque tous ses malades. Et son autorité, et la guérison de l'Empereur par le même traitement donnèrent à l'hydrothérapie et aux cures dans les villes d'eaux froides une vogue extraordinaire.

Il y eut, en effet, sous le règne d'Auguste et d'Antonius Musa, une grande poussée vers les sources glacées. Sans doute, quelques-unes des stations bal-

analogues à celui qu'eut Horace pendant son voyage à Brindes, et qu'il n'a pas craint de relater. « In hoc affectu, dit Celse, salutares sunt vehementes frictiones, perfusiones, *natationesque quam frigidissimæ.* »

1. Voici pour les lippeux le conseil de Celse : « Usus *aquæ frigidæ* prodest iis quos assiduæ lippitudines male habent. His autem non caput tantum quotidie perfundendum, sed os quoque *multa frigida aqua* fovendum est. » — De même, pour les gastralgiques et les goutteux : *perfundi aqua gelida*.... Utiliora sunt *refrigerantia*, recte in *aqua quam frigidissima* articuli continentur. »

2. « *Mihi Baias*
Musa supervacuas Antonius, et tamen illis
Me facit invisum, gelida cum perluor unda
Per medium frigus. »

néaires, dont le climat ou les eaux possèdent des vertus spéciales, attirent toujours et continueront d'attirer tous les malades atteints d'affections particulières et bien caractérisées [1]. C'est ainsi que les phtisiques font voile vers Alexandrie, pays aimé des dieux, toujours ensoleillé, toujours fleuri de roses et peuplé de médecins savants; les nerveux vont aux eaux Albules, les calculeux et les fiévreux à Ænarie, sur la côte campanienne, ou plus loin, beaucoup plus loin, là-bas, dans le nord, à Tongres [2], dont les eaux ferrugineuses et toutes pétillantes de bulles chassent la fièvre tierce et guérissent la pierre. On conduit les fous et les femmes stériles à Sinuesse, rivale des trois Anticyres et d'Élatus, en Arcadie. D'autres enfin poussent jusqu'à Épidaure et Édepsus, ou bien, d'un côté tout opposé, jusqu'à Baredgina [3], Alesia [4], les *Aquæ Sextiæ* [5], les *Aquæ Calidæ* [6],... jusqu'à l'une ou l'autre enfin de ces innombrables stations balnéaires, découvertes, créées et exploitées par les Romains, depuis l'Asie Mineure jusqu'à l'Atlas, et depuis la Sicile jusqu'aux derniers confins de la Gaule [7]. Mais ce sont les sources d'eaux

1. « *Semper laudatas quocumque libebit ad undas*
Currere, nec longas pertimuisse vias. »

2. Spa.
3. Barèges.
4. Saint-Honoré-les-Bains.
5. Aix-les-Bains.
6. Vichy.
7. Dans plusieurs de nos villes d'eaux modernes les travaux de canalisation des Romains subsistent et servent encore.

froides que fréquentent surtout les malades. Baïes et Cumes gémissent en vain; en vain elles rappellent la saine odeur de soufre et la blancheur lactée de leurs eaux, et leurs grottes creusées en forme d'étuves, d'où sortent de chaudes vapeurs bienfaisantes, et leurs bois de myrtes, chers aux convalescents [1]; c'est Stabies, maintenant, c'est Cutilies, en Sabine, et Clusium, et Gabies qui sont les reines des sources guérisseuses. Là, vers ces eaux très froides, et qui pénètrent si vivement le corps, dit Pline, qu'elles font l'effet d'une morsure, vont en foule ceux qui souffrent des maladies les plus communes alors, les maladies nées des excès de tout genre, et ceux dont un malaise général et vague, *funestum veternum*, fait tout à la fois d'irritation et de torpeur, a, sans altérer les organes, alangui le corps et affaibli l'esprit [2]. C'est une mode d'être un *Psychrolutès*, c'est-à-dire un amateur d'eau froide; et pendant longtemps encore on verra des gens, même des

1. Horace, *Épîtres*, I, 15 :

« *Sane myrteta relinqui*
Dictaque cessantem nervis elidere morbum
Sulfura contemni vicus gemit, invidus ægris. »

« Irritée contre les malades infidèles, la petite ville de Baïes gémit de voir abandonnés ses bosquets de myrtes et méprisées ses sources sulfureuses qui guérissent, dit-on, les maladies de nerfs. »

2. Horace, *Épîtres*, I, 8 :

« *Mente minus validus quam corpore toto,*
Nil audire velim, nil discere, quod levet ægrum;
Fidis offendar medicis, irascar amicis,
Cur me funesto properent arcere veterno. »

vieillards, se vanter, comme Sénèque, de pouvoir, aux Calendes de janvier, plonger leur corps frissonnant dans l'*Aqua Virgo*, la plus froide des eaux romaines.

Grâce à l'hydrothérapie, ainsi mise en vogue et vulgarisée, Antonius Musa fut respecté, non seulement comme le premier médecin de son époque, mais comme un chef d'école, un fondateur de secte. Il n'a aucun droit à ce titre. On n'est pas un inventeur parce qu'on fait des bains froids et des douches la base de sa thérapeutique; et Antonius Musa l'était d'autant moins, que cette idée ne lui appartenait pas. Asclépiades, dont il était, en somme, le disciple, l'avait eue déjà, et prescrivait ce régime à ceux de ses malades dont il voulait resserrer les tissus. Ne l'appelait-on pas *le donneur d'eau froide*? Cette eau froide, Hippocrate, longtemps auparavant, l'avait recommandée, lui aussi, pour certaines affections telles que l'arthrite, le tétanos et la dysenterie. Mais s'il n'est pas un savant, s'il n'a aucun droit à prendre place aux côtés des Hérophile, des Érasistrate et des Asclépiades, Antonius Musa est, en revanche, un guérisseur très habile et très heureux. Et si Galien le couvre d'éloges et le met au nombre des médecins les plus célèbres, c'est parce qu'il reconnaît en lui ce qu'il était lui-même, un excellent praticien.

C'est là que fut la supériorité d'Antonius Musa. Aussi indifférent que Thémison aux causes cachées des maladies, et moins soucieux d'inventer des théories nouvelles que de trouver des remèdes pratiques et salutaires, il fit de nombreuses recherches sur les propriétés des substances médicales, et on lui doit beaucoup de formules contre diverses maladies. Il en composa pour les ulcères, les catarrhes, les douleurs néphrétiques, l'ozène, les maladies des yeux. Et, parmi ces remèdes, deux surtout ont fait une longue fortune, celui qu'il préparait avec de la chair de vipère[1], et celui où entraient des excréments blancs de chien mélangés avec du miel. Le premier de ces deux médicaments n'était pas nouveau de son temps : les paysans l'employaient déjà, mais sans se préoccuper si le serpent qu'ils mettaient ainsi en pâtée était réellement une vipère ; et Craterus l'avait expérimenté sur un de ses esclaves chez qui la chair se détachait des os. Quant au second, Galien en faisait le plus grand cas. « Antonius Musa a bien raison, dit-il, de le prescrire ; nous ne connaissons pas de meilleur remède pour l'angine, l'inflammation des amygdales et les suffocations causées par les glandes. »

Où le praticien se retrouve encore, c'est dans les conseils généraux qu'il donnait à ses malades. Musa faisait en sorte que ceux-ci, pendant son absence,

1. Au XIVe siècle, et même plus tard, ce remède était encore très en honneur. On raconte qu'en 1372 un évêque, atteint de la lèpre et de l'éléphantiasis, fut guéri de la sorte par un médecin de Padoue. Dans la suite, la ciguë remplaça la vipère. Il entrait aussi de la chair de vipère pilée dans la composition de la *Thériaque* et de l'orviétan. Ce remède était considéré comme dépuratif et cordial. Voir chapitre IX.

pussent reconnaître la nature de leurs maladies et se soigner eux-mêmes. « Le petit traité que j'ai composé pour toi, écrivait-il à Mécène, est rédigé de telle façon qu'il pourra très bien me remplacer, et qu'en le lisant tu t'imagineras m'avoir auprès de toi [1]. »

Pour être son propre médecin, pensait Antonius Musa, il faut bien connaître les parties du corps où naissent les maladies, les symptômes de ces maladies, et les remèdes propres à les combattre. Or, ces parties sont : la tête, la poitrine, le ventre et la vessie. Une lourdeur aux sourcils, des larmes dans les yeux, des battements dans les tempes, des bourdonnements d'oreilles et l'absence d'odorat caractérisent les douleurs de tête. Il faut alors faire bouillir dans l'eau de l'hysope et de l'origan sauvage, garder le plus longtemps possible dans la bouche la tisane ainsi préparée, et se tenir au chaud. — La poitrine à son tour est malade, si le corps se couvre de sueur, si la langue est épaisse, l'haleine mauvaise, la gorge douloureuse et irritée par une toux sèche, si les membres sont mous, enfin si l'âme est triste. Vomir, soit à jeun, soit après le repas, soit pendant le bain, est alors le meilleur remède. On rendra surtout de la bile; et la bile, comme avait dit Hippocrate, et comme le répète Musa, est la mère de presque toutes les maladies. Toutefois (et nous retrouvons ici le disciple d'Asclépiades), il ne faut pas abuser des vomi-

1. « *Ita, me tecum habebis, si libellum meum legendo sæpius tractabis, qui plenius tibi, me absente, præstare consilium in omnibus poterit.* »

tifs, qui détruisent l'estomac. On peut le plus souvent les remplacer par un jeûne régulier, revenant tous les dix jours. — Les transes, une grande lourdeur dans les reins, des tremblements dans les genoux, des accès de fièvre et de l'amertume dans la bouche annoncent les maladies d'intestins. Les purgations, le jeûne, prolongé deux jours s'il le faut, et suivi d'une nourriture très légère, des œufs à la coque par exemple, arrêteront les douleurs et empêcheront des complications graves, telles que la dysenterie, la fièvre tierce et quarte, la goutte aux pieds et aux mains, les maladies articulaires, la folie. — Il est bien facile aussi de reconnaître les symptômes d'une maladie de vessie. L'urine de l'homme sain doit être blanche le matin et après la sieste de l'après-midi; elle se colore, au contraire, après les promenades, qui la troublent. Si elle est foncée aux heures où elle doit être claire, c'est signe qu'on ne se porte pas bien; et le mal s'aggrave si le ventre se gonfle, si l'on dort lourdement, si l'on ouvre souvent la bouche, comme pour bâiller, mais sans bâiller. Il faut alors boire deux cyathes de tisane composée, soit de fenouil et d'ache, ou de graines de lentille et de serpolet infusées dans du vin sec, soit de graines de daucus et de racines d'asperge bouillies dans l'eau. — Ce sont là, ajoute Musa [1], des remèdes très simples, qu'on peut s'ordonner et s'ad-

1. *Reliqua diligenti medico permittenda sunt, quia juxta morbum debet adhibere medicinam.* »

ministrer soi-même. Mais il ne faut pas s'en appliquer d'autres sans l'intervention du médecin.

Cette façon de comprendre l'art de guérir et de le pratiquer, au besoin par correspondance, ce souci de le mettre à la portée de tous, ce mépris de la recherche des causes, expliquent qu'Antonius Musa ait paru le plus souvent négligeable aux théoriciens savants, aux historiens de la médecine. Mais si l'on se place à un point de vue moins particulier, si l'on veut suivre les progrès politiques des médecins grecs et leurs efforts pour s'élever dans la société romaine à une situation honorable, alors le règne d'Auguste devient pour le sujet qui nous occupe, comme à tout autre égard, une époque très intéressante, et Antonius Musa un personnage très important. Il n'a pas, il est vrai, le génie d'un Asclépiades ou d'un Galien; mais alors même qu'il l'eût possédé, aurait-il pu le manifester? Les médecins établis à Rome avant le décret de César pouvaient songer à créer des systèmes. C'était, pour ceux à qui le souci de faire fortune ne suffisait pas, une consolation, un moyen d'oublier qu'ils n'étaient rien dans la cité romaine. De même, les successeurs d'Antonius Musa pourront revenir aux études personnelles, aux recherches fécondes : ils auront, avec l'estime de tous les hommes intelligents, l'indépendance et la liberté d'esprit nécessaires aux grands travaux. Au contraire, à l'époque d'Auguste, les médecins se trouvent dans une situation indécise et précaire. Ils ont déjà conquis quelque chose, mais il leur reste encore beaucoup à conquérir. On comprend alors qu'ils aient rêvé à autre chose qu'à de nouveaux systèmes. La première faveur accordée par César les a mis en appétit, et ils marchent vers de nouvelles victoires. Eh bien, cette poussée vers les honneurs, cet effort général pour affranchir et glorifier la profession médicale, c'est Antonius Musa qui les personnifie. Sans doute, il n'a pas enrichi la médecine de théories nouvelles. On l'a vu : par l'hydrothérapie, il est le disciple d'Asclépiades, et par le peu d'attention qu'il prête aux causes des maladies, il est celui de Thémison [1]. Mais, plus qu'aucun de ses prédécesseurs et de ses successeurs, il a par son crédit, dont profitent tous ses confrères, créé pour les médecins une situation privilégiée qui, désormais assurée, ira chaque jour s'améliorant.

En effet, si la médecine ne lui doit aucun progrès scientifique, les médecins, en revanche, lui doivent beaucoup d'avantages matériels.

Le temps sans doute n'est pas encore venu pour eux d'occuper les plus hautes fonctions, d'être, comme plus tard Vindicianus, proconsul d'Afrique, ou comme Ausone, le père du poète, préfet d'Illyrie. Mais ils conquièrent chaque jour de nouvelles prérogatives. Le décret d'Auguste qui, dans une année

1. Cependant, il se sépare de lui sur un point, puisque, comme on l'a vu plus haut, il recherchait, sinon les causes, du moins le siège du mal; et Thémison ne se préoccupait pas plus de l'un que de l'autre. Voir Daremberg, *Histoire des sciences médicales*, t. I, p. 183, note 2.

de grande disette, chassa tant de pauvres gens d'Italie, les excepte expressément. Ils sont dispensés de tout impôt. Surtout, ils pénètrent dans la familiarité de l'Empereur, dans le palais, où leurs fonctions, d'ordre privé d'abord, seront bientôt officiellement constituées. Ils entrent aussi dans l'administration civile et militaire. Il y a des médecins attachés à l'intendance générale du domaine [1], aux bibliothèques publiques du Palatin et du portique d'Octavie [2], aux jeux du cirque [3] et de l'amphithéâtre, aux écoles de gladiateurs [4]. Il y en a qui, semblables peut-être à nos médecins de quartier, sont chargés de veiller sur la santé publique dans certaines régions déterminées. Tels sont C. Julius Euxinus, médecin des jardins de Salluste, lieu devenu public

1. « Diis Manibus. Flavio Pæderoti, Augusti liberto, Alcimiano, superposito medicorum *ex ratione patrimonii.* Lætonia Festa conjugi bene merenti, sibique et suis posterisque eorum fecit. »

2. « Diis Manibus. Claudiæ Eutychiæ, conjugi sanctissimæ, bene merenti, et Q. Domitio Helici Hymenæus, *medicus a bibliothecis*, et Domitia Pannychis sibi et suis posterisque eorum. »

3. Dans plusieurs inscriptions, donnant les noms des membres de la famille aurigaire d'un citoyen romain, figurent des médecins, Hyllus *medicus*, M. Vipsanius Rufinus, *medicus factionis Venetæ*, M. Antonius Primigenius, *medicus factionis russatæ*, etc.

4. « Eutychus, Augusti libertus, *medicus ludi matutini* fecit sibi et Irene libertæ, conjugi carissimæ, bene meritæ, et libertis libertabusque, posterisque eorum. » — On peut signaler également (si toutefois l'inscription suivante est bien authentique), un médecin de l'administration du grand chorège : « P. Ælius Agathemerus, Augusti libertus, *medicus rationis summi choragii*, fecit sibi et Ælice Iortæ, conjugi bene merenti, et libertis libertabusque suis, posterisque eorum. »

et peuplé de nombreux établissements de plaisir qui exigeaient beaucoup d'employés; et M. Junius Dionysius, médecin des jardins de Lucullus [1]. Toutes les villes d'ailleurs ont des médecins municipaux; et cette coutume, venue de Grèce et très ancienne, Auguste la respecte et la régularise. C'est à ces fonctionnaires publics qu'il appartient de prendre toutes les mesures d'hygiène nécessaires, de veiller à l'assainissement des maisons et des rues, de soigner les pauvres et de faire des élèves [2]. En échange, ils reçoivent un traitement annuel et jouissent de précieuses immunités.

Il y a aussi des médecins militaires. La création des armées permanentes, l'établissement de deux flottes, à Misène et à Ravenne, nécessitent l'organisation dans les camps et sur les navires d'un service médical régulier [3]. Il faut des hôpitaux, des infir-

1. C. Junius Euxinus, *medicus ex hortis Sallustianis*, vixit annis LXXX; — Julia, C. liberta, vixit annis LVI. — Diis Manibus. M. Junio Dionysio, *medico de Lucillianis* (pour *Lucullianis*; voir Tacite, *Annales*, XI, 37) Titulena Justa conjugi bene merenti, et sibi, et suis libertis libertabusque, posterisque eorum. » Ces jardins de Lucullus ne furent ouverts au public qu'après la mort de Messaline, qui en était propriétaire. C'est là que fut assassinée l'épouse débauchée de Claude.

2. « *Honeste obsequi tenuioribus* malint quam turpiter servire divitibus », dira plus tard le code de Justinien, et : « Mercedes etiam eis et salaria reddi jubemus, quo facilius *liberalibus studiis et memoratis artibus multos instituant* ». Voir à ce sujet, l'*Archiatrie romaine ou la médecine officielle dans l'Empire romain*, par le docteur R. Briau, chap. III, et notre chapitre XII.

3. Voir *Du service de santé militaire chez les Romains*, par le docteur R. Briau.

meries, un personnel pour soigner les soldats et les marins malades. Des fonctions nouvelles sont donc créées, dont les titulaires portent les noms de *Medicus militum*, *medicus cohortis*, *medicus castrensis*, *optio valetudinarii* [1], *medicus ex triremi*, etc. Ces charges, très souhaitées, et complaisamment mentionnées sur les monuments épigraphiques [2], assurent à ceux qui les exercent une situation honorable, puisqu'ils sont cités sur les inscriptions tout de suite après les officiers, en compagnie des *principales* ou adjudants, et des avantages matériels, puisque, figurant sur les rôles, ils sont nourris par l'État, reçoivent une solde, parfois même une double solde, comme l'indique le titre *Duplicarius*, et sont affranchis de toutes charges civiles [3].

Mais le médecin ne devient pas seulement sous Auguste un fonctionnaire; il devient aussi une *per-*

1. Les *optiones* étaient des aides-médecins, supérieurs aux infirmiers, quelque chose comme les internes de nos hôpitaux.

2. « Asclepio et saluti commilitonum. S. Titius Alexander, *medicus cohortis quintæ prætoriæ* donum dedit. » — Diis Manibus. L. Cælii Arriani, *medici legionis secundæ italicæ* qui vixit annos XXXXVIIII, menses VII. Scribonia Faustina conjugi carissimo. » — « Domui divinæ Augustorum L. Cæcilius Urbanus, *optio valetudinarii*, curator operis armarii, posuit. » — « Diis manibus. C. Octavius Fronto, quondam *medicus duplicarius ex triremi Tigride*, natione Cilix, C. Julius Favianus, manipularis, fratri suo bene merenti fecit. »

3. Ces immunités seront plus tard indiquées d'une façon très précise dans le code Justinien, où on lit ce passage : « *Imperator Antoninus Numisio. — Cum te medicum legionis secundæ Adjutricis esse dicas, munera civilia, quamdiu rei publicæ causa abfueris, suscipere non cogeris....* »

sonne morale et juridique. Jusqu'alors, quand ils arrivaient de Grèce, les médecins se voyaient isolés, abandonnés à eux-mêmes. Le plus souvent ils ne trouvaient chez leurs confrères qu'indifférence, mauvaise volonté ou jalousie. On se rappelle comme ils étaient traités par le vieux Caton. Le décret de César, le premier acte officiel qui ait gratifié du droit de cité toute une corporation, a fait mieux que de les émanciper; il leur a montré qu'ils formaient un corps, qu'ils pouvaient et devaient être solidaires les uns des autres. Sans doute, ils ne le seront pas toujours; et leurs rivalités, dont on trouvera au temps de Galien de curieux exemples, persisteront très violentes; mais, du moins, ont-ils d'ores et déjà les moyens de se tenir, s'ils le veulent, et de se soutenir mutuellement. Dans cette ville, où les associations abondent, et dans la plupart des villes de l'Empire, ils vont fonder, eux aussi, des associations, des collèges. Et cela même prouve la bienveillance du pouvoir à leur égard, puisque Auguste, renouvelant l'interdiction portée par la loi Julia, supprima toutes les associations qui n'étaient pas très anciennes, et n'en autorisa de nouvelles que très difficilement. C'est à partir de son règne que les médecins forment vraiment une corporation. En prenant l'habitude de se proclamer élèves de tel ou tel, ils créent des dynasties et des traditions médicales; en s'entourant de disciples, qui les accompagnent au chevet des malades, ils fondent un enseignement pratique et clinique de la médecine. Ils y joignent même un enseignement théorique, et préparent les progrès de la science, en se réunissant à certains jours pour engager sur les diverses sectes ces discussions fameuses que Celse, tout à l'heure, résumera si vivement. Ces assemblées se tiennent un peu partout d'abord, dans les gymnases, au temple de la Paix, à la bibliothèque Palatine; mais bientôt la corporation

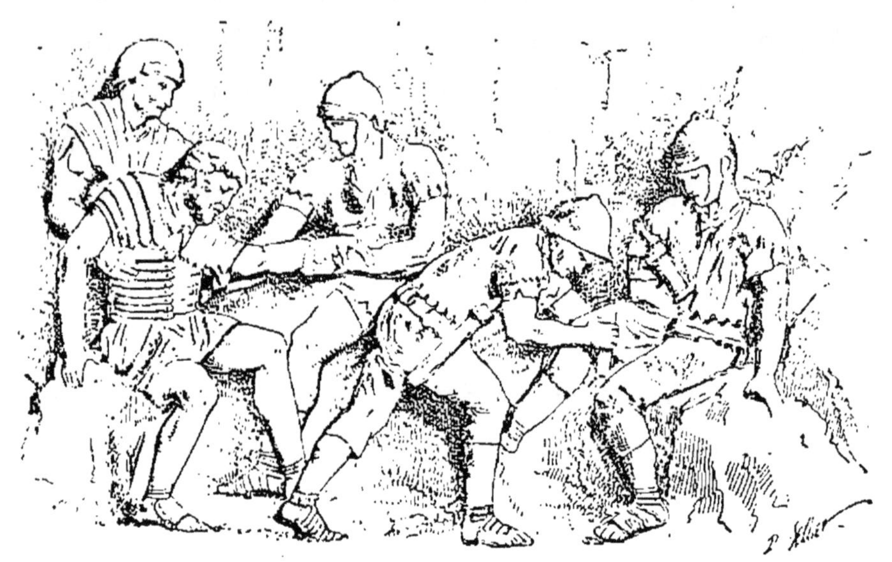

Soldats blessés apportés et soignés au *valetudinarium*.
(D'après un bas-relief de la colonne Trajane.)

des médecins, comme toutes les autres sodalités, a un local à elle, des archives, des bureaux, des employés [1]. C'est la *Schola medicorum*, une jeune rivale de la grande école, toujours florissante, d'Alexandrie.

Construite sur l'Esquilin, vraisemblablement pen-

1. « Diis Manibus. T. Aurelius Telesphorus, *scriba medicorum*. »

dant le règne d'Auguste [1], au moment où cette colline malsaine et mal fréquentée devenait, grâce à Mécène, un des plus riches quartiers de la ville, la *Schola medicorum* atteste l'existence à Rome d'une sorte d'Académie, où les médecins se réunissaient pour discuter, professer, faire des expériences et lire leurs travaux, comme les écrivains, amis des lectures publiques, créées précisément à la même époque, venaient dans les *Auditoria* soumettre leurs ouvrages au jugement des lettrés.

En 1874, on a retrouvé sur l'Esquilin un de ces *Auditoria*; mais la *Schola medicorum* a disparu. De cet établissement, dont les voyageurs du XVIe siècle admiraient encore les ruines grandioses, décorées de peintures et de marbres précieux, il ne reste aujourd'hui qu'une mosaïque conservée à la villa Albani. On y voit sept médecins réunis : l'un d'eux est peut-être Antonius Musa.

1. On en serait sûr, si l'on pouvait affirmer l'authenticité de cette inscription offerte par M. Livius Eutychus, affranchi de Livie, à un autre affranchi de la même maison, M. Livius Celsus, *secrétaire de l'École des médecins* : « M. Livio Celso *tabulario scholæ medicorum* M. Livius Eutychus... ». Après avoir cité ce document, Wilmans dit : *Num genuina?* Avec Orelli et Henzen, nous croyons à son authenticité, et nous osons dire avec Muratori : « Nunc primum agnoscimus *medicorum Scholam, imperante Augusto* ».

CHAPITRE VI

Un historien latin de la médecine grecque : A. Cornelius Celsus.

La place, chaque jour plus marquée et remarquée, que se faisaient les médecins grecs dans la société romaine, la faveur et les honneurs dont Auguste comblait quelques-uns d'entre eux, et qui rejaillissaient en considération sur tous les autres, ne pouvaient manquer d'attirer vers la médecine la curiosité des hommes intelligents, et d'exciter un peu partout, dans le monde des lettrés, le désir de savoir ce qu'était, d'où venait cette science qui permettait de guérir les autres et soi-même, et de faire fortune.

Ce désir devait être d'autant plus vif, que le goût des sciences et des lettres était alors plus répandu, et que les livres de médecine restaient les seules œuvres grecques que les auteurs latins n'eussent pas encore traduites ou résumées, et mises à la portée des Romains. On avait imité pour eux le théâtre et la poésie des Grecs. Cicéron, généralisant en prose la tentative de Lucrèce, avait fait connaître leur philosophie, et aussi leur rhétorique. Varron avait accommodé au goût romain leur critique, leur grammaire, leurs mathématiques. La médecine demeurerait-elle seule le privilège des Grecs, et la langue latine se montrerait-elle impuissante à en exposer l'histoire, les théories diverses, les découvertes?

Ces mêmes Romains, très intelligents, à qui l'exemple de tous les écrivains de leur temps et de l'époque précédente, de Varron, de Cicéron, de Virgile même, avait prouvé que les études bien faites devaient embrasser la presque universalité des connaissances humaines, pensaient aussi sans doute ce qu'Aulu-Gelle dira plus tard, « qu'il est honteux, non seulement pour un médecin, mais pour tout homme libéralement élevé, de ne point posséder ces notions d'anatomie si simples et si faciles que la Nature, dans l'intérêt de notre santé, a voulu mettre sous notre main, et à la portée de tous [1] ».

A côté de ces esprits simplement curieux, et enclins à dévaliser les Grecs vaincus de toutes leurs gloires, il y avait à Rome, à ce moment, comme il s'en était déjà trouvé, et comme il s'en trouvera toujours, des amateurs de médecine, des *philiatres*, ainsi

1. *Noct. Att.*, XVIII, 10. — « *Existimavi non medico soli, sed omnibus quoque hominibus liberis liberaliterque institutis turpe esse ne ea quidem cognovisse ad notitiam corporis nostri pertinentia, quæ non altius occultiusque remota sunt, et quæ natura nobis tuendæ valetudinis causa et in promptu esse et in propatulo voluerit.* »

que les appellera Galien, des gens qui, pour avoir entendu parler de médecine autour d'eux, et attrapé de ci de là quelques termes de l'art, se croyaient et se déclaraient capables de soigner leurs parents, leurs amis, leurs esclaves.

Malheureusement, à ceux-ci comme aux autres, manquaient, au début du règne d'Auguste, toutes les ressources *livresques* qu'aura plus tard Aulu-Gelle. L'auteur des *Nuits attiques* consacrait (il le dit lui-même) ses heures de loisir à l'étude des livres de médecine qui lui paraissaient le plus propres à l'instruire. On peut croire qu'il choisissait de préférence les ouvrages élémentaires et pratiques, puisqu'il ne demandait qu'à savoir distinguer les veines des artères, et à comprendre ce que voulaient dire les mouvements de contraction ou de dilatation du pouls. Or, ces livres de médecine populaire n'existaient pas au commencement de l'Empire. Quels services pouvaient rendre à des esprits curieux ou pratiques, les uns *omnium novitatum*, les autres *omnium utilitatum rapacissimi*, le *De Re Rustica* de Caton, ce répertoire de naïvetés grossières, ou les ouvrages grecs, très philosophiques et malaisément abordables, d'Asclépiades? Ce qu'il leur fallait, aux uns comme aux autres, c'était un manuel latin, clair, précis, concis et substantiel, qui les mît au courant de la science médicale, et leur résumât les moyens pratiques de conserver ou de recouvrer la santé.

Mais ce manuel, ce guide, y avait-il chance de le

voir paraître? Les médecins grecs, dont c'était le privilège de soigner les Romains, et qui tenaient à ce monopole, consentiraient-ils à divulguer leur science et leurs remèdes? Ne risqueraient-ils pas de perdre leurs clients, qui peut-être alors s'imagineraient pouvoir, avec ce traité, se passer de soins étrangers? N'était-ce pas aussi à cette habitude d'écrire en grec et de parler grec, même au chevet des malades, à qui cette langue était inconnue ou peu familière, et dont la confiance diminuait à mesure qu'ils comprenaient mieux [1], que les médecins devaient une grande partie de leur autorité? Allaient-ils donc renoncer à ce qui faisait leur force?

Le pouvaient-ils d'ailleurs? En supposant qu'ils se crussent, même après cette publication, toujours indispensables, sauraient-ils exprimer en latin ce qu'ils auraient à dire, et plier une langue littéraire aux exigences de la science médicale? Si un Romain, Lucrèce, avait eu tant de mal pour traduire les vérités obscures de la philosophie épicurienne [2]; si un autre Romain, Cicéron, avait été forcé de semer de termes grecs tous ses ouvrages de rhétorique, quel ne serait pas l'embarras d'un Grec s'essayant,

1. « *Auctoritas aliter quam græce eam artem tractantibus, etiam apud imperitos expertesque linguæ, non est. Ac minus credunt quæ ad salutem suam pertinent si intelligunt.* » (Pline l'Ancien.)

2. « *Nec me animi fallit Graiorum obscura reperta*
Difficile illustrare latinis versibus esse ;
Multa novis verbis præsertim cum sit agendum,
Propter egestatem linguæ et rerum novitatem. »

dans une autre langue que la sienne, à écrire sur la médecine dont la plupart des termes consacrés et nécessaires n'avaient pas leurs équivalents latins! Étaient-ce des étrangers qui pouvaient créer le vocabulaire d'une science inconnue des Romains?

Évidemment, pour mener à bien cette entreprise hardie et ardue, on ne devait pas compter sur un Grec. Il fallait un Latin. Mais les Romains, au siècle d'Auguste, n'exerçaient pas la médecine, et ne l'exerceront, pour ainsi dire, jamais. « Cette profession, dira Pline, est la seule à laquelle la majesté romaine ne se soit pas encore abaissée; très peu de nos citoyens se sont résignés à la prendre, et tout de suite ils ont déserté chez les Grecs [1] »; c'est-à-dire qu'ils se sont mis aussitôt, comme Sextius Niger, à parler et à écrire en grec. Ils se trouvaient donc, par ce fait, dans la même situation que leurs confrères étrangers, et devaient se montrer aussi jaloux qu'eux de la science acquise et des avantages qu'elle leur assurait.

Cette publication d'un manuel latin de médecine grecque exigeait donc une foule de conditions qui ne semblent pas d'abord avoir pu être réunies. Il fallait qu'un Romain se rencontrât qui ne fût pas médecin. Car s'il était cet être exceptionnel, un Latin pratiquant la médecine, il allait, selon l'usage, en parler et en écrire en grec. Même en l'absence du

1. « *Solam hanc artium græcarum nondum exercet romana gravitas in tanto fructu; paucissimi Quiritum attigere, et ipsi statim ad Græcos transfugæ.* »

témoignage formel de Pline, nous devinerions que tous ont dû agir de la sorte. En effet, en écrivant un ouvrage latin sur la médecine, un médecin risquait doublement de perdre ses clients, puisqu'il les initiait à sa thérapeutique et abandonnait la langue officielle; de plus, il se mettait à dos tous ses confrères dont il dévoilait les secrets. Ainsi, un faiseur de tours qui explique ses trucs attire sur lui la meute hurlante des escamoteurs, jongleurs, prestidigitateurs. D'autre part, cependant, il fallait que ce Romain, qui ne devait pas être médecin, fût assez instruit dans les choses de la médecine pour en écrire pertinemment, et ne pas compromettre, par des prescriptions maladroites ou dangereuses, la santé, la vie de ses compatriotes. Enfin, il devait être assez lettré, assez familier avec la langue scientifique des Grecs pour comprendre et s'assimiler les œuvres médicales qu'ils avaient produites, et en même temps connaître à fond toutes les ressources de la langue latine pour l'obliger à exprimer des choses et des idées absolument nouvelles. C'était, en réalité, une langue à créer de toutes pièces.

On le voit : le problème était compliqué. Il fut cependant résolu; et ce manuel, nous le possédons. N'est-ce pas là une preuve solide de la curiosité générale, vive et pressante, qu'excitait l'art des médecins grecs? Mais ce qui n'est pas moins frappant, ce qui montre bien la grande supériorité littéraire du siècle d'Auguste, c'est que cet ouvrage, qui pourrait avoir un intérêt purement scientifique et historique, est en même temps, par la clarté de sa composition, la pureté et la précision du style, une des œuvres les plus remarquables de la prose latine, en son âge viril. L'auteur n'est pas seulement un encyclopédiste très érudit, un compilateur original, un savant très sagace; c'est encore un écrivain très soucieux de la forme, très habile et très élégant. Celui que l'antiquité nommait à la fois *Cicéron de la médecine* et *Hippocrate latin*, A. Cornelius Celsus, a sa place presque aussi marquée dans une histoire générale de la littérature romaine que dans une histoire particulière de la médecine grecque, dont il a été, chez les anciens, le grand vulgarisateur à peu près impartial.

Mais cette place, chronologiquement où est-elle? Ici commence l'obscurité dont demeurent enveloppées la vie et l'œuvre de cet écrivain savant. Celse a-t-il vécu au temps d'Auguste ou de Tibère, de Caligula ou de Néron, de Vespasien ou même de Trajan? Toutes ces hypothèses ont été présentées et soutenues. D'après le témoignage de Columelle, qui parle de Celse comme d'un contemporain [1], on croit généralement que celui-ci vivait sous Tibère; et l'examen des conditions influentes qui devaient amener la publication du *Traité de médecine* ne condamne pas cette supposition, au premier abord vraisemblable. Sous le règne de Tibère, comme sous

1. « *Nostrorum temporum vir, nostræ ætatis celeberrimus auctor.* » I, 14; III, 17, 4; — IV, 8, 1.

celui d'Auguste, la médecine attirait toujours très vivement l'attention; et comme, à cette époque, aucune secte nouvelle ne menaçait d'éclore, le moment pouvait paraître bon pour raconter l'histoire de celles qui s'étaient succédé, et pour en extraire, comme avait fait Cicéron des divers systèmes philosophiques, les meilleurs éléments. L'accalmie qui s'était répandue dans le monde des médecins, l'éclectisme qui dominait, semblaient assurer à l'écrivain qu'aucune méthode nouvelle ne viendrait d'ici longtemps jeter son œuvre à bas ou en compromettre les conclusions. De plus, l'ordre rigoureux auquel Celse a soumis son vaste sujet, la pureté de sa langue qui révèle un écrivain de la meilleure époque, sont des qualités qui n'avaient pas immédiatement disparu avec Auguste. Né sous ce prince, Celse a donc pu composer son livre pendant le règne de Tibère.

Toutefois, les doutes sont permis. Le témoignage de Columelle ne saurait être formel, parce que les termes mêmes dont il se sert sont un peu vagues et élastiques. Si l'un des personnages du *Dialogue des orateurs* de Tacite croyait pouvoir considérer comme un de ses contemporains, *nostrorum temporum vir*, un soldat qui avait combattu sous les ordres de César, à plus forte raison Columelle, sujet de Tibère, pouvait-il donner ce nom à un homme qui écrivait sous Auguste. — L'argument tiré d'un passage de l'*Histoire Naturelle* n'est pas non plus bien convaincant. Pline parlant de la maladie appelée *Colum*, Κολικὸν

Πάθος, déclare que c'est sous Tibère qu'elle fit à Rome sa première apparition [1]. Or, cette maladie et les remèdes qui la guérissent étant signalés dans le *De Medicina*, Celse devait écrire sous Tibère. — A qui fera-t-on croire que les Romains aient vécu jusqu'à cet empereur sans avoir jamais eu la colique? Ce que Pline aurait dû dire, c'est que ce fut sous Tibère qu'on adopta et latinisa le mot grec Κόλον; et cela même devient une preuve que Celse écrivait avant cette époque; car il n'emploie pas le mot *Colum*, et les meilleures éditions modernes, appuyées des remarques critiques de Daremberg et des commentateurs les plus autorisés, considèrent comme suspect le mot *Colum*, et le retranchent du texte [2].

Mais c'est du livre même de Celse que naissent les objections les plus graves. L'auteur parle de Thémison comme d'un de ses contemporains. « Thémison, dit-il, l'un des disciples d'Asclépiades, a récemment et dans sa vieillesse modifié sur plusieurs points la doctrine de son maître. » Asclépiades est mort vers 665, et Thémison devait bien avoir de vingt-cinq à trente ans quand il suivait ses leçons. Il était donc déjà très âgé au commencement du règne d'Auguste. Si le *Traité de Médecine* avait été composé sous le règne de Tibère, c'est-à-dire cinquante ans plus tard, Celse aurait-il signalé comme une chose récente les modifications appor-

1. « *Tiberii Cæsaris principatu irrepsit id malum.* »
2. Voir dans l'excellente édition du docteur Védrènes les notes critiques de Targa et de Daremberg, p. 700, chap. VII, a.

tées par Thémison? Ces modifications, adoptées par une foule de disciples, avaient très vite fait du Méthodisme une doctrine puissante; et son succès, en la consacrant, devait lui avoir donné, au temps de Tibère, un air déjà passablement vénérable d'antiquité.

Il y a plus : comment expliquer, s'il écrivait sous ce prince, qu'un auteur aussi précis, aussi méthodique, aussi complet que Celse, ait brusquement arrêté après Thémison l'énumération des hommes bienfaisants à qui l'humanité doit les progrès de la médecine? N'était-ce pas le cas, surtout pour un éclectique, de montrer les médecins du temps d'Auguste faisant au chevet des malades précisément ce qu'il faisait lui-même dans son livre, c'est-à-dire mêlant toutes les doctrines diverses, et unissant étroitement le raisonnement et l'observation? N'était-ce pas aussi un devoir pour un homme consciencieux et équitable, comme il l'était, de louer, de citer tout au moins le médecin illustre qui avait sauvé la vie d'Auguste, et dont la statue se dressait au Palatin, à côté de celle d'Esculape? Or, de cet ouvrage où tant de médecins, aujourd'hui inconnus, sont cités et glorifiés, le nom d'Antonius Musa est absent. Ce ne peut être ni oubli, ni dédain[1] : évi-

1. Mais, dit-on, à quoi bon mentionner Antonius Musa, puisque sa doctrine, celle des remèdes contraires, était connue trois siècles avant lui, et pratiquée par Pétron, que cite Celse? A cela nous répondons : 1° que Celse dans son livre ne cite pas exclusivement des inventeurs, mais bien aussi des praticiens, et, qu'à ce titre, Musa méritait de n'être

demment, quand Celse composait son traité, Antonius Musa n'était pas encore célèbre. S'il l'avait été, l'auteur se serait-il élevé avec tant d'énergie contre le régime même qui guérit l'Empereur? « Dans les hépatites, dit-il, il faut surtout s'abstenir de tout ce qui est froid : rien n'est plus nuisible au foie[1]. » Écrivant après le succès d'Antonius Musa, aurait-il exprimé sous une forme si décisive une opinion que condamnait une cure retentissante? Aurait-il, enfin, si complètement négligé un médecin qui, essayant avant lui ce qu'il faisait lui-même, avait écrit en latin sur des matières médicales et vulgarisé en partie la science qu'il pratiquait[2]?

C'est donc au siècle d'Auguste, et, plus précisément, à la première partie de son règne que nous croyons devoir rattacher le *De Medicina*. Ce traité venait alors tout à point. Comme Varron, dont il est, pour ainsi dire, le continuateur direct et l'émule, Celse, par son livre et par ses autres ouvrages perdus, sur l'agriculture (un traité qu'il serait curieux de comparer aux *Géorgiques* écrites au

pas oublié; 2° que Pétron ne prescrivait pas, comme Musa, les bains froids, mais les boissons froides, et qu'il les administrait après avoir, ce que ne fit pas Musa, provoqué chez ses malades une forte chaleur et une soif intense. (Voir *De Medicina*, III, 9.)

1. IV, 8. « *Abstinendum est utique ab omnibus frigidis; neque enim res ulla magis jecur lædit.* »

2. Voir la dissertation latine de Bianconi, l'étude la plus remarquable et la plus originale qui ait été écrite sur Celse. Bianconi fait de Celse un contemporain d'Auguste et non de Tibère, comme le lui reproche, très injustement, M. Laboulbène. (*Revue scientifique* du 29 novembre 1884.)

même moment), sur l'art de la guerre, sur la rhétorique et la jurisprudence, achevait de dépouiller les Grecs de leurs richesses scientifiques, et adaptait leur érudition savante au goût pratique de ses compatriotes. Sa tentative médicale — la seule que nous puissions suivre et la seule qui d'ailleurs nous intéresse, — il la faisait à cette heure bien choisie où la doctrine d'Asclépiades venait de porter tous ses fruits, où les Méthodistes poursuivaient les derniers efforts de la période créatrice, où Thémison enfin venait de s'appliquer à rendre la médecine plus facile à connaître et à pratiquer. Quoiqu'il ne soit pas un Méthodiste — il s'en faut de beaucoup, — c'est aussi le but que vise Celse : il veut mettre la science médicale des Grecs à la portée de tous les Romains.

La preuve frappante que son entreprise n'avait rien de chimérique, et qu'on pouvait parler médecine, en écrire, donner même au besoin des consultations sans être un homme du métier, c'est lui-même qui nous la fournit. Il n'était pas médecin....

Eh quoi? Se peut-il qu'un Romain étranger à cette profession ait composé un résumé si complet et si lumineux de l'état des connaissances médicales à l'époque d'Auguste, un livre historique et dogmatique, si estimé après deux mille ans et si consulté, qu'un des plus illustres parmi les savants modernes [1] n'a pas craint d'écrire : « Tout le monde, aujourd'hui encore,

1. Paul Broca. Préface de la traduction du docteur Védrènes.

a besoin de cet ouvrage, les praticiens aussi bien que les érudits, les médecins aussi bien que les chirurgiens, et les spécialistes aussi bien que ceux qui se livrent à la pratique générale »? C'est en effet très singulier; et l'on conçoit que, par amour-propre professionnel, certains médecins ou historiens de la médecine aient réclamé Celse pour un de leurs glorieux ancêtres, et se soient refusés à regarder comme l'œuvre d'un amateur le plus remarquable traité médical que nous ait légué l'antiquité. Pourtant, puisque les rares médecins latins écrivaient en grec, et que Celse est, sinon Romain (Vérone dispute à Rome l'honneur d'être sa patrie), du moins Italien, il s'y faut bien résoudre. On ne fera d'ailleurs que suivre l'exemple des anciens. Ceux qui parlent de Celse, c'est-à-dire Columelle, Quintilien, Pline, Végèce, le rangent parmi les écrivains, jamais parmi les médecins; et les hommes du métier ne le citent même pas : ils semblent ne le point connaître. Ce silence unanime est caractéristique. Les auteurs médicaux grecs, Galien, Oribase, Aétius, Paul d'Égine, pouvaient à la rigueur négliger une œuvre latine comme le *De Medicina*, qui n'apportait aucune théorie nouvelle et n'offrait rien d'original. Mais si Celse avait été un de leurs anciens confrères, pouvaient-ils l'ignorer absolument, et lui refuser une place à côté de ceux dont ils rappelaient le souvenir? Il est difficile de les supposer capables d'un pareil oubli. Était-ce jalousie ou rancune? En voulaient-ils à ce Romain d'avoir empiété sur leurs privilèges, divulgué leurs secrets, et surtout traité les praticiens qui soignent les malades non par dévouement mais par intérêt avec une sévérité dédaigneuse [1]? Il se peut. Mais ce dédain même de Celse est une preuve qu'il n'était pas médecin de profession. Son métier, les devoirs de bonne confraternité l'eussent obligé à se montrer très réservé vis-à-vis de ceux de ses confrères qui, tout en se dévouant, tiraient de leur travail un profit légitime. Un praticien, d'ailleurs, se trahit toujours dans ses écrits; et ce n'est pas le cas de Celse. Si de quelques passages on peut conclure qu'il appliquait certains remèdes, il ne s'en suit pas qu'il le faisait d'habitude et par métier. Et comment en aurait-il trouvé le loisir? S'il est médecin parce qu'il a écrit un traité sur la médecine, il doit, par un raisonnement semblable, être agriculteur parce qu'il a écrit un traité sur l'économie rurale, soldat parce qu'il a écrit un traité sur l'art de la guerre, rhéteur parce qu'il a écrit un traité sur l'art oratoire, jurisconsulte parce qu'il a écrit un traité sur la jurisprudence. Voilà un homme bien occupé, et que ses malades devaient souvent attendre!

Non seulement Celse n'est pas médecin, mais ce n'est pas pour des médecins qu'il compose son livre. Ainsi s'explique en partie et s'excuse le silence des

1. III, 4. « *Ab uno medico multos non posse curari; eumque, si artifex est, idoneum esse qui non multum ab ægro recedit. Sed qui quæstui serviunt, quoniam is major ex populo est, libenter amplectuntur ea præcepta, quæ sedulitatem non exigunt.* »

écrivains postérieurs. S'il s'était adressé spécialement à des confrères, aurait-il tant insisté sur les moyens de se maintenir en bonne santé? Son livre ne serait-il pas, comme ceux de Galien, une œuvre de discussion et de doctrine, plutôt qu'un exposé impartial et calme des découvertes antérieures? N'aurait-il pas creusé plus profondément certaines questions où son inexpérience, particulièrement en chirurgie, apparait manifeste? Surtout, n'aurait-il pas eu quelque honte à opposer aux traitements savants des hommes de l'art certains remèdes de bonnes femmes usités dans les campagnes? Aurait-il conseillé, pour guérir les angines, de manger un foie desséché ou un poumon de renard cuit dans un vase d'argile? De manger un serpent pour résoudre les glandes et les tumeurs? De se frotter avec du sang de colombe, de pigeon ramier ou d'hirondelle, d'hirondelle surtout, pour arrêter les épanchements sanguins des yeux? Et, pour calmer les rages de dents, d'aspirer la vapeur produite par des cailloux incandescents précipités dans un seau d'eau?

Est-ce là ce qu'écrit un médecin qui veut, avant tout, être lu par des médecins? Non, sans doute. Celse est simplement, en même temps qu'un vrai Romain, assez porté vers l'Empirisme, un esprit ouvert, intelligent, curieux de toute chose, surtout de choses grecques, un *buveur* de science étrangère, comme il y en avait beaucoup autour de lui, et qui poursuit le mouvement imprimé par Lucrèce, Varron, Cicéron.

Dans les premiers livres de sa vaste encyclopédie, si mutilée aujourd'hui, il a expliqué à ses concitoyens comment ils pouvaient, par l'agriculture, se procurer la nourriture nécessaire à l'homme bien portant [1]. Avant de leur exposer de quelle manière, fortifiés par les aliments dont la terre reconnaissante paiera leurs travaux, ils pourront se rendre utiles, faire œuvre virile, devenir orateurs, jurisconsultes ou soldats, il développe, d'après son expérience de médecin amateur, et surtout d'après les ouvrages grecs qu'il a lus, comparés, annotés, traduits ou résumés avec infiniment d'intelligence, avec génie même, les moyens de conserver ses forces physiques, ou de les recouvrer, si les maladies surviennent. C'est donc à des lecteurs de tout ordre qu'il s'adresse, mais plus particulièrement à ces nombreux Romains, à ces *philiatres* comme lui, qui, sans être médecins, voulaient connaître une science dont on parlait beaucoup, et se rendre capables de suppléer, au besoin, le praticien trop lent à venir ou trop exigeant pour ses honoraires. Celse, d'ailleurs, déclare expressément lui-même qu'il entreprend une œuvre de vulgarisation, quand, obligé de traiter des parties et des maladies honteuses, et d'employer certains termes latins qui paraissaient alors choquants (la langue

1. Le *De Medicina* est le sixième livre de l'Encyclopédie de Celse. Il a pour titre : *A. Cornelii Celsi Artium liber sextus, idem Medicinæ primus.* Par la première ligne, que voici, ce traité se rattache nettement aux cinq livres sur l'agriculture : « *Ut alimenta sanis corporibus Agricultura, sic sanitatem ægris Medicina promittit* ».

latine dans les mots ne bravait pas encore l'honnêteté), il donne pour excuse qu'avant tout il veut être utile *au public*, et mettre les malades en état de se soigner eux-mêmes. C'est grâce peut-être à la publication du *De Medicina* que Tibère a pu dire : passé trente ans, tout homme doit être son propre médecin.

L'ouvrage de Celse était donc un manuel pratique à l'usage de tous les malades et de tous les amateurs de médecine. Mais à côté des infirmes et des *philiatres* qui devaient y trouver des consultations écrites, et même parmi ces derniers, il y avait des lettrés désintéressés que ne laissaient pas indifférents les grandes controverses qu'avaient soulevées et que soulevaient encore les diverses écoles médicales. C'est aussi pour eux que Celse écrit son livre. Il le fait d'autant plus volontiers que ses nombreuses lectures approfondies l'ont bien mis au courant de toutes ces questions, et qu'il peut de la sorte, dans de larges tableaux admirablement composés, satisfaire son goût, semblable à celui de Varron, pour les généralités, et mieux montrer son talent d'écrivain. C'est un chef-d'œuvre littéraire, autant que scientifique, cette préface où, à la façon des auteurs de Mémoires et des historiens romains, Celse, avant d'aborder son sujet, remonte le cours des âges, et trace en quelques pages nourries de faits, d'arguments et d'idées, l'histoire de la médecine, depuis Homère jusqu'à Thémison. La connaissance plus répandue des antiques traditions, l'habile politique d'Auguste et le poème de Virgile avaient surexcité la vanité nationale des Romains. Ce sentiment, Celse le provoquait à son tour dans le monde des médecins et de leurs amis ; il le développait et le satisfaisait en rappelant les glorieux états de services de la médecine. De la sorte, il justifiait à la fois les honneurs dont on commençait à combler ceux qui la pratiquaient et le projet qu'il avait conçu lui-même d'en révéler les mystères. N'était-ce pas une science respectable, celle dont le fondateur avait, par sa fondation même, mérité d'être mis au rang des dieux? Et quels bienfaiteurs avaient été pour les Grecs, pendant le siège de Troie, les deux fils d'Esculape, Podalire et Machaon! « Un grand médecin, disait Homère, vaut mieux dans une armée que des bataillons entiers; car il sait couper et retirer les traits enfoncés dans les chairs, et fermer les blessures avec des baumes bienfaisants. » N'est-ce pas aussi pour cette science un grand honneur d'avoir, avant de devenir indépendante, fait partie de la philosophie? Car c'est aux mêmes hommes que durent naissance, dans les temps historiques, la cure des maladies et l'étude de la nature, à Pythagore, à Empédocle, à Démocrite, tous habiles dans l'art de guérir. Et plus tard, le jour où elle osa sortir de tutelle et s'abandonner à ses propres forces, quels hommes rencontra la médecine pour la soutenir et diriger ses premiers pas! De quelle estime, de quelle respectueuse admiration ne doit-on pas entourer les noms du grand Hippocrate, de Dioclès de Caryste, de Praxagoras, de Chrysippe, d'Hérophile et d'Érasistrate?

La science médicale ainsi glorifiée et son histoire conduite jusqu'à la naissance des diverses écoles, il fallait en expliquer les tâtonnements et les progrès. L'examen qu'entreprend l'auteur des principales doctrines médicales qui s'étaient succédé et combattus en Grèce, à Alexandrie, à Rome, est un modèle d'exposition lumineuse et impartiale. On devine combien Celse dut intéresser ses contemporains, à qui personne n'avait encore expliqué par écrit les choses, en apparence mystérieuses, cachées sous les mots *Dogmatisme*, *Empirisme*, *Méthodisme*. Et ce résumé est pour nous encore infiniment précieux, parce que c'est la première fois qu'un auteur ancien nous fait connaître le mouvement scientifique de l'École d'Alexandrie, et les doctrines d'Asclépiades et de Thémison. Ces divers systèmes, Celse les expose d'autant mieux, qu'il est sans passion, sans parti pris. C'est avec la sérénité d'un historien et la dignité d'un juge qu'il discute tour à tour la théorie des Dogmatiques appuyée sur le raisonnement et l'étude de la nature même des choses, celle des Empiriques qui prennent pour guide la seule expérience, et celle des Méthodistes qui, confinant la médecine dans un cercle trop étroit, ne reconnaissent à toutes les maladies que trois caractères communs, le relâchement, le resserrement et un état mixte. Il approuve et condamne en partie chacune de ces doctrines, et conclut par une profession de foi très libérale, qui est bien d'un Romain raisonnable, et d'un Romain de cette époque, où aucun système ne prédominait, où les diverses sectes étaient confondues dans une sorte d'éclectisme. « Voici, dit-il, ce qui me paraît le plus sage. Il ne faut adhérer exclusivement à aucune de ces doctrines, ni les rejeter toutes en bloc; il vaut mieux conserver un moyen terme entre ces opinions contraires. C'est le parti que doivent prendre dans les controverses ceux qui recherchent, comme c'est ici le cas, la vérité sans ambition. Il faut mêler dans une ingénieuse proportion le raisonnement et l'expérience. Sans aucun doute, c'est l'expérience qui apporte, dans la pratique médicale, le plus utile secours; mais, ainsi qu'il y a dans les arts un grand nombre de connaissances qui, sans relever directement de leur étude, les aident et stimulent le génie de l'artiste, de même l'étude de la nature des choses, si elle ne fait pas le médecin, le rend du moins plus apte à l'exercice de sa profession. »

Ce résumé historique et cet exposé de principes terminés, le traité de Celse devient d'abord un manuel d'hygiène; et cette première partie pourrait, comme un livre perdu d'Asclépiades, dont elle est sans doute inspirée, avoir pour titre : *De tuenda sanitate*.

Comment l'homme sain doit-il se conduire?

« Un homme sain, bien portant et libre de sa personne ne doit s'astreindre à aucun régime, et n'avoir besoin ni de médecin ni d'alipte. Il doit varier son genre de vie, habiter tantôt à la campagne et tantôt à la ville, le plus souvent courir les champs; il doit naviguer, chasser, se reposer quelquefois, mais surtout faire de l'exercice; car l'indolence amollit le corps et le travail le fortifie. L'une rend la vieillesse précoce, l'autre prolonge la jeunesse. Il est bon aussi de faire un assez fréquent usage des bains, tantôt chauds, tantôt froids; de s'oindre quelquefois, et quelquefois aussi de négliger cette pratique; de n'éviter aucun des aliments du peuple; de rechercher parfois les festins, et parfois de s'en abstenir; de faire tantôt un excès de nourriture, et tantôt de manger très modérément; de faire deux repas par jour plutôt qu'un seul, et de les faire copieux, si la digestion est facile. Ce genre d'exercice et d'alimentation est aussi nécessaire que celui des athlètes est mal entendu; car, d'une part, l'interruption de l'ordre des exercices nécessitée par les devoirs sociaux détraque la santé, et, de l'autre, les personnes qui prennent de l'embonpoint comme les athlètes vieillissent très vite et tombent aisément malades. Quant aux rapports sexuels, il ne faut ni les rechercher ni les redouter à l'excès : rares, ils ragaillardissent le corps; trop répétés, ils l'affaiblissent [1].... Tels sont les préceptes que doivent observer les personnes bien portantes et vigoureuses. Qu'elles se gardent surtout d'épuiser en santé les ressources réservées à la maladie. »

Vivre au gré de sa fantaisie, tantôt à la ville et tantôt à la campagne, se promener, chasser, pêcher, bien manger et bien boire, faire l'amour et ne pas

1. C'est à peu près la même idée qu'a joliment exprimée Pétrone :

« *Balnea, vina, Venus corrumpunt corpora nostra,*
Et vitam faciunt balnea, vina, Venus. »

se droguer, quel séduisant régime ! Les gens robustes sont bien heureux, surtout s'ils sont indépendants et riches.

A côté d'eux, il y a de par le monde une foule de personnes qui, sans être atteintes de maladies caractérisées, sont le plus souvent languissantes, et se traînent. Comme elles ne s'alitent pas, les médecins ne les visitent guère ; mais Celse se garde bien de les oublier dans son livre. Il leur porte un intérêt tout particulier, parce qu'il les a rencontrées surtout dans le monde de ceux qui travaillent de la tête, parmi les savants, les lettrés, les poètes. Presque tous les hommes d'étude, dit-il, sont de complexion délicate. Il faut donc qu'ils s'observent plus attentivement que les autres, et cherchent à regagner par des soins constants ce que le travail leur fait perdre. Surveillez-vous sans cesse, leur recommande-t-il ; modérez-vous en tout ; habitez une maison très saine et bien éclairée ; faites de l'exercice, de l'escrime, de la balle, de la course, des promenades, non sous les portiques où l'on respire mal, mais au grand air ; dormez beaucoup la nuit, et, sauf pendant les longs jours, ne vous abandonnez pas à la sieste ; ne faites jamais l'amour en été [1] ; ne mangez ni trop, ni trop peu, et aux ragoûts qui rendent la digestion laborieuse [2] préférez la viande rôtie. Ne travaillez jamais après les repas.

1. Ne pas oublier que Celse écrit pour les Romains.

2. Surtout parce que les hommes du Midi assaisonnent ces sortes de mets d'ingrédients très forts dont s'accommo-

Voici maintenant venir les malades, les vrais malades, dont la théorie semble se dérouler à perte de vue, lamentable. Et pareil à la Sibylle présentant à Énée les monstres à face horrible qui gardent l'entrée du Tartare, les pâles Maladies, et la triste Vieillesse, et la Crainte, et la Faim, mauvaise conseillère, et la hideuse Pauvreté, Celse nous arrête devant chacun de ces misérables, pour nous apprendre quelles maladies l'accablent ou même le menacent. Car ce ne sont pas les alités seulement qui défilent sous nos yeux; les plus solides en apparence, ignorants du mal qui les guette au détour du chemin, l'auteur les distingue et les marque. De son œil vif, que de nombreuses lectures d'ouvrages grecs ont singulièrement aiguisé, il reconnaît et diagnostique au passage les affections aiguës, les affections chroniques, même les affections latentes. Aucun symptôme ne lui échappe, ni ceux des maladies dont on guérit et que trahissent une émaciation plus ou moins grande, la perte des couleurs, l'altération des traits, la lenteur incertaine de la démarche, ni, à plus forte raison, ceux des maladies graves qui, effilant le nez, creusant les tempes et les yeux, blanchissant les lèvres, tendant et durcissant le front, refroidissant l'haleine, amincissant les doigts et pâlissant les ongles, sont les signes certains de la mort prochaine.

Après l'examen des symptômes qui apportent aux

dent mal les narines, le palais et l'estomac des personnes délicates. Comme Horace, Celse avait horreur de l'ail.

malades les consolations de l'espérance ou les tourments de la crainte, Celse passe au traitement des maladies déclarées ; et son manuel d'hygiène se présente alors sous la forme d'un traité de pathologie et de thérapeutique générales. Parmi les méthodes curatives, les unes, comme la saignée, les purgations, les vomitifs, la gestation, la diète, s'appliquent à plusieurs maladies, les autres ne conviennent qu'à certaines affections particulières. Mais ces maladies se divisent elles-mêmes en deux classes, celles qui affectent tout le corps, et celles qui n'en intéressent qu'une partie. Telles sont, pour la première catégorie, la fièvre, dont l'auteur distingue avec une remarquable précision les types différents, la folie et ses trois espèces, la maladie cardiaque, l'hydropisie, l'épilepsie ; et, pour la seconde, le rhume, l'angine, l'hépatite, l'asthme, la dysenterie, etc. Le médecin devant connaître chacun des organes attaqués, Celse entreprend une description détaillée du corps humain, description fort curieuse, pour laquelle il s'est évidemment inspiré des découvertes et des ouvrages anatomiques de l'École d'Alexandrie.

Toutes les parties de la médecine étant si bien liées entre elles qu'il est impossible de les séparer entièrement, un traité comme le *De Medicina* ne pouvait négliger la pharmacopée. A l'exemple d'Asclépiades, Celse voudrait bien qu'on s'appuyât particulièrement sur le régime, et il montre pour la diététique une prédilection très marquée. Il reconnaît cependant qu'il est des cas où le corps humain ne peut être guéri sans médicaments. Et puisque d'illustres praticiens, comme Érasistrate et Hérophile, ne traitaient sans leur secours aucune maladie, et que de grands écrivains, comme Zénon, Andréas et Apollonius, ont laissé sur ce sujet de nombreux écrits, il se décide à consacrer deux livres de son ouvrage à la médecine pharmaceutique, à l'étude des médicaments simples et composés, externes et internes, au classement de leurs genres et de leurs espèces, à l'analyse de leurs propriétés, aux prescriptions relatives à la façon de les préparer. Ce sont là des chapitres très spéciaux, mais très curieux aussi, parce que nous leur devons le premier essai de pharmacopée qui soit parvenu jusqu'à nous.

La troisième partie de la médecine est celle qui guérit par le secours de la main : c'est la chirurgie. Celse lui consacre ses deux derniers livres ; et comme il a fait au début pour la médecine, il en retrace d'abord brièvement l'histoire. « Cette science, dit-il, bien que la plus ancienne, fut cultivée par Hippocrate avec plus de soin que par ses prédécesseurs. Plus tard, lorsque, devenue indépendante, elle commença à avoir ses maîtres particuliers, elle fit de grands progrès en Égypte, grâce aux travaux de Philoxène qui l'exposa en plusieurs volumes avec un grand talent. Gorgias, Sostrate, Héron, les deux Apollonius, Ammon d'Alexandrie et beaucoup d'autres savants illustres firent plusieurs belles découvertes. A Rome aussi, des maîtres d'un rare mérite, et, dans ces derniers temps surtout, Tryphon le père, Euelpiste, et Mégès, le plus savant de tous, comme on peut en juger par ses écrits, contribuèrent, par d'heureux changements, aux progrès de cette science. »

Les chirurgiens modernes, seuls compétents en la matière, sont d'accord pour reconnaître la haute valeur scientifique de ces deux derniers livres. En les lisant, Boerhaave s'étonnait d'y trouver une foule de choses qu'on donnait pour nouvelles, et il avouait que les opérations chirurgicales devaient se faire à l'époque de Celse avec autant d'habileté que de son temps. Le docteur Broca ne trouve, parmi les ouvrages modernes, qu'un livre à opposer au traité *De Chirurgia*; et M. Védrènes a dit : « Dans ces deux livres sont décrites avec un ordre, une précision et une clarté remarquables les opérations qui se pratiquent sur toutes les parties du corps. L'auteur commence par celles qui sont applicables à toutes les régions indistinctement, telles que les scarifications, les ouvertures d'abcès, les opérations de fistules, l'extraction des traits, l'ablation des tumeurs; puis, il en vient à celles qui ont pour théâtre les organes en particulier, comme les oreilles, le nez, la bouche, les lèvres, le cou, l'abdomen, les organes génito-urinaires de l'homme et de la femme, les veines, les membres et les doigts. Plusieurs des opérations décrites par Celse sont restées des modèles dans la science. Le chapitre qui traite de l'opération de la taille, par exemple, surpasse en clarté et en précision tout ce qui a été écrit en médecine opératoire jusqu'à notre siècle.... Dans son ensemble, la chirurgie de Celse est manifestement inspirée par celle d'Hippocrate; mais elle est plus méthodique et plus complète. »

Elle est surtout très clairement exposée dans une langue qu'il avait fallu créer en partie [1]. Pour les profanes, pour ceux qui ne sont pas du métier, ces deux derniers livres, comme du reste l'ouvrage tout entier, ont le rare mérite d'être aisément intelligibles, et de donner pendant quelques heures à l'ignorant cette illusion flatteuse qu'il pourrait, lui aussi, sans trop de peine, s'entendre aux choses de la médecine. *Anche io son' medico*. D'ailleurs, n'était-ce pas là précisément le but de Celse? N'écrivait-il pas pour les *philiatres* et le grand public?

En somme, ce traité de médecine pratique fut pour les corps des Romains ce qu'étaient pour leurs âmes certains traités de philosophie. L'auteur fut un marchand de santé physique, comme Cicéron, par exemple, avait été un marchand de santé morale.

1. Celse est censé s'exprimer ainsi dans une ancienne épigramme où il se montre très fier, sinon de son ouvrage, du moins de la façon dont il a résumé, concentré et exprimé en latin les découvertes de ses illustres devanciers :

« *Dictantes medici quandoque et Apollinis artes*
Musas romano jussimus ore loqui.
Nec minus est nobis per pauca volumina famæ
Quam quos nulla satis bibliotheca capit. »

« En écrivant sur l'art d'Apollon le médecin, j'ai obligé les Muses à parler latin. Je n'ai pas acquis moins de gloire avec le peu de volumes que j'ai composés que ceux dont les livres peuvent à peine tenir dans les bibliothèques. »

Celui-ci, dans les *Tusculanes*, cherchait, par une sorte de gymnastique, à se prémunir contre les maux de tout genre dont était alors menacé l'honnête homme; et dans d'autres ouvrages, comme dans la Consolation qu'il s'adressait à lui-même après la mort de sa fille, il essayait de calmer sa douleur et de guérir son âme. Ainsi, Celse indique dans la première partie de son livre les moyens de prévenir la maladie, et il énumère, dans la seconde, les remèdes qui rappellent à la santé et remettent au cœur la joie de vivre. Il a été, lui aussi, un Consolateur.

CHAPITRE VII

Les médecins grecs à Rome depuis Auguste jusqu'à Néron, et d'Antonius Musa à Thessalos. — Leurs rapports avec Tibère et Claude. — Médecins intéressés, luxurieux et criminels. Médecins savants. Médecins honnêtes. Eudème, Vettius Valens et C. Stertinius Xénophon. Scribonius Largus, Ménécrates, etc. — Sénèque et les médecins.

Tibère, très différent d'Auguste, a toujours joui d'une santé d'athlète. C'était un homme robuste, à la taille haute, aux épaules larges, à la poitrine très développée. Telle était la vigueur de ses articulations, que du petit doigt il perçait une pomme verte, et d'une chiquenaude blessait, à faire naître des bosses ou jaillir le sang, les victimes de ses brutalités. Pendant les vingt-trois années de son règne, il n'eut d'autre maladie que celle qui l'emporta à soixante-dix-huit ans. Aussi, les médecins étaient-ils sévèrement exclus du personnel, d'ailleurs très limité, de sa maison ; et ils n'obtenaient de lui que dédain et moqueries. Le seul dont il supporta la présence et les assiduités, non pour sa grande réputation scientifique, mais parce qu'il causait agréablement,

Chariclès, avait reçu l'ordre formel de garder ses remèdes pour les imbéciles. Non seulement l'Empereur, pendant les derniers jours de sa vie, alors qu'il se mourait à Misène, s'abstint de le consulter, mais il chercha par des exercices violents, jeux militaires, chasses au sanglier, et par des festins prolongés, à lui cacher, comme aux autres, les douleurs atroces dont il souffrait. Pour connaître sa fin prochaine et en avertir l'impatient Caligula, il fallut que Chariclès eût recours à un stratagème qui pouvait lui coûter cher. Un soir, à la fin d'un repas, il fit mine, au moment de se retirer, de vouloir baiser la main du prince, s'inclina, et vivement lui tâta le pouls. Tibère surprit l'intention, força l'indiscret à se rasseoir, fit apporter de nouveaux plats, et resta à table plus longtemps que de coutume. Mais Chariclès avait eu le temps de constater que la vie s'éteignait dans ce corps usé par l'âge et les débauches. « Il sera mort dans deux jours », déclara-t-il aux courtisans. Un affranchi sceptique, et qui se méfiait, comme son maître, de la science des médecins, aida le pronostic à se justifier en étouffant le vieillard sous des couvertures.

Une santé si vigoureuse ne suffit pas à expliquer l'aversion de Tibère pour les médecins et pour une profession constamment protégée par son prédécesseur. Cette naturelle antipathie fut avivée, et se trouve en partie excusée par la conduite d'un médecin qui, dans un drame de cour, consentit à se charger d'un rôle abominable.

La famille impériale ne partageait pas les préventions de Tibère; et, fidèle aux traditions léguées par Auguste, entretenait auprès d'elle des médecins domestiques. Livia notamment, la bru de l'Empereur, femme de Drusus César et sœur de Germanicus, avait accueilli dans son intimité un élève d'Antonius Musa, Eudème, qui soignait ses malades par l'hydrothérapie, et s'était fait une spécialité des lavements à l'eau très froide. Il ne surveillait pas seulement la santé de Livia; il lui rendait aussi des services d'un caractère plus intime. Il partageait avec Séjan l'honneur d'être son amant, et, un beau jour, devint son complice. Gêné dans ses projets ambitieux par la présence et la haine de Drusus, qui se plaignait sans cesse que, le fils unique de Tibère étant vivant, un autre fût le coadjuteur de l'Empire, Séjan décida Livia, en lui promettant de faire d'elle une impératrice, à supprimer son mari. Eudème fut l'exécuteur choisi. Celui-ci, pour paraître plus habile dans son art, se vantait volontiers de connaître des remèdes mystérieux et infaillibles [1]; c'est un de ces remèdes sans doute qu'il prépara pour Drusus. Le malheureux mourut au milieu d'un banquet, empoisonné sous les yeux de

1. C'est peut-être à lui que pense Pline l'Ancien, quand il blâme les médecins qui, sachant quelque chose, le cachent mystérieusement, afin que d'autres n'en jouissent pas, et qui n'instruisent personne pour donner une plus haute idée de leur savoir. « Garder pour soi, ajoute-t-il, le secret de ses connaissances, c'est depuis longtemps le plus grand effort du talent. »

son père. Avant d'être livré au bourreau, Eudème avoua son crime dans les tortures.

De pareilles histoires n'étaient pas faites, on en conviendra, pour dissiper les préjugés d'un esprit très absolu. Jusque-là les médecins avaient été pour Tibère des hommes simplement inutiles et prétentieusement ridicules ; à partir de ce jour, ils lui apparurent comme des êtres malfaisants, dangereux et haïssables. La faute de l'un d'eux rejaillit sur la corporation tout entière ; et la rupture sembla complète entre la médecine et le pouvoir.

Ainsi privés de la protection impériale, des faveurs et de la situation privilégiée que cette protection leur avait values sous Auguste, les médecins, pour se dédommager, se retournèrent vers le public ; et, à défaut des honneurs qu'ils ne trouvaient plus à la cour, cherchèrent les richesses que leur assurait la confiance sans cesse grandissante des Romains. Ces grosses fortunes dont Pline l'Ancien établit le bilan avec un soin si méticuleux et qu'il énumère avec tant d'horreur, datent précisément du règne de Tibère. C'est à cette époque que les Cassius, les Rubrius, les Albutius, les Calpetanus récoltèrent au chevet des malades des richesses qui pouvaient rivaliser avec celles des autres affranchis fameux, les Narcisse, les Pallas, les Calliste. Qu'ils fussent médecins ou politiciens, les Grecs d'alors n'avaient rien à s'envier les uns aux autres. Telle était, par exemple, l'opulence de Crinas, un Grec de Marseille, qu'après avoir donné pour construire les murs de sa patrie et de plusieurs autres villes dix millions de sesterces, il en laissait autant à sa mort. La même somme pouvait être confisquée au chirurgien Alcon, qui la regagnait en quelques années. Cette opulence n'a rien d'ailleurs qui doive surprendre, si l'on songe que les médecins célèbres de Rome, quand ils se déplaçaient pour aller soigner un malade dans une des provinces de l'Empire, osaient, comme Charmis, réclamer deux cent mille sesterces d'honoraires.

Les plus riches comme les plus illustres des médecins de ce temps furent Vettius Valens, d'Ariminum, et C. Stertinius Xénophon, de Cos. C'est à eux que Claude s'adressa successivement lorsqu'il devint empereur.

Ce prince n'avait pas hérité les antipathies de son oncle, parce qu'il n'avait pas sa santé [1]. Pendant presque toute son enfance et toute sa jeunesse, il avait souffert de maladies diverses et opiniâtres, dont son corps et son esprit étaient demeurés si affectés, qu'on le tint longtemps pour incapable de toute fonction publique ou privée. « Si décidément, écrivait Auguste à Livie, Claude est défectueux et disgracié du côté du corps comme du côté de l'esprit, il ne faut pas donner l'occasion de se moquer et de lui et de nous aux hommes, trop portés d'ordinaire à rire de ces sortes de choses. La nécessité de nous demander dans chaque circon-

1. « Claude, dit Sénèque dans l'*Apolokyntose*, est enterré chaque année, chaque mois, par les astrologues. »

stance si nous le croyons capable ou non d'exercer des emplois nous causera de perpétuels tourments. Il faut l'empêcher de rien faire qui puisse être remarqué ou tourné en ridicule. Je ne suis pas d'avis qu'il assiste aux jeux du cirque dans la loge impériale. Il ne me plaît pas qu'il reste à Rome pendant les féeries latines, encore moins qu'il suive la procession sur le sommet du mont Albain. Autant le nommer tout de suite préfet de Rome. » Claude ne fut pas préfet de Rome, mais il eut l'empire, et brava gaillardement le ridicule, si redouté d'Auguste. Il se montrait en public les jambes entourées d'épaisses bandelettes, et le cou enveloppé de cravates de laine. Dans les cérémonies publiques, même à la table des pontifes, lors des fêtes de Mars, il présidait la tête couverte, contre l'usage, et coiffée d'un petit capuchon, sorte de bonnet de coton peu distingué et réservé aux impotents, aux efféminés et aux courtisanes.

On comprend donc qu'un des premiers actes de ce prince toujours souffrant fut d'appeler auprès de lui et d'attacher à sa personne les médecins grecs qui jouissaient à Rome de la plus grande notoriété. Or, Vettius Valens passait alors pour un homme très éloquent et très habile. Disciple des Méthodiques, il avait, comme tous les médecins de la même école, apporté quelques changements à la doctrine de Thémison, et s'autorisait de ces insignifiantes modifications pour se déclarer l'auteur d'une secte nouvelle. Appelé à la cour, il captiva sans peine l'esprit très faible de l'Empereur et le cœur très ardent de l'Impératrice. Il a sa place dans l'innombrable cortège des amants de Messaline ; mais il n'y apparaît guère sous la figure d'un médecin sérieux et d'un grave fondateur d'école. Un jour, c'était grande fête chez l'épouse dévergondée de Claude : on donnait dans les jardins du palais le spectacle d'une vendange. Les pressoirs foulaient les raisins, et le vin nouveau ruisselait dans les cuves. Tout autour sautaient des femmes vêtues de peaux de bêtes, et semblables à des Bacchantes en fureur. Messaline, les cheveux au vent, agitait un thyrse, et près d'elle Silius, son amant en titre, couronné de lierre et chaussé du cothurne, balançait la tête au chant criard d'un chœur lascif. Un des plus exaltés de la bande était Vettius Valens, le médecin de la cour et l'amant en second. Dans ses accès de folle gaîté, il grimpait aux arbres, comme font les singes qui s'amusent. Qu'auraient pensé Asclépiades et Thémison de ce disciple costumé en satyre, à califourchon sur une branche?... Tout à coup, du haut de son perchoir, il cria : « Je vois du côté d'Ostie un orage furieux ». Plaisantait-il, ou voyait-il réellement s'avancer le cortège de l'Empereur, prévenu par Narcisse de ces saturnales éhontées? Peu importe. Du moins, la colère de Claude ne fut-elle pas une plaisanterie ; et Vettius Valens, comme tous les invités de cette fête champêtre, comme Messaline elle-même, était mis à mort quelques heures plus tard. Il fut même le seul que l'approche du supplice rendit lâche : il essaya de sauver sa vie en offrant de dénoncer tous les coupables [1].

Alors Claude, qui ne pouvait vivre sans médecin, remplaça Vettius Valens par C. Stertinius Xénophon.

Ce Xénophon est, à tous les points de vue, un personnage très insupportable. D'abord, en dépit des documents qui signalent son existence, il a été longtemps difficile de le bien connaître ; ensuite, la connaissance faite, il est impossible de ne le pas mépriser.

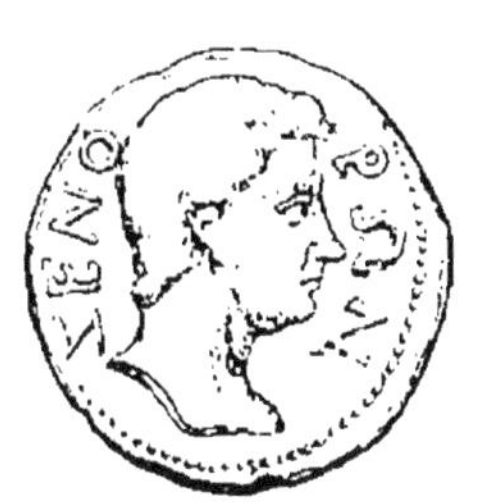

Xénophon, médecin de Claude.

C'est à Pline l'Ancien et à Tacite que son état civil doit d'être resté longtemps mystérieux. L'un et l'autre parlent bien de lui [2] ; mais ils l'appellent, le premier, Stertinius, et le second, Xénophon. Ces deux façons de le désigner devaient amener, et ont en effet amené un dédoublement du personnage. Pour les historiens les plus sérieux et les plus justement consultés, pour Friedländer lui-même, Stertinius est un médecin, et Xénophon en est un autre [3]. Or, c'est là une erreur qu'ont démontrée et détruite de précieuses inscriptions récemment découvertes [4]. Ces deux

1. Plusieurs inscriptions d'Ariminum montrent que les habitants de cette ville étaient fiers de leur compatriote. Il n'y avait pas de quoi.

2. Pline l'Ancien, *H. N.*, XXIX, 5 ; Tacite, *Ann.*, XII, 61 et 67.

3. *Mœurs romaines du règne d'Auguste à la fin des Antonins*, I, p. 124.

4. Par MM. O. Rayet et M. Dubois. *Annuaire de l'Association*

noms désignent une seule et même personne, C. Stertinius Xénophon [1], fils d'Héraclite, citoyen de Cos, et médecin de Claude. Mais ces inscriptions font plus que rétablir l'identité de ce Grec; elles racontent sa vie, énumèrent ses titres honorifiques, célèbrent ses qualités. Elles sont une biographie et une oraison funèbre. « C. Stertinius Xénophon, disent-elles, fut l'ami de César, l'ami d'Auguste, l'ami de Claude, l'ami de Néron, l'ami des Romains, l'ami des dieux, l'ami et le bienfaiteur de sa patrie. Il fut médecin de Claude et archiatre des divins Augustes, secrétaire pour les lettres grecques, tribun des soldats, et dut à ce titre de recevoir, lors du triomphe sur les Bretons, une couronne d'or et une haste pure. Il fut préfet des ouvriers, pontife des dieux, flamine perpétuel des Augustes, d'Esculape, d'Hygie, et d'Épione [2]. »

Voilà un médecin qui, en vérité, est passé par bien des emplois étrangers à la médecine, un homme dont la vie et le cœur furent singulièrement remplis. Que de métiers il ajouta au sien! Et, sauf Tibère (on comprend de reste que les inscriptions ne mentionnent pas ce prince Iatrophobe), que de gens il aima! Les habiles en l'art de vérifier les dates trouveront

des Études grecques, 1875, p. 271; *Bulletin de Correspondance hellénique*, 1881, juillet et décembre; *Revue archéologique*, 1882, p. 203 et suiv.

1. Pline se trompe quand il appelle Xénophon *Quintus* au lieu de *Caius*.

2. Telle est la traduction de ceux qui ont trouvé et commenté cette inscription. On verra plus loin ce qu'il faut en penser.

même qu'il en aima trop. Si Xénophon fut l'ami de Néron — et cela ne paraîtra pas douteux quand on l'aura vu collaborer à l'assassinat de Claude [1], — comment a-t-il pu être celui de César? Aurait-il donc à tous ses mérites ajouté celui de vivre aussi longtemps que les corneilles? Ne serait-ce pas plutôt que les deux mots *φιλοκλαύδιος* et *φιλοσεβάστου* sont des titres généraux, de simples adjectifs, dont la dernière partie désigne le seul Claude [2], ou, peut-être aussi, que les deux inscriptions, dont l'authenticité n'a jamais été discutée, ont menti comme des oraisons funèbres?

Cela est très possible. Le crédit et les honneurs dont Xénophon fut comblé, les services qu'il rendit à sa patrie et à ses parents, à Cleonymus et à Philinus, dont les épitaphes rappellent orgueilleusement qu'ils furent frère et oncle du médecin de la cour [3], tout cela put si bien tourner la tête aux habi-

1. Nous acceptons donc volontiers, pour combler une lacune à la douzième ligne de l'inscription trouvée par M. Dubois, la restitution *φιλονέρωνα*. Mais si Xénophon fut l'ami de Néron, il n'a pu être, comme le veulent les traductions de cette inscription et de celle de M. Rayet, l'ami de César. On s'étonne que le Dr Briau qui, dans la *Revue archéologique*, a discuté avec tant de vivacité et de compétence le travail de M. Dubois, n'ait pas signalé ce point.

2. Cette hypothèse est, en définitive, la plus sérieuse et la plus vraisemblable. C'est la seule qu'admettent sans doute les épigraphistes de profession.

3. « Claudia Phœbe a honoré, à cause de son mérite et de sa bonté, son mari et bienfaiteur, Tib. Claudius Cleonymus, fils d'Héraclite, de la tribu Quirina, frère de C. Stertinius Xénophon. Il fut tribun de la légion XXIIe Primigenia, en Germanie, deux fois revêtu de la dignité de monarque, et plusieurs fois envoyé en ambassade, dans l'intérêt de son

tants de Cos, qu'ils ne ménagèrent pas plus à leur glorieux compatriote les titres honorifiques que les stèles de marbre, les inscriptions et les statues[1]. Ils savaient de science certaine, et pour en avoir profité, que Xénophon avait été l'ami de Claude et de Néron ; on en conclut qu'il devait avoir aussi aimé Auguste ; et, puisqu'il avait aimé Auguste, il devait avoir aimé César.

En réalité, C. Stertinius Xénophon n'aima jamais que lui-même, la fortune, les places et les honneurs. Ses malades n'étaient pas à ses yeux des hommes qui souffrent, mais des clients qui ont de l'argent. Il les pressurait si bien, qu'ils lui rapportaient, de son aveu même, plus de six cent mille sesterces par an ; et, malgré les dépenses énormes qu'il fit, on ne sait dans quel but, pour l'embellissement de Naples, sa succession s'éleva à plus de sept millions de francs.

Aussi, pour le décider à venir à la cour, Claude dut-il presque employer la violence. Xénophon tenait fort, non à son indépendance, mais à sa clientèle ; et il fallut, pour le convaincre, doubler la somme de

pays, auprès des Augustes. » — « Le peuple des Kalymniens a honoré Tib. Claudius Philinus, fils de Xénophon, oncle de C. Stertinius Xénophon, fils d'Héraclite, de la tribu Cornelia, médecin de Tib. Claudius César. Il était tribun des soldats. »

1. Une des inscriptions relatives à Xénophon a été trouvée sur la base d'une statue détruite, mais dont on voit encore les scellements. A défaut d'une statue de Xénophon, nous possédons sa tête sur une médaille de bronze de l'île de Cos. Le mot ΞΕΝΟΦΩΝ et la présence, au verso, d'Hygie, déesse pénate de l'île de Cos, montrent bien que cette médaille représente notre médecin.

deux cent cinquante mille sesterces fixée par Auguste pour le traitement annuel des médecins du palais. Encore, ce Grec avide ne se déclara-t-il pas satisfait. Il se plaignait sans cesse d'être lésé dans ses intérêts, et faisait bruyamment sonner l'argent que lui rapportaient ses malades de la ville. C'était, disait-il, un grand sacrifice qu'il s'imposait, une grande preuve de dévouement qu'il donnait à la famille impériale.

Ce prétendu dévouement fut récompensé de toutes les manières. Après avoir tout obtenu pour lui-même, le nouveau favori obtint pour son oncle et son frère le droit de cité, le grade de tribun des soldats, de flatteuses missions, et beaucoup d'argent. Il obtint aussi pour son pays natal, l'île de Cos, des privilèges exceptionnels, entre autres le droit d'asile dans les temples d'Esculape et d'Hygie, et l'exemption de tous impôts. C'est Claude en personne qui plaida au sénat la cause de ce petit peuple, dans un discours que son médecin avait sans doute composé lui-même. Car, au lieu de chercher à justifier par des raisons solides la faveur qu'il réclamait, au lieu de rappeler, par exemple, que les habitants de Cos avaient été pour les Romains de braves et fidèles alliés, l'Empereur se borna à énumérer les services qu'ils avaient rendus à la médecine. N'était-ce pas à eux qu'Esculape avait d'abord apporté l'art de guérir? N'était-ce pas chez eux que la gloire de cet art s'était maintenue avec le plus d'éclat? N'étaient-ils pas enfin les compatriotes de son médecin, de son ami, de son bienfaiteur, de Xénophon?

Ce bienfaiteur justifia la confiance qu'on lui témoignait et les faveurs dont on le comblait, lui, sa famille et sa patrie, en devenant l'amant d'Agrippine et l'assassin de son maître. Il s'abstint, il est vrai, de préparer le plat de champignons que l'Impératrice servit à son mari; mais, sans son intervention, la cuisine de l'eunuque Halotus et les drogues de Locuste eussent été perdues. Avec les champignons, en effet, Claude avait vomi le poison. C'est alors qu'Agrippine affolée appela Xénophon à son secours; et celui-ci, sous prétexte de faciliter les évacuations, plongea dans le gosier de son maître une plume imbibée d'un venin subtil. Et c'est ainsi qu'il mérita le titre d'ami de Néron, φιλονέρων.

Supposez maintenant cette chose très possible, que la mémoire de Xénophon, tout petit personnage en somme et digne de l'oubli des historiens, ait été conservée par les seules inscriptions de Cos, et que la restitution de M. Marcel Dubois, qui ne s'appuie que sur deux lettres, soit repoussée [1]. Notre médecin serait aujourd'hui connu pour avoir été l'ami de Claude, qu'il assassina, et ne serait rien pour Néron dont, avec l'aide d'Agrippine, il fit un empereur. Décidément, le hasard a parfois des caprices bien singuliers, et l'épigraphie peut être une science bien immorale.

De ce qui précède faut-il conclure qu'ils étaient

1. Pour défendre sa restitution, M. M. Dubois n'a que les restes probables d'un Φ au commencement de la ligne, et l'existence certaine d'un A la fin.

tous âpres au gain, portés à la débauche et prêts au crime, les médecins qui vivaient sous Tibère et Claude? Comment le croire? Les historiens à qui sont dus quelques-uns des détails qu'on vient de lire ne peuvent-ils paraître quelque peu suspects? Sans être un satirique, ni un pamphlétaire, Suétone n'est-il pas trop friand des anecdotes scandaleuses? Les attaques systématiques de Pline l'Ancien contre la médecine sont-elles autre chose que les déclamations d'un Romain maussade, ennemi de toutes les nouveautés, surtout des nouveautés grecques? Tacite enfin, l'adversaire juré des circonstances atténuantes, n'ouvre-t-il pas aux médisances une oreille trop facile? Ces accusations vagues, répandues dans le public et si légèrement accueillies, ces rumeurs populaires qui mêlaient les médecins à toutes les ignominies qu'abritait le palais des Césars, n'ont-elles pas pour principale origine l'envie excitée par les privilèges, les honneurs et les richesses dont vivaient comblés des étrangers, des Grecs? Sans doute, on ne peut défendre Vettius Valens et Xénophon. Le premier fut un débauché et un coquin, le second un ambitieux cupide, sans scrupule et très adroit, qui, trouvant insuffisante et précaire la situation où l'avait élevé la faiblesse de son maître, voulut ménager la jeune mère du futur empereur, et assurer, par une habile complicité, son crédit auprès d'elle [1]. Mais doit-on, comme le feront

1. Vettius Valens mourut dans les supplices. Quant à Xénophon, après avoir été quelque temps le médecin du

de plus en plus les satiriques, rendre toute une corporation responsable des méfaits de ces deux hommes, et de quelques autres individus de leur espèce? Évidemment non. A cette époque même il y avait à Rome des médecins dignes de leur art, et qui l'honoraient, chacun à sa façon. Des œuvres scientifiques, dont quelques-unes nous sont parvenues, de précieux monuments épigraphiques, et les éloges sans réserves d'illustres médecins postérieurs, comme Galien, montrent qu'il y avait, à côté des Valens et des Xénophon, des médecins travailleurs et dévoués, qui vivaient entourés de la confiance et de la gratitude de leurs clients, de l'affection et du respect de leurs élèves, de l'admiration des villes dont ils soignaient les habitants, de l'estime des confrères qui les connaissaient, et de ceux qui vinrent après eux.

Il y en avait à la cour même. Dans ce monde si mêlé qui s'agitait autour de Claude, dans cette société composée surtout d'affranchis aux origines louches, aux instincts vils, aux mœurs ignobles, un homme s'est rencontré qui, par son grand savoir, la noblesse de son caractère, ses instincts généreux, ses idées très personnelles, attire l'intérêt, l'estime, la sympathie. Et cet homme, c'est précisément un médecin grec. Il s'appelait Scribonius Largus [1], et,

jeune Néron, il dut retourner dans sa patrie, et y mourut. M. M. Dubois a retrouvé à Cos son inscription funéraire, ainsi conçue : « A C. Stertinius Xénophon, fils d'Héraclite, décédé; bienfaiteur de sa patrie. En souvenir. »

1. Ce nom romain est, comme toujours, un de ces noms

pendant plusieurs années, vécut honorablement à la cour où l'avait attaché la protection de Calliste.

Claude, comme on sait, s'abandonnait tout entier à ses affranchis : il n'avait de volonté que la leur, d'affections et de haines que celles qui lui étaient imposées par eux [1]. Mais aucun ne jouissait d'une autorité plus absolue que Calliste ; il la devait à la réputation (qu'il entretenait soigneusement) d'avoir, sous Caligula, détourné des lèvres de son maître une coupe empoisonnée. C'est ce personnage considérable qui fit la fortune de Scribonius Largus. Celui-ci lui avait dédié un de ses livres de médecine, en le priant de le lire et de le juger ; « car ton jugement, ajoutait-il, m'inspire la plus grande confiance, *plurimum enim judicio tuo tribuo.* » Non seulement Calliste avait lu l'ouvrage, mais il l'avait soumis à l'Empereur qui, quoique déjà soigné en ce moment par Xénophon, attacha l'auteur à sa personne, et l'emmena avec lui dans son expédition de Bretagne. « Tu m'as témoigné, écrivait à Calliste le médecin reconnaissant, ta bienveillance et ta sympathie, non par des paroles, mais par des actes. Sans en être prié, tu as exaucé mon vœu le plus cher,

d'adoption donnés aux médecins grecs au moment où ils recevaient le droit de cité, ou qu'ils prenaient des patrons qui les affranchissaient. C'est seulement par les inscriptions que nous connaissons les véritables noms des médecins grecs, et aucune inscription n'existe, relative à Scribonius Largus.

1. « Il était, dit Velleius Paterculus, l'affranchi de ses affranchis et l'esclave de ses esclaves, *libertorum suorum libertus, servorumque servus.* »

l'ardent désir que j'avais de savoir mon livre entre les mains de notre dieu César. Grâce à toi, mes travaux ont reçu la plus douce et la plus glorieuse des récompenses. Combien je regrette de ne pouvoir m'acquitter envers toi que par ce modeste et très incomplet recueil de *Compositions médicales*! Par malheur, je suis loin de Rome, et je n'ai emporté avec moi qu'un petit nombre de livres indispensables. Mais plus tard, bientôt peut-être, j'écrirai pour toi un traité complet de tous les remèdes propres à chaque maladie. »

Calliste avait eu la main heureuse. Quelle différence entre Scribonius Largus et ceux de ses confrères qui couraient après la fortune ou affichaient, pour paraître très habiles, la prétention de refondre et de perfectionner le Méthodisme! Très modeste et très dévoué, il ne songeait qu'à se rendre utile aux hommes. Personne n'a jamais eu de son art une idée plus haute, personne n'a montré pour ses malades plus de pitié, plus d'affection. Le portrait que Celse a tracé du chirurgien est justement célèbre, et très beau; le portrait du médecin, tel qu'on peut le reconstituer d'après une lettre de Scribonius Largus à Calliste, n'est pas d'une inspiration moins noble.

« Je n'ai, dit-il, ni ambition, ni cupidité; je n'ai d'amour que pour mon art; et j'estime le plus beau des arts, un art presque surhumain celui qui permet de soulager les malades et de les rappeler à la santé. C'est là son but, son but unique. Méprisables sont les inutiles et les égoïstes, mais méprisables entre tous, et dignes de la haine des hommes et des dieux, les médecins dont l'âme n'est pas remplie de compassion et d'humanité. Le médecin ne doit pas mesurer son intérêt et ses soins à la fortune et à la situation de ses clients; il se doit également à tous ceux qui l'implorent. Les ennemis mêmes de la patrie ont droit à sa sollicitude. Comme soldat et comme citoyen, il les combattra sans merci; mais comme médecin, il les soignera, les guérira; et, fidèle aux obligations sacrées que lui impose sa profession, il ne leur donnera jamais un mauvais remède. Si elle ne se dévoue tout entière au service des malades, la médecine trahit la promesse qu'elle a faite aux hommes d'être bienfaisante et miséricordieuse. »

Ce langage si digne et si fier, Scribonius Largus sait le trouver aussi quand il s'agit de défendre ses idées médicales; et il en a de très arrêtées. Disciple d'Érasistrate et d'Hérophile, pour qui la pharmaceutique était une des parties les plus importantes de la médecine, il n'admet pas qu'on puisse soigner les malades sans le secours des médicaments. De tout l'ouvrage de Celse, qu'il a très attentivement étudié, c'est le cinquième livre qu'il préfère, et qu'il cite le plus volontiers. C'est parce que l'auteur du *De Medicina* a livré au public de nombreuses formules de remèdes, qu'il se proclame son disciple; et il est fier de pouvoir signaler certains médicaments trouvés par son maître et restés inédits. L'invention des médicaments est pour lui d'institution divine, *munus divinum*, et ce n'est pas du mot *mederi*, mais du mot *medica-*

mentum qu'il fait venir le mot *medicina*[1]. C'est pourquoi, dit-il, on doit mépriser ceux qui veulent frustrer la médecine de ces puissants auxiliaires. Dignes d'estime, au contraire, et de confiance, sont ceux qui, pour secourir les malades en danger, appellent les remèdes à leur aide. Ceux-là seuls respectent la tradition. Les premiers hommes ne se soignaient-ils pas avec des herbes et des racines, et ne montraient-ils pas une vive répugnance pour le fer qui coupe les membres et le feu qui les brûle? Imitons-les, et que le médecin qui veut soulager les souffrances humaines suive une marche régulière et rationnelle. Puisque les grands médecins, comme Asclépiades, et les savants, comme Celse, ont attaché beaucoup d'importance au régime, et se sont toujours préoccupés de fixer à quelle époque, sous quelle forme et en quelle quantité il fallait donner de la nourriture aux malades, eh bien, soit : le médecin essaiera d'abord cette méthode; des aliments bien choisis et donnés à propos peuvent être salutaires. Mais si la guérison ne vient pas dès les

1. Comme on voit, Scribonius Largus n'était pas un fort grammairien, et ne reculait pas, pour défendre sa thèse, devant les étymologies les plus fantaisistes. S'il revenait parmi nous, M. Bréal lui apprendrait que *medicamentum*, *medicina* et *medicus* viennent de *meditor*, qui devait être le nom du médecin chez les peuples de langue osque, où la déesse de la médecine s'appelait *Meditrina*, et sa fête, célébrée au mois d'octobre, *Meditrinalia*. Mais peut-être notre auteur aimerait-il mieux s'en rapporter à un confrère, au docteur R. Brian, qui tire *medicus* du mot osque *meddix*, dont la table de Bantia donne la déclinaison : génitif *medikei*, datif *medikei*, accusatif *medikim*, ablatif *medikatud*.

premiers jours, qu'ils aient bien vite recours aux médicaments. Ils sont plus puissants et plus efficaces que les aliments; et ce n'est qu'après les avoir employés en vain qu'il devra se résigner à couper, et, en cas d'extrême nécessité, à brûler. C'est par cette méthode, ajoute notre auteur, c'est par ces médicaments étudiés avec soin, appropriés aux diverses maladies et donnés en temps utile, que j'ai conquis la réputation dont je suis fier. C'est grâce à eux aussi qu'on voit chaque jour des médecins très humbles, très inconnus, et (j'ai honte de l'avouer) peu instruits, avoir plus de clients que des hommes très savants et comblés d'honneurs. Eux, du moins, ont étudié dans les livres, ou tout simplement dans les boutiques des rhizotomes et des pharmacopoles, les propriétés des plantes; et quelques remèdes efficaces composés avec ces herbes ont suffi à assurer leur fortune. D'ordinaire, en effet, les malades aiment qu'on les drogue; ils estiment le médecin d'après le nombre de ses ordonnances, et la polypharmacie a toujours été populaire.

— Pourtant, le grand Asclépiades, si aimé et si admiré, se montrait hostile aux médicaments et n'en donnait guère à ses malades. — « Oui, je le sais, répond Scribonius Largus; mais le nom glorieux d'Asclépiades ne m'éblouit ni ne m'intimide. Je ne crains pas d'affirmer qu'il avait insuffisamment étudié cette question, et qu'il s'est trompé. Il était homme, après tout, *homo fuit*, et sujet à l'erreur.

« Ceux-là aussi se trompent aujourd'hui, qui marchent sur ses traces. Ce sont des ignorants ou des criminels, et de toute façon ils méritent le blâme. S'ils ne connaissent pas les propriétés des médicaments, ils font preuve d'une grande négligence et d'une ignorance impardonnable ; s'ils les ont étudiées, ils n'en peuvent nier l'utilité ; et, en refusant de les employer, ils se montrent à la fois très ingrats et très insensibles aux douleurs des hommes. »

Pour convaincre ses confrères et les instruire, en même temps que pour faire honneur à Calliste et sa cour à l'empereur Claude, Scribonius Largus écrivit, sous le titre de *Compositions médicales*, une pharmacopée très curieuse [1]. On y voit avec quel soin il avait étudié les plantes. D'ailleurs, il raconte lui-même que, pendant son séjour en Bretagne, il ne cessait de courir les montagnes à la recherche des simples ; et il se vante d'y avoir notamment découvert, près du port de la Lune, une certaine herbe introuvable en Italie et souveraine contre les piqûres des serpents [2]. Aussi, avec quelle joie il la décrit, et

1. On a supposé autrefois que Scribonius Largus avait écrit en grec, et que l'ouvrage latin que nous possédons n'était qu'une traduction. C'est une erreur. A partir de Celse, quelques médecins grecs écrivirent en latin. Scribonius Largus est de ce nombre. Dans sa dédicace à Calliste, il dit expressément : « Non es passus cessare tuum erga me pietatis officium, tradendo scripta mea *latina* medicinalia Deo nostro Cæsari... ».

2. « *In Italiæ regionibus nusquam eam vidi herbam, nisi Lunæ portu cum Britanniam peteremus cum deo nostro Cæsare, plurimum circa circumdatos montes.* »

comme il se plaît à analyser longuement ses effets bienfaisants! Or, il étaient rares à cette époque, les médecins qui disputaient aux rhizotomes le soin de recueillir les herbes et de les préparer, et plus rares encore ceux qui avaient pris la peine de composer des traités sur ces matières. Il y avait bien eu jadis le vieux Caton; mais il ne connaissait guère que les vertus du chou, et les herbes utiles aux bœufs l'intéressaient infiniment plus que les plantes capables de guérir les hommes. Il y avait bien eu aussi cet affranchi de Pompée, Lenæus, qui avait apporté à Rome et traduit en latin les innombrables compositions pharmaceutiques trouvées dans la bibliothèque de Mithridate; mais ce n'était qu'un vaste recueil de rapports contradictoires, venus de tous les points de l'Orient, sans lien et sans utilité pratique. Il y avait bien encore un traité composé par un certain C. Valgius, et dédié à Auguste; mais l'auteur, platement convaincu que c'était de l'Empereur et non de cet ouvrage que l'humanité devait attendre la guérison de tous ses maux, n'avait pas pris la peine de le terminer [1].

L'avantage et la grande supériorité du livre de Scribonius Largus, c'est que les plantes y étaient étudiées, non pour elles-mêmes, mais pour les services qu'elles peuvent rendre. On sent que l'auteur est médecin bien plus que botaniste, et qu'il ne fait

1. « *Inchoata etiam præfatione religiosa, ut omnibus malis humanis illius potissimum principis semper mederetur majestas.* » (Pline l'Ancien.)

de la botanique que parce qu'il veut guérir ses malades. La plupart de ses prédécesseurs grecs et latins avaient classé les remèdes d'après les différents règnes auxquels ils étaient empruntés, et les remèdes végétaux d'après les plantes qui entraient dans leur composition. Scribonius Largus semble avoir eu, le premier, l'idée de la méthode suivie plus tard par Pline l'Ancien, et qui consiste à classer les plantes d'après les parties du corps sur lesquelles elles doivent agir. Pline commencera par la vessie, continuera par l'estomac, et finira par la tête. Ce sont les maux de tête que Scribonius s'efforcera d'abord de guérir. « Car la tête, dit-il, tient la première place dans l'organisme humain [1]. » Aussi, pour les migraines, les maladies des yeux et des oreilles, les polypes et les ulcères du nez, les rages de dents et les affections de la gorge, il a des remèdes minutieusement préparés et souvent éprouvés. Il en a de même pour toutes les autres parties du corps, depuis le cou jusqu'aux doigts de pieds noués par la goutte.

Ces médicaments ne sont pas tous de son invention. « Je ne prétends pas, déclare-t-il, que toutes ces recettes soient nouvelles; plusieurs sont déjà connues, et, pour ainsi dire, publiées [2]. » Il en est,

1. « *Initium a capite faciemus : summum enim et primum locum hoc obtinet.* »

2. « *Neque illud rursus dico novas et non aliquibus notas in hoc libro congesturum compositiones : verum etiam quasdam divulgatas, et, ut ita dicam, publicatas.* »

en effet, qu'il emprunte aux anciens médecins grecs, à Hippocrate, à Andron, à son cher Hérophile; d'autres, mais en petit nombre, sont dues à des amis; quelques-unes même, comme certains remèdes de Celse et beaucoup de remèdes de Pline, sont directement inspirées des croyances populaires. Ainsi, Scribonius Largus ne craindra pas de conseiller aux épileptiques de manger neuf jours de suite [1] un morceau de foie de gladiateur égorgé dans l'arène [2]. Mais à peine a-t-il signé son ordonnance, qu'il ajoute prudemment : « Ces remèdes-là n'ont rien à voir avec la médecine; je les signale cependant parce que certaines personnes, paraît-il, s'en sont bien trouvées [3]. » Le plus souvent même, quand il sacrifie de la sorte à la superstition, il prend soin, pour dégager sa responsabilité, d'indiquer ses sources. Ce remède bizarre composé de miel attique et de plantes variées macérées dans du sang de tortue et de pigeon ramier, c'est une honorable

1. « *Novenarius numerus in morendis rebus potissimus et maximus.* » (Varron.)

2. C'est à ce passage et à ce remède inhumain (qu'explique cette idée autrefois très répandue que le sang des hommes était le plus pur de tous) qu'Arétée fait allusion : « *O ingentem necessitatem, quempiam sustinere malum malo piaculo depellere. Auctorem legi qui humanum jecur epulandum adponi præcipiebat. Sed hæc illis scripta sunto quæ ad hunc usque miseriæ terminum pervenerunt.* » — Le chroniqueur byzantin Cedrenus raconte que le médecin qui disséqua Cyrille détacha et mangea le foie du saint évêque. Il en fut bien puni, car sa langue pourrit.

3. « *Quæque ejusdem generis sunt extra medicinæ professionem cadunt; quamvis profuisse quibusdam visa sunt.* »

matrone, une grande dame romaine qui le lui a signalé et recommandé. L'affranchi se trouve flatté de cette communication : et voici la drogue inscrite, classée et publiée. Cet antidote précieux, et ce nouveau moyen de guérir les morsures des chiens enragés, c'est un médecin de Gordium, Zopyre, qui, de passage à Rome, en a fait la confidence à son hôte [1]. Celui-ci pouvait-il s'abstenir de répandre le nom et l'ordonnance d'un confrère? Cette autre recette, mélange de poivre blanc, de myrrhe, de cornes de jeune cerf brûlées et pulvérisées, c'est une pauvre femme qui la lui a apportée d'Afrique. Elle-même l'avait expérimentée sur un grand nombre de malades atteints d'affections d'entrailles, et les avait guéris. Sans marchander, et par pitié, Scribonius Largus achète à la pauvre vieille un secret dont elle ne demande qu'à se débarrasser pour quelques sesterces ; sans hésiter, et par curiosité scientifique, il essaie sur ses malades ce nouveau médicament. Plusieurs sont remis sur pied, et parmi eux, paraît-il, des personnages considérables ; et voici la recette qui prend place, avec son numéro d'ordre, dans l'ouvrage en préparation [2].

C'est ainsi que, grâce à ses lectures, à ses recher-

1. « *Ab hospite meo, legato inde misso, nomine Zopyro, Gordiense medico, pro magno munere accepi.* »

2. « *Hoc medicamentum muliercula quædam Romæ ex Africa multos remediavit. Postea nos per magnam curam compositionem accepimus, id est pretio dato quod desideraverat, et aliquot non ignotos sanavimus, quorum nomina supervacuum est referre.* »

ches personnelles, aux indications venues de droite et de gauche, Scribonius Largus a pu composer un recueil de deux cent soixante et onze recettes. Ce petit livre modeste, peu connu, écrit dans un latin qui, sinon par son élégance, du moins par sa précision et sa fermeté rappelle celui de Celse, résume toute une vie de travail et de dévouement.

Mais Scribonius Largus n'est pas le seul médecin sérieux qui, sous les règnes de Tibère et de Claude, ait étudié les plantes et écrit sur la médecine. Il semble bien qu'à cette époque le goût de la botanique ait été très répandu, et le nombre des livres médicaux considérable. Un certain Antonius Castor, qui vécu plus de cent années sans rien perdre de sa vigueur ni de sa mémoire (ce qui permit à Pline le Naturaliste de le visiter et de l'entretenir), connaissait admirablement toutes les plantes, et cultivait lui-même dans son petit jardin celles dont il avait besoin pour soigner ses malades. Un autre, Héras de Cappadoce, écrivit, comme Scribonius, un livre sur la *Composition des médicaments*. Un autre encore, Pamphile, se fit une réputation en inventant un remède contre cette affreuse dartre vive, appelée *Mentagra*, qui, après s'être attaquée au menton, dévorait tout le visage, s'étendait sur le cou, la poitrine et les mains. Très brave homme aussi, et très dévoué à ses clients, nous apparaît ce Tib. Claudius Ménécrates que plusieurs villes honorèrent de décrets insignes, à qui ses élèves dédièrent un monument, et dont Galien parle souvent avec une vive estime. C'était un travailleur, et, s'il faut en croire une inscription flatteuse [1], un inventeur et un chef d'école. Il avait composé un ouvrage qui ne comptait pas moins de cent-cinquante-six livres, et qui renfermait un grand nombre de nouvelles compositions pharmaceutiques. Quelques-unes d'entre elles, par exemple le *diachylon*, sont encore d'un emploi constant. Un des mérites originaux de ce traité, c'est que les remèdes, au lieu d'y être, selon l'usage alors établi, indiqués en signes abrégés, y étaient inscrits en toutes lettres. Cette précaution nouvelle permettait d'éviter les erreurs, et empêchait les falsifications faciles dont se rendaient parfois coupables des confrères jaloux ou peu scrupuleux.

De tout ce qui précède il résulte qu'il y avait à Rome, en ce temps-là, de bons et de méchants médecins, des charlatans intéressés ou criminels, et

1. Τιβερίῳ Κλαυδίῳ
Κουρείνᾳ
Μενεκράτει, ἰατρῷ
Καισάρων καὶ ἰδίας
λογικῆς ἐναργοῦς
ἰατρικῆς κτίστῃ, ἐν
Βιβλίοις $\overline{\text{PN}}$ς δι' ὧν
ἐτιμήθη ὑπὸ τῶν εν-
λογίμων (?) πόλεων ψηφίσ-
μασιν ἐντελέσι · Οἱ γνώριμοι
τῷ ἑαυτῶν αἱρεσιάρχῃ τὸ ἡρῷον.

« A Tib. Claudius Ménécratès, de la tribu Quirina, médecin des Césars et inventeur d'une médecine qui lui est propre, bien déduite et clairement exposée en 156 livres. Cet ouvrage lui a valu d'être honoré par les décrets insignes des villes.... Les principaux de son école ont dédié ce monument à leur maître. »

des hommes intègres, dévoués, instruits. Rien de plus naturel : n'en est-il pas ainsi partout et toujours? Mais on aimerait à trouver un témoin impartial et autorisé, qui voulût bien établir nettement cette distinction, rendre justice aux uns et flétrir les autres. Or, ce témoin existe : c'est Sénèque le philosophe.

D'avance, on peut être certain que sa santé toujours chancelante, qui réclamait des soins assidus, que son goût pour les sciences, qui le conduisit en Égypte et lui fit écrire les *Questions Naturelles*, ce résumé précieux des connaissances contemporaines, l'attireront vers les principaux savants de cette époque, vers les médecins. Mais, d'autre part, sa bonté et sa charité, si grandes qu'on a pu voir en lui le correspondant et l'ami de saint Paul, nous assurent qu'il se montrera impitoyable pour les médecins dont la science est sans conscience et l'âme sans compassion. Et, en effet, les critiques et les éloges se retrouvent tour à tour dans tous ses traités, dans ceux qui datent du règne de Claude, comme dans ceux qu'il composa plus tard, à la cour de Néron, ou dans la retraite.

Un jour il écrit : « Le médecin qui ne fait que me tâter le pouls, qui, me classant parmi ses banales visites, me prescrit, sans s'intéresser à moi, ce qu'il faut faire ou éviter, je ne lui dois que de l'argent : car il n'est pas venu me voir en ami, mais comme un faiseur d'ordonnances. Je lui devrai même du mépris, et il sera un infâme, s'il cherche à se faire de la besogne. Or, on en voit beaucoup qui, après avoir aggravé et irrité le mal pour avoir plus d'honneur à le guérir, n'ont pu en venir à bout, et ne l'ont vaincu qu'à force de torturer leurs malheureux malades. »

D'autres fois, et le plus souvent, c'est vers les hommes dévoués et consciencieux, vers les bienfaiteurs de leurs semblables, que se reporte la pensée de celui qui, dans son beau traité des *Bienfaits*, s'est montré presque chrétien. « Il y a chez nous, dit-il, deux classes d'hommes très aimées et très considérées : celle du médecin et celle du professeur.... Nous achetons des médecins un bien inestimable, la vie et la santé. Que de services ils nous rendent, quelle patience, quel courage, quel dévouement ne nous montrent-ils pas! Jamais le médecin se met-il en colère contre un frénétique? Les imprécations du fiévreux, auquel il défend l'eau froide, les prend-il en mauvaise part? Hésite-t-il à toucher, si elles ont besoin de remèdes, les parties les plus déshonorantes du corps de ses malades, à examiner les derniers produits de leurs aliments et de leurs boissons, à essuyer leur fureur qui s'exhale en invectives? »

Et voici le beau portrait que Sénèque nous a laissé du médecin qui le soignait, et qui peut-être l'aida à mourir.

« Mon médecin m'a témoigné plus de sollicitude que son état ne l'y obligeait. C'était pour moi, non pour l'honneur de l'art, qu'il tremblait. Non content d'indiquer les remèdes, il les appliquait de sa main. Toujours inquiet sur mon sort, toujours assidu, vite il accourait aux moments critiques. Les services les plus pénibles, les plus rebutants, ne lui coûtaient pas. Il n'entendait point mes gémissements sans émotion. Dans la foule de ceux qui l'invoquaient, j'étais son malade préféré, et il ne donnait son temps à d'autres que si mon état le lui permettait. Celui-là n'est pas seulement un médecin, c'est un ami. J'aurai beau lui payer ses honoraires, il restera toujours mon créancier : la dette de cœur subsiste ; *pretium operæ solvitur, animi debetur.* »

Les plus respectables, parmi les Romains de l'Empire, semblent avoir été ceux dont la science dévouée aidait les hommes à vivre, et ceux dont la noble doctrine les préparait à bien mourir. Sachons gré à Sénèque d'avoir montré qu'ils étaient capables, les uns et les autres, les médecins des corps et les médecins des âmes, de se comprendre, de s'estimer et de s'aimer.

CHAPITRE VIII

La médecine grecque à Rome, sous le règne de Néron. — Stoïciens et médecins. — Les Pneumatistes : Athénée et ses disciples, Hérodote, Agathinos, Archigènes, Arétée. — Les Méthodistes : Thessalos et ses successeurs, Soranos, Cælius Aurelianus.

Ce n'est pas seulement par leur science, leur désintéressement, leur dévouement, que les bons médecins se recommandaient à la sympathie de Sénèque. Si, parmi les très nombreux praticiens de Rome, l'auteur du *Traité des Bienfaits* mettait à part ceux qu'il reconnaissait pour des *confrères en humanité*, des collaborateurs actifs, dont la devise était celle-là même que les Stoïciens inscrivaient sur leur drapeau, *l'amour de nos semblables* [1], il savait aussi distinguer, pour les aimer très particulièrement, les médecins philosophes, disciples, eux aussi, et propagateurs à leur manière de la grande doctrine stoïcienne.

On se rappelle quels rapports étroits rattachaient

1. « *Hoc primum philosophia promittit, humanitatem et congregationem.* » (Sénèque, *Épit.* V.)

au système d'Épicure la méthode d'Asclépiades, et comment ce dernier, pour expliquer les fonctions de l'organisme humain, avait adopté la théorie des atomes. Cette union de la métaphysique et de la médecine se trouve conclue à nouveau sous l'Empire, et pendant le règne de Néron. Seulement, le Stoïcisme, cette fois, a pris la place de l'Épicurisme; et, de plus, les médecins, au lieu d'être, comme leur prédécesseur, les introducteurs et les patrons de la philosophie, n'en sont que les disciples. Mais s'ils n'ont pas eu l'honneur de propager parmi les Romains la doctrine de Zénon, comme Asclépiades leur avait, le premier, révélé celle d'Épicure, du moins l'application qu'ils ont faite de cette doctrine à la médecine constitue-t-elle une tentative très ingénieuse et très généreuse.

Vers la fin du premier siècle, les Méthodistes, ces arrière-petits-fils d'Asclépiades, étaient aussi dégénérés, aussi infidèles à leur glorieux ancêtre que les Épicuriens se montraient indignes d'Épicure. Les éléments philosophiques de la médecine du maître avaient complètement disparu de la pathologie, et des atomes circulant à travers le corps il n'était plus depuis longtemps question. Grâce aux simplifications introduites par Thémison, et multipliées après lui, grâce surtout à l'invention du *resserrement* et du *relâchement* des tissus, du *strictum* et du *laxum*, hypothèse très commode, qui permettait de trouver tout de suite et d'appliquer des remèdes faciles, la médecine était devenue le plus simple des métiers, un métier qu'on pouvait apprendre en quelques semaines. Ceux-là seuls conservaient à leur art sa dignité qui, comme Scribonius Largus, étudiaient les plantes et cherchaient de nouveaux médicaments.

C'est alors que quelques Grecs instruits et distingués méditèrent de rendre à la médecine son ancienne grandeur doctrinale. Pénétrés des idées d'Hippocrate, et convaincus de l'existence d'un Principe supérieur qui maintient et détruit la santé, ils voulurent retrouver ce Principe directeur et législateur, c'est-à-dire, en somme, rattacher de nouveau la médecine à la philosophie, la faire remonter de la terre vers le ciel.

Or, à ce moment-là même, les philosophes exerçaient sur ceux des Romains qu'attiraient les choses d'en haut une action très étendue et très salutaire. Les Stoïciens surtout étaient de grands conquérants d'âmes : ils voyaient se presser autour d'eux, avides de consolations et de paroles fortifiantes, d'illustres disciples, les Thrasea, les Senecio, les Helvidius Priscus, tous ceux enfin pour qui la visite, chaque jour menaçante, d'un centurion devait être un ordre de mort. Un Romain, connu pour son talent, ses richesses ou ses vertus, réclamait-il le secours d'un médecin? Le guérisseur du corps pouvait s'attendre à trouver au chevet de son client un autre médecin, guérisseur d'âmes celui-là, et chargé, non de retarder l'échéance redoutable, mais d'y préparer le malade. C'est de ces rencontres, peut-être, et des entretiens qu'elles amenaient, c'est, en tout cas, de l'enseignement, de la prédication des Stoïciens qu'est sortie, sous Néron, la secte médicale, très noble par ses origines et féconde en résultats scientifiques d'abord imprévus, qu'on appelle le *Pneumatisme*.

La métaphysique stoïcienne reconnaissait dans la Nature deux principes : la Matière et la Cause. Pareille à un bloc de marbre, la Matière, gisante et inerte, se prête à tout, mais, si personne ne la met en mouvement, demeure dans un éternel repos. Comme le sculpteur, au contraire, la Cause est énergique, remuante, agissante. Cette Cause, âme universelle éparse dans les veines du monde et mêlée à ce grand corps, pénètre la Matière, la façonne, la dirige, la vivifie [1].

Pour les âmes pieuses, touchées par le Stoïcisme, mais demeurées malgré cela fidèles aux croyances antiques, cette Âme, en se répandant dans l'univers, se divisait en parcelles nombreuses, dont chacune devenait une divinité. Celle qui fécondait la terre continuait à s'appeler Cérès; Neptune personnifiait celle qui soulevait et calmait les flots; on adorait sous le nom de Vénus celle qui mettait au cœur le besoin et la joie d'aimer; celles enfin qui pénétraient chaque être et chaque chose en particulier, les hommes, les animaux, les villes, les champs, les bois et les fontaines, apparaissaient comme de petits dieux

1. « *Spiritus intus alit, totamque infusa per artus*
Mens agitat molem et magno se corpore miscet. »

familiers, des sortes d'anges gardiens, des *Génies*. De leur côté, les philosophes se représentaient cette Âme universelle, soit comme un feu formateur ou plastique, Πῦρ τεχνικόν, soit comme un grand souffle[1] répandu à travers la Nature, Πνεῦμα διῆκον δι' ὅλου τοῦ κόσμου. Les âmes individuelles n'étaient que les émanations de cette Âme universelle. Tout en se particularisant dans leurs relations étroites avec les corps, elles restaient intimement unies à l'Âme mère, et l'allaient rejoindre après la dissolution organique[2].

Ce qui retardait cette dissolution, ce qui maintenait la vie dans les corps, comme dans l'univers, c'étaient le feu et le souffle brûlant, principes mêmes de la grande Âme. Pour montrer quelle est l'activité de la chaleur dans l'organisme, Cléanthes observait qu'il n'y a point de nourriture si pesante, dont la coction ne se fasse en un jour et une nuit, et que même il reste de la chaleur dans les excréments[3]. D'ailleurs, le battement continuel des veines et des

1. L'emploi successif ou simultané de ces deux comparaisons empruntées aux deux éléments, le feu et l'air, n'a rien qui doive étonner. « La flamme, dit Pascal, ne subsiste point sans l'air; donc, pour connaître l'un, il faut connaître l'autre. »

2. C'était là du moins l'opinion la plus répandue. Quelques Stoïciens, moins orthodoxes de doctrine, semblent avoir pensé que les âmes individuelles, une fois détachées de la souche divine, devenaient tout à fait indépendantes, cessaient d'être les expressions en divers corps de l'Âme mère, et devaient continuer d'exister séparément jusqu'à la destruction du monde par le feu, moment où elles seraient elles-mêmes anéanties.

3. On se rappelle peut-être qu'Asclépiades déclarait au contraire que la digestion des aliments ne produisait aucune chaleur. Voir. p. 73.

artères n'imite-t-il pas l'agitation du feu? Et quand le cœur d'un animal vient d'être arraché, ne le voit-on pas palpiter encore, à la manière d'une flamme qui tremble? Tout être animé ne vit donc que par le moyen de la chaleur qu'il renferme [1].

C'est cette partie métaphysique de la doctrine stoïcienne que certains médecins grecs adoptèrent à l'époque de Néron [2]. C'est cette conception d'une Énergie universelle, pénétrant tous les corps, en réglant les mouvements et les fonctions, qui servit de trait d'union entre la philosophie et la médecine. Seulement, celle-ci transforma une hypothèse métaphysique en une théorie physiologique. La grande Âme cosmique circulant à travers le monde devint une force vitale, souveraine dispensatrice de la santé et de la maladie, et chargée de présider au ménage de l'organisme, à la cuisine des corps.

Cette force vitale, à l'aide de laquelle ils entendent expliquer tous les phénomènes, les médecins amis des Stoïciens l'appellent *Pneuma*. Mais tandis que pour les philosophes ce souffle est un principe essentiellement immatériel, une *force* comme nous dirions aujourd'hui, l'*Esprit Saint*, *Spiritus divinus*, comme disaient les premiers pères de l'Église, pour les médecins de la nouvelle école ce *Pneuma* est une substance matérielle, un fluide subtil, analogue à l'air, auquel Hippocrate et Érasistrate attribuaient

1. Cicéron. *De Natura Deorum*, II, 9.
2. Galien appelle le philosophe Chrysippe *le père des médecins pneumatiques*.

un grand rôle dans l'économie animale, distinct de lui cependant, puisque l'air est un des quatre éléments, et que le *Pneuma*, pour les Pneumatistes, est une substance spéciale, une sorte de cinquième élément.

« Cet Esprit vit en nous et meut tous nos ressorts.
Tout obéit dans la machine
A ce Principe intelligent. »

C'est lui qui, introduit par les poumons dans le cœur, foyer de la force vitale, et passant de là dans les artères pour se disperser à travers l'organisme, en amène et en explique les états différents, la santé et la maladie. L'action du *Pneuma* s'exerce-t-elle naturellement et normalement? Fonctionne-t-il sans irrégularité ni altération dans le corps qu'il anime? Celui-ci se maintient solide et dispos. S'il est, au contraire, de mauvaise qualité, trop sec ou trop humide, trop dense ou trop léger, s'il se trouble, s'agite ou s'assoupit, circule avec trop de lenteur ou trop de rapidité, les désordres surviennent et les maladies naissent. Refroidi, altéré par l'humidité, le *Pneuma* produit l'asthme. Accumulé dans les organes, empêché de voyager librement, il secoue toute la machine, et voici l'épilepsie avec tous ses mouvements désordonnés, les râles de la respiration, l'écume qui s'échappe du nez et de la bouche. Emprisonné dans les intestins ou dans la matrice, le *Pneuma* amène la constipation et l'hystérie. Le vertige, c'est le *Pneuma* qui, affolé, tourne sur lui-même, comme un fauve dans une cage. L'angine est le résultat d'une affection particulière, et de la mauvaise qualité du *Pneuma* : « c'est lui seul qui souffre, et qui, par un mauvais changement, est devenu très chaud et très sec, sans qu'il y ait pour cela d'inflammation, dans quelque partie que ce soit ». De même, observaient les médecins de cette école, que les exhalaisons impures produites par les grottes infernales[1] amènent la mort, ainsi un *Pneuma* empoisonné peut donner naissance aux angines, aux abcès, à la gangrène, aux ulcères, aux fièvres pernicieuses.

On voit, sans qu'il soit nécessaire d'insister, que les Pneumatistes sont, dans une certaine mesure, les ancêtres des médecins modernes de l'école vitaliste, et que leur *Pneuma* ressemble singulièrement à l'*Archè* et au *Principe vital* des Van Helmont et des Barthez. Et même, si au lieu d'imaginer une substance spéciale, un cinquième élément, ils avaient tout simplement pris pour base l'air atmosphérique qui, par la respiration et l'alimentation, introduit dans les corps, quand il est vicié, les germes matériels de la plupart des maladies, on pourrait rattacher leur système à la plus belle des théories modernes.

1. C'est-à-dire l'acide carbonique. La comparaison est ingénieuse et montre que les Pneumatistes avaient entrevu les causes principales des maladies épidémiques. Par contre, ils étaient moins heureux dans une deuxième comparaison, quand ils prétendaient que la seule aspiration de l'air respiré par un chien enragé pouvait donner la rage et la mort.

Pour l'histoire, sinon de la science, du moins des idées et des doctrines, le Pneumatisme apparaît comme une tentative des plus intéressantes et des plus nobles. C'est une protestation vigoureuse contre les praticiens sans instruction théorique, sans aucun souci des grands principes philosophiques, sans respect pour la grande mémoire, volontiers ridiculisée, d'Hippocrate. C'est une levée de boucliers contre les Empiriques et les Méthodistes, ces simplificateurs à outrance. A la fin du premier siècle, les Dogmatiques, devenus rares et timides, n'avaient plus, pour combattre leurs adversaires, que des armes rouillées et émoussées. Au milieu d'une société inclinée vers les choses d'en bas et remorquée par les appétits matériels, ils se sentaient impuissants à ressusciter les dogmes supérieurs du Naturisme hippocratique. C'est alors que les Pneumatistes, inspirés, poussés peut-être par leurs amis, les Stoïciens, vinrent vaillamment à la rescousse. Et c'est ce caractère agressif, batailleur, de la doctrine nouvelle, en même temps que l'influence occulte des Stoïciens prédicateurs, qui explique le goût des Pneumatistes pour la dialectique. Ils étaient plus controversistes que praticiens, se piquaient surtout de mieux raisonner que les autres, entassaient dans leurs ouvrages les définitions, les divisions, les subdivisions, et se plaisaient par-dessus tout aux discussions subtiles.

De là, leur peu de succès auprès des Romains pratiques, et leur existence éphémère : dès le second siècle ils ont vécu. Vouloir retrouver et ressusciter un grand Principe directeur et législateur de vie, c'était très bien, très beau, très noble, alors même qu'en imposant à ce principe des modifications peu heureuses on dénaturait sans nécessité celui qu'avait découvert et salué Hippocrate. Mais une invention de ce genre, si bien défendue qu'elle soit dans de savants ouvrages, ne suffit pas pour guérir les malades; et ce que les Romains demandaient aux nouveaux venus, c'était de les guérir. « Vous avez trouvé, leur disaient-ils, un grand Principe de vie: soit! Jadis, c'étaient des atomes qui circulaient dans nos corps; aujourd'hui, c'est un souffle, que vous, Grecs, vous appelez *Pneuma*, et que nous autres, Romains, nous nommerons *aura* [1]; soit encore! Mais quelles vont être, au point de vue thérapeutique, le seul qui nous intéresse, les conséquences de ce nouveau système? Évidemment, puisque c'est de l'état satisfaisant ou défectueux de votre *Pneuma* que dépendent la santé et la maladie, c'est sur cet Esprit vital que vous allez tenter d'agir. Le calmer ou l'exciter à propos, accélérer ou retarder sa course à travers les organes, telle doit être votre préoccupation. Comment vous y prendrez-vous?

Le fondateur de l'école nouvelle, Athénée, originaire d'Attalea, en Pamphylie, contemporain de Néron et établi à Rome, a-t-il satisfait la curiosité des malades? Dans ses ouvrages, si nombreux, qu'il

1. C'est le terme adopté par les auteurs latins.

fut, au témoignage de Galien, le plus fécond des médecins-écrivains, s'est-il montré aussi bon praticien que savant dialecticien? Comme de ces traités il ne reste aujourd'hui que deux ou trois chapitres sur l'hygiène, recueillis par Oribase, et une définition du pouls, considéré, conformément à la doctrine, comme une dilatation et une contraction du *Pneuma* renfermé dans les artères, il est impossible de l'affirmer. Mais le peu de durée de son école, surtout l'infidélité de ses élèves, prouvent que le Pneumatisme n'a pas conquis la confiance des Romains.

Sans doute, en théorie, les successeurs d'Athénée se montrent de respectueux disciples. Hérodote, qui pratiquait à Rome vers la fin du premier siècle, compte parmi les plus zélés Pneumatistes. A la même époque, Agathinos, de Sparte, et Archigènes, d'Apamée, célèbrent la doctrine du maître et cherchent à propager ses idées, notamment sur le pouls, qu'ils ont étudié tous les deux dans des traités spéciaux [1]. Magnus écrit un livre enthousiaste sur les *Dogmes d'Athénée*, et c'est pour les glorifier, en même temps que pour rabaisser ses prédécesseurs, qu'il énumère dans un autre *les choses trouvées depuis*

1. Le livre d'Agathinos sur le pouls a été vivement discuté par Galien. Dans celui d'Archigènes, également commenté par Galien, il était recommandé au médecin de rechercher huit choses dans la pulsation : 1° la grandeur; 2° la force; 3° la rapidité; 4° la fréquence; 5° la plénitude; 6° la régularité; 7° l'égalité; 8° le rythme. On voit, par ces distinctions subtiles, que, théoriquement, Archigènes était bien un pneumatiste.

Thémison. Arétée enfin, qui fut, à la fin du premier siècle, l'historien de la secte, et qui, grâce à ses écrits conservés [1], en reste aujourd'hui le disciple le plus connu, fait à plusieurs reprises profession de foi pneumatique.

Mais tous avaient beau jurer par la parole de leur maître Athénée, et glorifier sa découverte : leur enthousiasme tombait vite lorsqu'ils arrivaient devant le lit d'un client, ou qu'ils devaient, dans des livres, expliquer avec précision le traitement d'une maladie. Il ne suffisait plus alors de constater la sécheresse ou l'humidité, la pesanteur exagérée ou l'excessive légèreté d'un *Pneuma* trop lent ou trop rapide; il fallait lui rendre ses qualités normales. En ces moments délicats, et sous les yeux du malade, fort indifférent aux causes cachées de ses souffrances et très impatient de recevoir le remède qui guérit, les Pneumatistes étaient bien obligés de devenir des hommes pratiques; et ce *Pneuma* altéré, ils le rétablissaient, en somme, par les mêmes moyens que leurs confrères, les Dogmatiques, les Méthodistes, voire aussi les Empiriques. Aux uns comme aux autres ils empruntaient leurs méthodes de traitement, leurs remèdes, et même, aux Hippocratistes notamment, certains principes de patho-

1. Il resta inconnu jusqu'au milieu du XVIe siècle. En 1552, un médecin de Padoue, Julius Grassus, retrouva dans une bibliothèque un manuscrit grec de ses œuvres qu'il traduisit en latin. Publiées en grec à Paris en 1554, les œuvres d'Arétée ont été, en 1834, traduites en français par le docteur Renaud.

logie générale. En réalité, ils devenaient des Éclectiques, mais des Éclectiques ayant à leur origine, à leur point de départ, un symbole, une formule. Quand Hérodote, par exemple, prescrivait à ses malades le vin, et les bains qu'il prolongeait parfois douze et quinze heures, ne s'inspirait-il pas d'Asclépiades? Était-ce un Pneumatiste bien intransigeant, cet Agathinos, réclamé par les Méthodistes, et dont Soranos, qui le voyait partisan enthousiaste des bains froids recommandés par Asclépiades, disait sans hésiter : « *ex nostris est*, c'est un des nôtres »? Archigènes, ce dialecticien si subtil, avait-il dans la médecine dogmatique et dans les évolutions de l'Esprit vital une foi bien robuste, lui qui reconnaissait aux remèdes empiriques des vertus supérieures, et avouait même sa confiance dans le pouvoir des amulettes? Cet homme, très célèbre en son temps, honoré des éloges de Galien, surnommé par Alexandre de Tralles un être divin, Ὁ θειότατος εἴπερ ἄλλος, nous apparaît chez les Satiriques eux-mêmes, chez Juvénal, comme un médecin très couru, le type du médecin à la mode. Pourquoi? A quoi dut-il son succès? Ce n'est pas à la doctrine d'Athénée, croyez-le bien, mais à l'habileté avec laquelle il combinait dans un ingénieux mélange les diverses thérapeutiques. Il avait surtout l'art, renouvelé d'Asclépiades, de charmer ses malades par l'élégance de ses manières et de son langage, par le choix ingénieux de ses mots, dont Galien critiquait la nouveauté trop recherchée, et par les jolies choses qu'il disait sur la douleur et ses nombreuses espèces : dans chaque organe malade il distinguait une douleur spéciale, qu'il désignait par un terme spécial. Il savait aussi, avec un rare bonheur, réussir auprès des dames. Ce n'est pas parce qu'il leur exposait la théorie du *Pneuma*, mais parce que, praticien habile, fort au courant des affections féminines (il avait écrit un livre sur les *hémorragies utérines*), il leur rendait, avec la santé, les moyens de faire la fête, et devenait même au besoin le confident discret, le complice précieux de leurs intrigues amoureuses [1].

Ce médecin des femmes était aussi le médecin des fous, qui semblent même avoir été l'objet préféré de ses études [2]. A ceux-là, non plus, il ne parlait pas du *Pneuma*. Un philosophe, un Stoïcien, voyait-il passer dans les rues les prêtres de Bellone et de la *Magna Mater*, égarés par des transports furieux, déchirés par le fouet, tout sanglants sous les coups de hache dont ils se mutilaient les bras : il déplorait les effets de la superstition, et parfois même protestait par écrit contre ces pratiques abominables. Archigènes faisait plus et mieux. Devançant une longue suite de siècles, il osait réclamer au nom de la médecine ces malheureux possédés. « Ce sont des malades, disait-il. Ne les laissez pas aux dieux san-

1. Juvénal raconte (VI, 236) que pour éloigner son mari de la chambre conjugale, une jeune femme, de complicité avec sa mère, qui n'aimait pas son gendre, faisait semblant d'être malade, se mettait au lit et appelait Archigènes. Celui-ci trouvait, en entrant, l'amant caché dans un coin.

2. Juvénal, XIII, 98.

guinaires de l'Orient barbare; donnez-les-moi. J'assoupirai leurs transports en les enivrant; puis, je les réveillerai au son de la flûte, et je les calmerai par de douces, de paternelles remontrances. Ils resteront longtemps pâles et maigres, parce que les blessures qu'ils se sont faites les ont beaucoup affaiblis; mais ils auront du moins recouvré leur raison, leur bonne humeur et leur gaieté. » J'ai dit la part du Stoïcisme dans la découverte du *Pneuma*. Ne voilà-t-il pas l'effet le plus salutaire de la philosophie sur la médecine, les conséquences vraiment fécondes de l'alliance conclue entre les bienfaiteurs des âmes et les guérisseurs des corps?

Pourtant, ce *Pneuma*, dont il semble que nous soyons si loin, le voici qui reparaît avec Arétée. Il le faut bien, puisqu'Arétée est l'écrivain de la secte pneumatique. Mais cet Esprit, conservateur de vie, joue dans les ouvrages du médecin-historien un rôle aussi effacé que Dieu, d'après le reproche de Pascal, dans la philosophie de Descartes. Celui-ci, pour mettre le monde en mouvement, n'avait besoin que d'une chiquenaude divine; de même, Arétée n'a besoin du *Pneuma* qu'au début de son exposition. Dans la seconde partie du livre, consacrée à la cure des maladies, il devient un disciple d'Hippocrate, d'Asclépiades, et de son école. Les divisions qu'il adopte, les distinctions qu'il fait entre les maladies aiguës et les maladies chroniques, ne lui appartiennent pas : elles figurent déjà dans les traités des Méthodistes. L'importance qu'il attribue au régime, au choix des aliments, dosés et distribués par lui avec le soin le plus minutieux, prouve qu'il met en pratique les préceptes d'Hippocrate. La place qu'il réserve aux exercices physiques, le pugilat, le disque, les haltères, aux promenades à pied, en voiture et en litière, la préférence qu'il manifeste pour les médicaments externes et les remèdes très doux, bains, onctions, cataplasmes, prouvent que, théoriquement fidèle à Athénée, il est dans la pratique disciple d'Asclépiades, de ce médecin grand entre tous, et dont ni le temps, ni les sectes nouvelles, ni les hommes les plus remuants ne pouvaient supprimer l'influence et effacer le nom glorieux.

Ainsi, partiellement abandonné par ceux-là mêmes qui le représentaient, et mélangé d'une foule d'éléments hétérogènes, sinon contradictoires, le Pneumatisme ne pouvait pas subsister longtemps. Il lui manquait cet Esprit mystérieux, ce feu plastique, ce souffle vivifiant et nourricier dont il prétendait animer les corps. Aussi s'éteignit-il vers le milieu du second siècle; sa mort suivit de près celle d'Arétée.

Cette mort, les Méthodistes semblent dès l'origine l'avoir prévue. Comptant déjà à l'époque de Néron de longues années de vie et de succès, ils ne daignèrent pas s'émouvoir des efforts et de la réaction tentés par les Pneumatistes. Sûrs de leur autorité et de la faveur publique, ils le prirent tout de suite de très haut avec les nouveaux venus, ces échappés du Stoïcisme, ces rêveurs dont la science prétentieuse osait censurer les vieux, et arrogamment se vantait de réformer la médecine à coups de subtilités métaphysiques.

C'est bien, en effet, une attitude ironique et dédaigneuse qu'adopta, dès le début du conflit, le chef des Méthodistes, Thessalos, de Tralles, compatriote, contemporain et rival d'Athénée.

Fils d'un cardeur de laine lydien, Thessalos n'avait reçu aucune éducation, aucune instruction. Mais il était bien le type de ces Grecs entreprenants qui ne doutaient de rien, et traitaient Rome en pays conquis. Quand nous l'y trouvons installé, cinquante ans environ après Thémison, il est un personnage puissant. Par ses intrigues, sa souplesse, ses manières humbles, il a su se glisser dans l'intimité des grands : il est en correspondance avec Néron lui-même. « Autrefois, dira Galien, les médecins, descendants d'Esculape, commandaient à leurs malades, comme un général à ses soldats, comme un roi à ses sujets. Au contraire, Thessalos obéit à ses clients, comme un esclave à son maître. Ceux-ci veulent-ils se baigner? Il les baigne. Demandent-ils des boissons fraîches? Il fait apporter de la glace ou de la neige. Réclament-ils du vin? Il n'a garde de leur en refuser. » Aussi sa clientèle est-elle nombreuse. Il ne manque pas non plus d'élèves. Et quoi de plus naturel? Devant les ignorants de Rome il développe ses théories soi-disant nouvelles avec tant de complaisance, d'aplomb et de facilité! Surtout, il promène à travers la ville des offres si séduisantes! A qui veut l'écouter il promet d'apprendre la médecine en six mois [1]. C'est la fortune même qu'il tient dans sa main. Quelle tentation pour les ambitieux et les pauvres diables dont les affaires vont mal! C'est pourquoi les élèves se pressent autour de lui. Et il a bien soin, pour rehausser son prestige, de les exhiber partout. A tous les carrefours on rencontre ceux que les médisants appellent *les ânes de Thessalos*. Dans toutes ses tournées de visites, le maître les traîne derrière lui, en bande serrée. C'est un des embarras de Rome. « Jamais histrion, jamais bateleur n'a paru en public avec plus nombreuse compagnie que celle dont ce Grec se plaît à s'entourer [2]. »

Souvent, les parvenus sont aussi durs pour les petits, aussi fiers avec leurs anciens camarades, aussi insolents envers leurs collègues restés modestes, qu'ils sont respectueux, vils et lâches devant les grands. Thessalos écrasait tous les médecins de son mépris et de ses outrages [3]. Ses victimes n'étaient pas seulement les Pneumatistes et les Dogmatiques, et Hippocrate lui-même, qu'il accusait d'avoir *débité beaucoup de maximes nuisibles*; c'étaient aussi ceux-là mêmes dont il suivait, sans l'avouer, la pratique, ceux dont il était, en réalité, l'élève et à qui il devait tout, Asclépiades, Thémison

1. Hippocrate avait dit : *la vie est courte et l'art est long.* Thessalos retournait la maxime, et disait : *la vie est longue et l'art est court*, c'est-à-dire facile à acquérir.

2. Remarque de Pline l'Ancien.

3. « Il déclamait, dit Pline, avec une sorte de rage contre tout ce qu'il y avait eu de médecin dans le monde. »

et tous les Méthodistes. « J'ai fondé une nouvelle secte, écrivait-il à Néron — cet autre vaniteux bien fait pour le comprendre, — et c'est la seule véritable. J'y ai bien été obligé, puisqu'aucun des médecins qui m'ont précédé n'a rien trouvé d'utile, ni pour conserver la santé, ni pour chasser les maladies. Je suis *l'Iatronicès*, le vainqueur des médecins. » Et il avait pris ses mesures pour que personne n'en doutât jamais. Après sa mort, en effet, et pendant des siècles, les yeux des voyageurs passant sur la voie Appia seront attirés par le mot Ἰατρονίκης, gravé en très grosses lettres sur son tombeau superbe.

Ce qui pouvait autoriser cet orgueilleux à se proclamer le vainqueur des médecins, c'était son incontestable succès. Ce succès, ses adversaires les plus acharnés, Galien par exemple, le reconnaissaient eux-mêmes, quand ils lui reprochaient son arrogance, ses manières de protecteur et ses allures de tyran [1]. On n'est pas tyran sans sujets, et l'on ne protège guère les indifférents et les dédaigneux. En réalité, Thessalos, ayant dépouillé la plupart de ses confrères de leurs clients et de leurs élèves, avait aussi bien le droit de chanter victoire, qu'un général qui a pris à l'ennemi ses armes, ses bagages et son territoire. Mais était-il aussi bien venu à déclarer qu'aucun de ses prédécesseurs n'avait rien trouvé

1. « On déteste les *tyrans*, dit Galien, et même on les supprime, parce qu'ils imposent leurs volontés ; Thessalos n'est qu'un *tyran*. »

d'utile, et à se proclamer chef d'une nouvelle école? On en jugera par l'exposé de ses théories.

Dans le cours qu'il faisait complet en six mois, au bout desquels il délivrait à ses élèves un permis d'exercer la médecine, voici, à peu près, ce qu'il enseignait.

« Appelés, leur disait-il, au chevet d'un malade, vous devez d'abord constater si l'affection dont souffre votre client *resserre* ou *relâche* ses organes. Rien de plus simple que ce diagnostic. La rareté ou la suppression absolue d'une part, de l'autre la surabondance des sécrétions sont là pour vous avertir. La constatation immédiate et facile d'un de ces deux états morbides, les seuls qui existent, vous permettra d'éviter les indécisions, les tâtonnements, si préjudiciables à la bonne renommée d'un médecin. La maladie ainsi reconnue par ses symptômes évidents, vous entourez votre sujet de précautions hygiéniques qui sont toujours les mêmes. Je vous le dis en vérité, c'est un métier bien commode que le nôtre. Préoccupez-vous d'abord de l'air que va respirer le malade. Car l'air qu'on respire, voyez-vous bien, est plus important que les aliments qu'on absorbe : on ne mange qu'à de certaines heures, et l'on respire continuellement ; et l'air entrant sans cesse dans le corps, pénétrant jusqu'au fond des plus petits espaces, *resserre* ou *relâche* plus puissamment que la nourriture. Mais cet air, quel doit-il être? Ceci encore est bien simple. Votre client est-il atteint d'une maladie du genre *resserré*? Exigez qu'il habite une chambre claire, petite et bien chauffée. Souffre-t-il, au contraire, d'une maladie du genre *relâché*? Installez-le dans une chambre peu éclairée, exposée au nord, et froide. Au besoin même, pour obtenir cette fraîcheur, faites tapisser le sol de feuilles et de branches de lentisque, de vigne, de myrte, de saule, arrosées d'eau. On peut aussi disposer çà et là des soufflets et des éventails. Occupez-vous aussi du lit et des vêtements. Que les *resserrés* reposent sur des matelas très durs; qu'ils soient peu couverts dans leur lit, et légèrement vêtus. Les *relâchés*, au contraire, doivent coucher sur des lits de plume, enveloppés de couvertures très épaisses; quand ils se lèvent, ils doivent porter des vêtements très chauds. Ce sont là les observations aisées, les prescriptions élémentaires qu'il convient de faire tout d'abord, avant de commencer le traitement. »

Décidément, Thessalos avait raison : on peut apprendre cela en six mois. Mais supposons, parmi les auditeurs de ces premières leçons, un auditeur instruit, indépendant, et que l'enthousiasme n'aveugle point. « En vérité, devait-il se dire, il n'y a là dedans rien de bien nouveau. Mon maître a bien pu insister sur quelques détails, développer avec une complaisance particulière certaines considérations pratiques; mais c'est, en somme, la doctrine du Méthodisme primitif qu'il s'est appropriée et qu'il nous apporte. Avant lui, Thémison avait supprimé la théorie philosophique des atomes, simplifié la médecine, trouvé entre les maladies des communautés évidentes, inventé le *laxum* et le *strictum*, fait du régime et de l'hygiène la partie essentielle de tout traitement. Ce professeur-médecin ne serait-il donc qu'un plagiaire, un geai paré des plumes du paon? » Pour être irrespectueuses, ces critiques n'en seraient pas moins fondées. Mais attendons la suite.

— « Le malade entouré de ces précautions préliminaires, continuait Thessalos, vous commencez la cure. Et d'abord, que l'affection soit de l'un ou de l'autre genre ci-dessus désignés, vous le soumettez à une diète de trois jours, au bout desquels vous le saignez abondamment. »

Arrivé à cette seconde partie de son enseignement, Thessalos devait fièrement dresser la tête, et prendre l'attitude victorieuse d'un inventeur. C'est alors en effet que, de l'aveu même de Galien, *il changeait quelque chose au système de ses prédécesseurs;* c'est alors, comme il l'écrivait à Néron, qu'il *fondait une secte.* Convaincus que la santé consiste dans la symétrie ou proportion des pores, et la maladie dans leur disproportion, Asclépiades et Thémison cherchaient, dès le début de la maladie, à rétablir cette symétrie, cette proportion. Dès sa première visite, le médecin ordonnait et administrait des remèdes. Thessalos voulait, au contraire, qu'avant de travailler à ce rétablissement on modifiât complètement l'état des pores, c'est-à-dire qu'on reconstituât de fond en comble l'organisme. C'est ce qu'il appelait modestement *Métasyncrise*, c'est-à-dire Régénération du corps. Puisqu'il prétendait créer une médecine nouvelle, il fallait bien un nom à cette invention. Il voulait que son malade dépouillât entièrement le vieil homme, et lui offrît, pour ses expériences ultérieures, une matière toute neuve. Aussi le nettoyait-il et le vidait-il par la diète et par la saignée. Et c'était bien là, dans sa pensée, le point fondamental, l'originalité suprême de sa doctrine, puisque, non content du mot *Métasyncrise*, il avait tiré de cette abstinence de trois jours un autre mot, *Diatritos*, et ses disciples devaient s'appeler *Diatritarii*.

Le malade très affaibli, comme bien l'on pense, et réduit à sa plus simple expression, Thessalos procédait à la reconstitution de l'organisme, à ce qu'un de ses élèves appellera la *Recorporation*. Et de nouvelles leçons commençaient sur les différents remèdes à donner, les bains et les boissons d'eau froide, le vin pur et le vinaigre pour les maladies du genre *relâché*, et, pour les affections contraires, les bains chauds, les fomentations, les cataplasmes, et tous les remèdes déjà connus. Après sa courte envolée vers les théories nouvelles, Thessalos retombait dans l'imitation de ses prédécesseurs.

Très peu conséquent, cet homme qui se vantait de former des médecins infiniment plus vite qu'on ne dresse un chien de chasse, avait écrit de nombreux et de gros livres dont la lecture exigeait beaucoup de temps, d'attention, et une connaissance approfondie de la langue scientifique des Grecs. Aussi, ne devait-on guère les étudier, ni les traduire, ni les copier, ni les vendre : et c'est là, sans doute, une des causes de leur disparition. Les gens pressés et les ignorants, c'est-à-dire tous les disciples de Thessalos, préféraient les leçons du maître à son enseignement écrit.

Il en fut de même pour un autre Méthodiste, Soranos d'Éphèse, qui, après avoir étudié la médecine à Alexandrie, vint l'enseigner et la pratiquer à Rome sous les règnes de Trajan et d'Hadrien. Clinicien très goûté, professeur très écouté, estimé même par Galien, peu suspect cependant de bienveillance pour ceux de cette école, il avait, lui aussi, beaucoup écrit. Mais ses ouvrages se sont perdus. De son temps, comme à l'époque où régnaient Thémison et Thessalos, le Méthodisme, par cela même qu'il promettait des guérisons très rapides avec des moyens très simples, intéressait par ses résultats pratiques bien plus que par ses exposés de doctrine. Ce n'étaient pas leurs livres, mais leurs cures qui assuraient aux disciples de cette secte leurs succès auprès du public.

Au contraire, quand il eût été écrasé par Galien, le Méthodisme n'intéressa plus guère qu'au point de vue historique. Les compilateurs et les curieux des choses passées consultèrent volontiers les ouvrages où ils retrouvaient l'histoire d'une doctrine longtemps triomphante, et qui avait laissé, en somme, de grands souvenirs. On lut surtout, et nous pouvons lire encore celui du dernier représentant connu [1] du Méthodisme, de Cælius Aurelianus, qui exposa en latin les principes doctrinaux et thérapeutiques de ses prédécesseurs, et donna de leurs œuvres de longs extraits précieux. Il avoue lui-même n'avoir été le plus souvent que le traducteur de Soranos.

Si l'on veut se faire une idée exacte des procédés minutieux et rigoureux des Méthodistes, et retrouver, successivement appliqués, tous les principes fondamentaux de leur doctrine, la *Métasyncrise*, le *Diatritos*, le *Laxum* et le *Strictum*, etc., on lira le passage relatif au traitement du mal de tête. En voici le résumé.

Après la diète de trois jours et la saignée obligatoires, on frottait doucement la tête endolorie avec de l'huile et de l'extrait de plantain ou de chicorée. Le quatrième jour, on accordait au malade une nourriture légère, du pain et des citrouilles, et le cinquième, des aliments plus substantiels, du pain, des œufs et des petits oiseaux. C'est le sixième jour seulement que la portion entière, la viande et même la chair de porc, était substituée à la portion congrue. Si la maladie persistait (voilà un mal de tête bien récalcitrant), on imposait derechef une diète

1. On retrouve encore, çà et là cités dans les vieux livres, des noms d'autres Méthodistes; mais ils n'offrent pas plus d'intérêt que n'en auront pour nos enfants les noms des imbéciles, vaniteux même après leur mort, qui payent très cher pour faire annoncer, dans les journaux à réclames, leurs dîners, leurs bals, leurs soirées, leurs mariages et leurs enterrements.

d'un jour, et, pendant les six qui suivaient, on recommençait à graduer savamment l'alimentation : on allait des citrouilles au porc salé, en passant par les œufs, les petits oiseaux, le lièvre, le chevreuil et les aromates. Le huitième jour, la migraine étant classée dans les maladies du genre *resserré*, on employait les remèdes *relâchants*. On faisait vomir, et on couchait le patient ; mais le sommeil étant considéré comme un *resserrant*, on ne le laissait pas dormir. Pour le consoler de cette insomnie douloureuse, on lui faisait absorber de la graine de moutarde macérée dans du vinaigre, et des décoctions de thym, d'origan ou d'hysope. Si le mal, au lieu de se calmer, s'exaspérait, les médecins faisaient comme lui ; et cela se sentait aux remèdes nouveaux qu'ils appelaient à leur aide. Ils rasaient la tête du malade à contre-poil ; et quand la peau du crâne était bien rouge, ils la frottaient vigoureusement avec du nitre. Puis, de la nuque au bas du dos, ils appliquaient une série de ventouses scarifiées, recouvertes d'un enduit adhésif ; et cet emplâtre, ils l'arrachaient ensuite avec violence. Après ces efforts héroïques, si le patient n'était ni mort, ni guéri..., ils l'envoyaient aux eaux.

On conçoit qu'habitués à soumettre leurs clients à de pareils traitements intensifs, à cet *entraînement* rigoureux, à cette persécution de toutes les heures, les Méthodistes aient profondément méprisé les partisans d'Hippocrate, ceux qui voulaient laisser agir la Nature. Ils les méprisaient, et, jusqu'à Galien, les supplantèrent : leur secte tient une place immense dans l'histoire de la médecine grecque à Rome. Et n'est-il pas curieux de penser qu'Asclépiades est le fondateur, d'ailleurs irresponsable, de cette école absurde et si longtemps toute-puissante? Oui, sans doute, mais avec Thessalos et Cælius Aurelianus que nous sommes loin de la grande doctrine inspirée d'Épicure!

CHAPITRE IX

La médecine grecque à Rome, sous Néron (suite). — Andromaque, médecin de l'empereur et *Archiatre*. — La *Thériaque*. — Un botaniste, médecin militaire : Dioscorides. Pline l'Ancien.

Il ne semble pas, malgré leur réclame tapageuse, que les Méthodistes aient été particulièrement honorés de la faveur impériale ; les Pneumatistes encore moins. C'est un Empirique, Scribonius Largus, que Claude emmène avec lui en Grande-Bretagne, et c'est un Empirique aussi que Néron attache à sa personne : il reçoit les lettres de Thessalos, mais c'est Andromaque, un Grec de Crète, qui lui donne ses soins. Ce dut être pour la vanité du *Vainqueur des médecins* une blessure cuisante ; et ses missives à l'Empereur ne sont sans doute qu'une protestation adroitement enveloppée, un appel à l'attention du maître, la profession de foi d'un candidat friand d'honneurs.

Ces efforts demeurèrent inutiles. Néron qui ne se piquait pas de fidélité dans ses affections, qui si facilement envoyait des ordres de mort à ses amis et professeurs, n'abandonna jamais le médecin que son caprice avait choisi; et pour mieux lui témoigner sa confiance, peut-être aussi par esprit de taquinerie, il lui conféra un titre officiel qui dut singulièrement exaspérer la jalousie de Thessalos. Tandis que ce dernier, de son autorité privée, s'appelait *Iatronicès*, Andromaque recevait de l'Empereur le droit de s'appeler *Archiatros*. Ce titre, qu'avait déjà porté Xénophon, n'a d'ailleurs à ce moment qu'un caractère honorifique. Plus tard, certains décrets curieux d'Alexandre Sévère et de ses successeurs pourront reconnaître à l'*Archiatre* une valeur exceptionnelle, faire de lui un haut fonctionnaire public, et de l'*Archiatrie* un des rouages de l'administration impériale; mais à l'origine, sous Néron, ce mot ne symbolise ni supériorité scientifique ni prééminence officielle. L'*Archiatre* est tout simplement le médecin de l'Empereur, τοῦ ἄρχοντος ἰατρός. C'est là, et rien de plus, ce que seront, après Andromaque, Démétrius et Magnus, médecins d'Antonin le Pieux et de Marc-Aurèle. Si ce titre avait été la récompense du talent et de la réputation, il devait revenir à Archigènes, à Soranos et à Galien.

On n'a pas toujours admis ce sens, très légitime, qu'eut à l'origine le mot *Archiatre* [1]. Mais les discus-

1. A côté de ceux qui font de l'*Archiatre* le médecin du prince il y a : 1° ceux qui déclarent que c'est le prince des médecins; 2° ceux qui, conciliant les deux opinions, prétendent que l'*Archiatre* est le premier des médecins parce qu'il est le médecin de l'Empereur; 3° ceux qui soutiennent que le mot *Archiatre* désignait celui qui, n'étant pas spécialiste,

sions soulevées à ce sujet s'expliquent par la confusion même qui, dès le principe, régna dans l'esprit des Romains. On sait comment les choses se passent dans le monde des courtisans, et chez les peuples esclaves. Naturellement portés à admirer et à considérer comme plus habiles que les autres les médecins choisis par les empereurs, les naïfs devaient attacher à ce titre d'*Archiatre* une signification particulièrement flatteuse; et, à leurs yeux, celui qui le portait n'était pas seulement le médecin du prince : il était aussi le prince des médecins. Cette superstition s'était très vite répandue; et l'on voit, par le témoignage même de Galien, qu'Andromaque, parce qu'il était *Archiatre*, passait pour être le plus éminent des hommes, un médecin très supérieur à tous ses confrères par sa science médicale et son habileté professionnelle.

C'est son art de composer et d'administrer les médicaments qui faisait surtout sa force. Comme tous ses confrères de la même école, cet Empirique, dédaigneux des théories vagues, pensait que la médecine repose essentiellement sur la thérapeutique, que rien n'est plus important que les recherches de matière médicale, et que la confiance des malades est en raison directe des remèdes qu'on

pratiquait toutes les parties de la médecine; 4° ceux qui voient dans les *Archiatres* des médecins payés par l'État, opposés aux *medici*, ou médecins libres, qui n'avaient de salaire à attendre que de leurs clients; 5° enfin un critique, qui se croit sérieux, traduit *Archiatre* par *princeps atrii* et fait de cet homme le *chef des portiers*.

leur ordonne. Cette conviction servait au mieux ses intérêts.

Que de gens, dans tous les temps, préfèrent le médecin qui drogue à celui qui se contente de prescrire un régime! Or, à l'époque de Néron, les livres de médecine empirique étaient remplis de formules et d'ordonnances; et ces livres, affichés sur toutes les colonnes, encombraient les boutiques des libraires. On n'avait que l'embarras du choix : on pouvait consulter les traités d'Héraclite de Tarente et de Glaucias sur les propriétés des médicaments, celui d'Apollonius sur les onguents, et les deux plus récents, les livres de Scribonius Largus et de Dioscorides.

Ces différents ouvrages offraient aux praticiens d'innombrables recettes; et les Romains qui les emploient adoptent en même temps les noms étranges qui les désignent. A partir de Néron, ce fut, non seulement dans la langue scientifique, mais dans le langage courant, et même dans celui des poètes, une formidable invasion de termes grecs. On ne prend plus de pilules, on prend des *catapotia*; les baumes adoucissants ne sont plus des liniments, mais des *acopa* et des *malagmata* Pour rafraîchir l'haleine, il n'est rien de tel que les *ecligmata*, sortes de bonbons qu'on laisse fondre dans la bouche; et, pour parfumer le corps, rien ne vaut le *diapasma*. Fescennia est convaincue que cette poudre odoriférante dissipera les émanations pestilentielles qui montent de son estomac. Quelle illusion! Ce mélange de parfum et d'haleine nauséabonde augmente l'infection naturelle [1]. On ne s'épile plus qu'avec le *dropax* ou le *psilothrum*. Demandez plutôt à Thaïs : chaque fois qu'elle se déshabille pour prendre un bain, elle s'enduit de cette pâte qui lui verdit la peau [2]. C'est l'*arteriace* qui guérit le mieux les maux de gorge, et le *sympasma* les ulcères. Horace, qui n'a jamais reculé devant les mots nouveaux, ne reprocherait plus à Rufillus d'empester les pastilles, mais bien les *trochisces*. Chaque médecin a sa drogue, dont il vante les effets souverains, et qu'il colporte, une drogue naturellement supérieure à toutes les autres, et d'autant plus merveilleuse, que son nom, plein de promesses, est plus savant, plus mystérieux. Voici l'*Athanasia*, l'immortelle, l'*Ambrosia*, la divine, l'*Isotheos*, l'égale des Dieux, l'*Isochrysos*, l'égale de l'or, la *Panacea*, qui guérit toutes les maladies.

Voici enfin, et surtout, la *Thériaque*. Andromaque se devait à lui-même, il devait à son titre et à ses fonctions de prendre rang parmi les écrivains et les inventeurs de sa secte. Galien le compte en effet parmi les auteurs qui ont le mieux écrit sur les médicaments. Il avait d'abord composé plusieurs remèdes, dont il s'était contenté de donner la description, sans ajouter leurs propriétés ni les maladies

1. « *Quid, quod olet gravius mistum diapasmate virus,*
Atque duplex animæ longius exit odor. »
(Martial.)

2. « *Deposita quoties balnea veste petit,*
Psilothro viret.... »
(Martial.)

auxquelles ils étaient propres. Mais comme ces recettes, très particulières, ne guérissaient que dans certains cas déterminés, il jugea qu'un médecin de l'Empereur devait trouver plus et mieux. C'est alors qu'il inventa et décrivit dans un poème grec en vers élégiaques [1], dédié à Néron, une panacée devenue célèbre. Elle eut la gloire d'éclipser non seulement les drogues de ses confrères, mais même l'antidote de Mithridate, cet électuaire fameux qui, depuis la découverte qu'en avait faite Pompée dans la bibliothèque du roi de Pont, était très répandu dans le monde romain, et universellement employé.

Estimant difficile de toujours trouver le médicament approprié à chaque maladie, les Empiriques d'Alexandrie avaient, on se le rappelle, imaginé d'associer ensemble un certain nombre de drogues; ils comptaient, sans l'avouer aux profanes, qu'un au moins des ingrédients introduits dans cette vaste mixture produirait un effet salutaire, et que le médicament serait plus habile que le médecin. C'est ce principe qui avait présidé à la composition de l'antidote de Mithridate, et c'est sur ce principe aussi que s'appuya Andromaque. Seulement, pour être plus sûr d'arriver au but, de trente-six [2] il porta à soixante

1. C'est pour éviter les altérations qu'il fit en vers cette description, que son fils, par la suite, mit en prose. Il avait raison de se méfier des contrefaçons. Plusieurs médecins imitèrent la *Thériaque* et y ajoutèrent de nouveaux ingrédients. Un d'eux même, Xénocrate, y voudra introduire de la chair humaine.

2. La composition célèbre connue sous le nom de Mithridate contenait 36 substances, selon les uns, et 54 selon les

et quelques les ingrédients qu'il mélangea, en même temps que, pour frapper davantage l'imagination de ses contemporains, il ajoutait une substance destinée à donner à cette panacée son originalité, sa supériorité et son nom. Appelée d'abord, dans le poème, *Galénè*, *Eudios*, la *Sereine*, la *Tranquille*, celle qui donne au corps le calme et la paix, la composition d'Andromaque prit bientôt le nom de *Thériaque*, ce nom fameux qui devait, comme le médicament luimême, traverser les siècles et faire d'innombrables dupes. Cet électuaire s'appela ainsi parce qu'il était un spécifique contre le venin des bêtes malfaisantes, et surtout parce que la chair de la vipère entrait pour une grande part dans sa composition. C'était là la grande trouvaille d'Andromaque. Après avoir coupé la tête et la queue de la bête, afin que le sang ré-

autres (Pline l'Ancien, XXIX, I). Quelques écrivains ont soutenu que ce remède, beaucoup plus simple, était fait, à l'origine, tout simplement de vingt feuilles de rue, d'un grain de sel, de deux noix et de deux figues sèches. On prenait ce remède tous les matins à jeun, avec un peu de vin.

« *Antidotus vero multis Mithridatica fertur*
Consociata modis; sed Magnus Scrinia Regis
Cum raperet victor, vilem deprendit in illis
Synthesin, et vulgata satis medicamina risit:
Bis denum rutæ folium, salis et breve granum,
Juglandesque duas, totidem cum corpore ficus.
Hæc oriente die pauco conspersa Lyæo
Sumebat; metuens dederat quæ pocula mater. »
(*Q. Serenus Samonicus.*)

D'après Aulu-Gelle (XVII, 16), il y entrait aussi du sang de canard du Pont, parce que les canards de ce pays se nourrissent communément de poisons.

pandu emportât avec lui le venin [1], on séparait la chair des entrailles et des os, on la lavait et on la faisait cuire. Quand elle avait bouilli dans de l'eau salée parfumée d'aneth, on la pétrissait avec de la mie de pain. A cette première substance, qui était le fond même, la base originale de la *Thériaque*, Andromaque ajoutait de nombreux autres ingrédients, des simples communs, des gommes, des aromates, de l'essence de rose, d'iris, de térébinthe et de laurier-casse, de la cannelle, du gingembre, de l'huile de baume, de la valériane, du pavot, etc., etc. Ces substances pulvérisées et dissoutes dans du vin de Crète, passées dans un tamis et mélangées de miel attique, ressemblaient à un suc épaissi, et prenaient, comme l'opium, la consistance, la viscosité et l'éclat de la poix bien préparée.

Avec ce remède miraculeux, Andromaque prétendait guérir toutes les maladies. Leur énumération est aussi complète et minutieuse dans le poème que celle des matières utilisées. L'asthme, les douleurs d'estomac, la colique, la phtisie, la jaunisse, l'hydropisie, les ulcères, les convulsions, les affections de la vessie, l'impuissance vénérienne, les douleurs de reins, la peste, rien ne résiste à la *Thériaque*. Mais

1. Andromaque ne se doutait pas qu'il était inutile d'isoler le venin, et qu'en l'an de grâce 1894 des chercheurs savants découvriraient que la chaleur, appliquée au venin de la vipère, non seulement détruisait ses propriétés virulentes, mais faisait apparaître dans les produits chauffés d'énergiques propriétés vaccinantes. (Voir le compte rendu de la séance du 13 février 1894, à l'Académie des sciences.)

surtout — et voici sa grande supériorité, — elle est souveraine contre les poisons et les venins. Protégé par elle, on n'a rien à craindre de la ciguë ni de l'aconit; Médée elle-même reconnaîtrait l'impuissance de ses philtres. Les chiens enragés, les scorpions et les vipères ne sont plus que des êtres inoffensifs. Que dis-je? La vipère devient un bienfait des dieux, puisqu'elle-même guérit le mal qu'elle a fait.

Des causes particulières et des causes générales expliquent le prodigieux succès de la *Thériaque*. Ce fut, dès le premier jour, un grand avantage pour elle d'avoir été inventée par un médecin de l'Empereur, décrite en vers grecs dans un poème dédié à l'Empereur, adoptée et patronnée par l'Empereur. Comme ces naïfs qu'attirent les fournisseurs patentés des majestés impériales et royales, les Romains se précipitèrent vers ce monstrueux assemblage de drogues, que Néron, ce monstrueux assemblage de vices, avait pris sous sa protection. Quels mérites ne devait pas avoir ce spécifique, dont le maître envoyait chercher les ingrédients dans les lointains pays d'origine, qu'on préparait dans son palais, et dont lui-même (comme feront aussi ses successeurs, Antonin notamment) prenait chaque matin une pilule avant son premier déjeuner! Cette médication, que l'excellente santé du prince [1] ne semblait pas justifier, ce travail secret auquel se livrait Andromaque, fabriquant son contre poison dans la chambre

1. « *Fuit valetudine prospera.* » (Suétone.)

même, voisine de celle de l'Empereur [1], où Locuste avait fabriqué le poison dont mourut Britannicus, la réputation qu'avait Agrippine d'être, grâce à un antidote, la *Thériaque* sans doute, à l'abri d'un empoisonnement [2], toutes ces choses mystérieuses devaient vivement surexciter la curiosité des Romains, et attirer la clientèle. Mais de plus, c'est l'instinct, c'est le goût, c'est l'éternelle folie des hommes — et les charlatans le savent bien, — de courir après le remède universel qui promet la guérison de tous les maux, des maladies les plus contraires. Et d'ailleurs, quand une fois on avait goûté à la *Thériaque*, on ne pouvait plus s'en passer. Comme le tabac, les liqueurs spiritueuses et l'opium, elle répandait à travers l'organisme une sorte d'excitation, chassait la langueur, la faiblesse, la tristesse, réveillait les fonctions de l'estomac, jetait dans le corps le tumulte de l'ivresse.

De là, sa longue popularité. Il y a cinquante ans, elle régnait encore, souveraine. Au siècle dernier, on la préparait publiquement, en grande cérémonie, sous les yeux des magistrats et des délégués des Facultés; et un médecin célèbre de l'École de Montpellier pouvait écrire [3] : « Andromaque serait bafoué parmi nous, s'il voulait répondre à toutes les objections de théorie qu'on pourra faire à sa composition ; il ne serait pas reçu bachelier dans nos écoles ; mais son remède

1. « *Cubiculum Cæsaris juxta decoquitur virus.* » (Tacite.)
2. « *Ipsa præsumendo remedia munierat corpus.* » (Tacite.)
3. T. Bordeu, *Recherches sur l'Histoire de la médecine*, 1764.

est en vogue partout. J'ai vu, pendant plusieurs années, donner chaque soir un bol de *Thériaque* à tous les malades de l'hôpital de Montpellier, tandis que les écoles de cette métropole de la médecine retentissaient d'invectives contre cette composition. J'ai vu donner de la *Thériaque*, et même à très forte dose, dans toutes les incommodités, dans tous les ménages, par toutes les vieilles gens d'expérience ; et j'ai vu réussir cette manœuvre dans beaucoup d'occasions où je n'aurais su quel parti prendre en suivant les indications puisées dans les principes de la théorie. Quelle vogue n'ont pas prise de nos jours, au milieu de Paris, des formules qui n'étaient que des diminutifs de la *Thériaque*! Combien d'efforts ceux mêmes qui décriaient ces formules n'ont-ils pas faits pour les imiter! »

Ce n'est pas au seul historien de la médecine que doit être réservé le privilège de signaler cette monstrueuse invention d'une monstrueuse époque. Par l'enthousiasme qui l'accueillit et par ses succès prolongés, la *Thériaque* appartient à l'histoire de la sottise humaine à travers les âges. Andromaque, qui fut pendant sa vie le médecin d'un fou furieux, est resté après sa mort, et pendant des siècles, le médecin des fous naïfs. Il n'est personne que cet homme et sa drogue ne puissent intéresser. Au reste, quelle que soit leur spécialité, tous ces Grecs habiles, dès qu'ils arrivent à Rome et se mêlent à la vie romaine, deviennent des sujets d'étude aussi curieux pour le littérateur, l'historien et le philosophe que pour le médecin, le botaniste ou l'artiste. Intéressants par leur métier, ils le sont au moins autant par la place qu'ils occupent dans la société impériale, par l'action qu'ils exercent, l'état d'esprit qu'ils révèlent, le mouvement qu'ils impriment et le caractère qu'ils imposent à la science, à l'art, à la philosophie.

Ainsi, il semble bien d'abord que l'ouvrage très spécial de Dioscorides, un contemporain d'Andromaque, ne doive intéresser que les médecins, et, plus particulièrement, les historiens des plantes médicales. Il n'en est rien pourtant. Ce traité sérieux et consciencieux permet de se faire une idée générale, très exacte, de l'état des connaissances scientifiques à la fin du premier siècle. Il montre quels étaient les procédés de travail des savants d'alors, de quelle façon et dans quelle mesure les recherches personnelles et les découvertes nouvelles se mêlaient aux connaissances puisées dans les livres anciens, les complétaient, les rectifiaient, comment aussi elles trouvaient moyen de faire bon ménage avec les croyances populaires et les plus grossières superstitions. Le livre tout médical de Dioscorides, un pur savant, aide beaucoup à comprendre la grande *Histoire Naturelle* de Pline l'Ancien, dont ne manquent jamais de parler les historiens de la littérature latine.

Né à Anazarbe, une petite ville de Cilicie plus connue sous le nom de Césarée Augusta, Dioscorides avait pris à Tarse, la très intelligente capitale de cette province, le goût des choses de l'esprit. Les maîtres dont il suivit les leçons à Alexandrie, les ouvrages qu'il y lut et qu'il n'oubliera pas, surtout ceux de Cratevas et ceux que Théophraste, élève d'Aristote et directeur du jardin botanique d'Athènes, avait écrits sur la génération et la vie des plantes, enfin ses recherches personnelles sur la flore égyptienne fixèrent sa vocation. Elle semble avoir été très impérieuse. Et si Rome l'attira, comme elle attirait ses compatriotes, les médecins particulièrement, ce fut moins par l'espoir qu'elle lui donnait de la fortune et des honneurs, que par les moyens qu'elle lui réservait de poursuivre et de compléter ses études. La preuve, c'est qu'il n'y resta d'abord que le temps nécessaire pour obtenir, avec le titre de médecin militaire, le droit de suivre les armées romaines dans leurs expéditions. Ces fonctions, qui lui permirent de voyager commodément en Italie, en Gaule, en Espagne, lui laissèrent aussi le loisir de former une riche collection de plantes et d'amasser un précieux trésor d'observations.

Très curieux et très sagace, Dioscorides s'intéresse à tout. Il aime à causer avec les indigènes des pays qu'il traverse; il les interroge sur leurs maladies et note soigneusement, pour les retrouver plus tard, les remèdes qu'ils emploient. Il visite leurs champs et leurs jardins, et y cueille toutes les plantes qui manquent à son herbier. Il se promène dans les pâturages, en étudie la nature, goûte le lait des vaches, des chèvres, des ânesses, des brebis, et fait des comparaisons. Il sait très bien que le lait vraiment pur et naturel doit être très blanc, également épais, et laisser au bout du doigt trempé dans le vase des gouttelettes bien formées. Il constate que le lait de l'été ne vaut pas le lait printanier, et que celui du nord de l'Italie est très supérieur à celui du centre. Comment ne le saurait-il pas? Il a bu chez les Vestins un cyathe de lait qui l'a fort indisposé. Mais il ne songe guère à s'en plaindre : sa curiosité est plus forte que ses tranchées. D'où vient cet accident? Évidemment les vaches de ce pays broutent des herbes mauvaises. Quelles sont ces herbes? Il cherche, et partout retrouve dans les prés de la scammonée, de l'hellébore, de la mercuriale et de la clématite. Sa mésaventure lui a donc appris, et il ne manquera pas lui-même d'apprendre à ses lecteurs, qu'il faut se méfier du lait venu des contrées où ces herbes pullulent. « On peut me croire, écrira-t-il, car j'en ait fait l'expérience : ce lait-là dérange les entrailles et détraque l'estomac. » Il descend aussi dans les caves, note soigneusement les caractères et les effets différents des vins, selon qu'ils viennent de la Campanie ou de la Gaule Cisalpine, des côtes de l'Adriatique ou d'Illyrie, de Sicile, de Grèce ou d'Espagne. Le Falerne, le plus fameux de tous, est bon pour l'estomac, mais mauvais pour la vessie ; le Cécube, très agréable au goût, gêne la digestion ; plus légers et vieillissant très vite, les vins de Sicile et des rives de l'Adriatique troublent moins le système nerveux ; ceux de Chios, d'Éphèse et de Lesbos sont très nutritifs, très digestifs, et ne portent pas à la tête ; il faut craindre, au contraire, ceux de Cos et de Clazomène, qu'on a la déplorable habitude de mouiller avec de l'eau de mer ; ils se corrompent aisément, provoquent des dérangements d'entrailles et des dilatations d'estomac.... — Dioscorides continue ainsi, et l'on conçoit très bien qu'il se soit vivement intéressé à cette question. Il estime avec raison que le vin, naturel ou médicamental, joue un grand rôle en hygiène et en thérapeutique ; et d'ailleurs il en aura bientôt besoin pour extraire les principes actifs des plantes recueillies au cours de ses voyages.

De toutes ces notes très soigneusement prises, mais assez sommairement classées, et rédigées dans un grec dont l'auteur lui-même s'est excusé [1], un livre est sorti, qui nous est parvenu sous le titre de *Matière Médicale.* Dioscorides ayant beaucoup lu et étudié les botanistes, ses prédécesseurs, et ne décrivant, dans sa longue nomenclature, qu'une centaine de plantes nouvelles, on devine aisément que son traité n'est pas de tout point original. On y reconnaîtrait sans doute, si leurs ouvrages n'étaient perdus, l'influence de Cratevas et de Théophraste. Comme tous les savants et tous les médecins d'alors, il est dans une certaine mesure un imitateur, et s'appuie au début sur les connaissances acquises. Mais il est facile aussi de retrouver dans son œuvre une originalité très curieuse et indiscutable.

1. Il était de Cilicie, et la Cilicie, comme on sait, est la patrie des solécismes.

Au temps de Néron, la botanique était une science relativement avancée, et les livres sur les plantes ne manquaient pas. Mais aucun d'eux ne satisfait Dioscorides. Les uns lui paraissent très incomplets, les autres très superficiels ou trop peu nouveaux. Ceux d'Iolas de Bithynie, par exemple, et d'Héraclite le Tarentin négligent une foule de plantes. Ceux d'Andréas et de Cratevas ne décrivent pas toutes celles qu'ils signalent. Ceux de Bassus, de Niceratus, de Pétrone, de Niger et de Diodote, tous disciples d'Asclépiades, reproduisent les ouvrages antérieurs, et sacrifient la description des plantes à des exposés de doctrine, à des discussions vaines. Comme si la théorie des pores et des atomes avait quelque chose à voir dans des sujets de ce genre! D'autres écrivains encore ne s'adressent qu'aux cultivateurs des champs et des jardins, ou bien, comme Théophraste, font de la botanique une science indépendante, se suffisant à elle-même, fort égoïste et insoucieuse des services qu'elle pourrait rendre aux autres sciences. Quels sont les principes des plantes, comment germent-elles et croissent-elles, quels sont les éléments qui les composent, les caractères qui les distinguent et les rapprochent? Voilà ce qu'on trouve surtout dans les livres de botanique. Si, d'aventure, leurs auteurs s'avisent d'indiquer l'utilité pratique et les effets des plantes, que d'erreurs, de sottises, de superstitions! A quel homme sensé persuadera-t-on que telle herbe rend fécond et telle autre impuissant ; et que les gens mariés, en mangeant celle-ci ou celle-là, auront à volonté des garçons ou des filles?

Dioscorides a la prétention justifiée d'être plus sérieux et plus pratique. Il entend que son livre de botanique soit un livre de médecine, et les plantes ne l'intéressent qu'autant qu'elles guérissent les maladies. Aussi omettra-t-il, ou, s'il les cite, ne décrira-t-il pas les arbres et les herbes qui, ne pouvant servir de remèdes, lui semblent souverainement méprisables. A la vue d'un érable, d'un buis ou d'un bouleau il devait s'écrier :

A quoi songeait, ma foi, l'auteur de tout cela?

Au contraire, il signale avec le plus grand soin toutes les espèces végétales utiles au médecin : il donne leurs noms, fait leur description, indique les endroits où on les trouve, la manière de les cueillir, de les préparer, de les conserver, leurs propriétés médicales, les maladies qu'elles guérissent. Et l'on sent bien qu'il a lui-même trouvé, cueilli, préparé, conservé, éprouvé toutes ces plantes minutieusement énumérées. D'ailleurs, il ne le laisse pas oublier : à tout instant il rappelle que ce qu'il décrit, il l'a vu, qu'il a essayé sur sa propre personne ou sur les soldats de Néron les médicaments qu'il conseille, et dont il analyse les effets bienfaisants. Aux affirmations téméraires, ce n'est pas l'opinion de tel ou tel qu'il oppose, mais toujours sa propre expérience. Diagoras et Andréas prétendaient que l'opium était très dangereux pour les maladies d'yeux et d'oreilles, qu'il entraînait la léthargie et la cécité.... « C'est faux, réplique Dioscorides; l'expérience me l'a prouvé. » — A plusieurs reprises, dans son livre, mais surtout dans sa préface adressée à un confrère, compatriote et ami, Arius de Tarse, apparaissent la même décision, la même énergie : il se rend compte et il est fier de la supériorité que lui donnent ses longs voyages, ses observations personnelles, et sa ferme volonté d'être un écrivain pratique, un botaniste-médecin, plus médecin encore que botaniste.

Aussi, les végétaux ne sont-ils pas l'objet exclusif de ses recherches. Il s'intéresse également, et c'est ce qui justifie le titre de son livre, à tous les produits de la nature qui peuvent aider à soulager les infirmités humaines, voire même à rendre la vie plus facile et plus douce. Sans doute, les plantes restent pour lui, comme pour tous ses contemporains et confrères, les agents médicamenteux par excellence, les plus précieux auxiliaires du médecin; mais il n'a garde de négliger les minéraux et les animaux. Il sait avec le fer rouge trempé dans l'eau, et avec de la rouille de fer mêlée de vinaigre, composer une potion qu'il croit souveraine contre la goutte, la dysenterie et le choléra, l'érésypèle, la calvitie. Il sait, pour faire des emplâtres et des collyres, dissoudre les métaux[1], faire du cinabre, de la céruse,

1. Voici, comme exemple, le procédé décrit par Dioscorides pour tirer le vif-argent du cinabre : « On met sur une terrine une conque de fer où il y a du cinabre. On ajuste ensuite un

de l'antimoine brûlé et du vert-de-gris. Il connaît les propriétés du protoxyde de plomb, du sulfate et du minerai de cuivre. L'arsenic n'a pas de secrets pour lui : il en a recueilli de deux espèces différentes, en Mysie et en Cappadoce; il en a préparé, il en a administré. Les vertus purgatives, vomitives ou fortifiantes des sels, des terres et des pierres minérales, des eaux soufrées, bitumineuses ou nitreuses, lui sont tout à fait familières. Il sait même (car ce médecin botaniste et pharmacien est en même temps un fabricant de parfums, de couleurs et de vernis) découvrir et préparer les produits nécessaires à la toilette des femmes, les onguents les plus rares, comme le kiphi sacré des Égyptiens, et l'antimoine des parfumeurs qui noircit les sourcils, et l'écume de mer qui enlève les taches de rousseur. Il sait fabriquer de l'encre pour les écrivains, de la poix pour les cordonniers, des couleurs pour les peintres, et tous les ingrédients employés par les foulons et les teinturiers. Sa *Matière Médicale* est une *Matière universelle*.

Ce qu'il connaît le moins bien, ce sont les animaux. Galien le félicite de n'avoir pas rempli son livre de fables et de recettes superstitieuses. Il y en a cependant quelques-unes qui sont bien étranges, et qui montrent l'influence persistante et puissante

couvercle sur cette conque, et, après l'avoir enduit d'argile tout autour, on allume des charbons sous la terrine. La suie qui s'attache ou qui monte au couvercle ayant cessé de bouillir et étant refroidie, on a ce qu'on appelle du vif-argent. »

des traditions populaires. Évidemment, Dioscorides se rappelait ses conversations avec les paysans, quand il promettait de guérir la calvitie avec des sabots de chèvre brûlés et macérés dans du vinaigre, les rétentions d'urine avec des mille-pieds infusés dans du vin, et les rages de dents en introduisant dans l'oreille une bouillie de vers de terre à l'huile. Non moins bizarre est ce remède contre l'épilepsie. « Vous prenez deux petits d'hirondelle qui n'ont pas encore quitté leur nid, et vous leur ouvrez le corps au moment où la lune se lève. Ils ont dans l'estomac deux petites pierres, l'une bigarrée, l'autre d'une seule couleur. Vous enfermez ces deux pierres, en ayant bien soin de ne pas les laisser toucher le sol, dans deux sacs faits de cuir de vache ou de peau de cerf, et vous attachez ces deux sacs aux bras ou au cou du malade. Sa guérison est certaine : il ne tombera plus du haut mal. »

De pareilles superstitions reproduites par un auteur aussi sérieux, aussi savant, aussi justement estimé que Dioscorides, expliquent et excusent les inepties sans nombre et les monstrueuses absurdités dont abonde l'*Histoire Naturelle* de Pline. Quand on voit un Grec intelligent et instruit, un médecin fier à bon droit de ses observations, de son expérience et de ses cures, se laisser à ce point séduire par les histoires des charlatans et des naïfs, que, pour avoir des cataplasmes émollients, il va gratter le dos des athlètes en sueur, et que, pour combattre la fièvre quarte, il invoque le secours des punaises, on se sent pris d'indulgence pour cet honnête homme de Pline qui, n'étant ni botaniste, ni médecin, n'a eu qu'un tort, celui de parler, douze livres durant, de plantes et de remèdes qu'il ne connaissait pas.

CHAPITRE X

Les médecins grecs à Rome, de Néron à Marc-Aurèle. — Leur abondance et leur ignorance. — Spécialistes. Femmes-médecins. Charlatans. — Leurs clients et leurs ennemis. — Rapports des médecins avec les faux prophètes, les prêtres et les dieux.

De Néron à Marc-Aurèle, et de Dioscorides à Galien, les médecins sont si nombreux à Rome qu'il est impossible de les signaler tous, et plus encore de les distinguer. Avec les noms cités par les auteurs on composerait une sorte de *Bottin* médical, qui, du même coup, serait en partie un *Bottin* industriel. Car beaucoup, parmi ces praticiens improvisés, ignorants parfois au point de ne savoir pas lire[1], sont des Grecs en rupture de négoce. Les teinturiers faillis y coudoient les rhizotomes, les charpentiers les forgerons, et les cordonniers les croque-morts. Au reste, plusieurs de ces pauvres diables reprendront, faute de clients, leur ancien métier. Celui-ci, par exemple, de médecin devenu gladiateur, va

1. Galien, *De libr. propr. proemium.*

retourner à l'amphithéâtre [1]. Toute réflexion faite, il aime mieux tuer chaque jour dans l'arène des adversaires qui se défendent, que d'aller, de temps en temps, assassiner dans leur lit des patients qui s'abandonnent. Être athlète, c'est moins facile que d'être médecin, mais c'est plus lucratif et plus glorieux. — Celui-là, n'ayant plus de malades à tuer, se résignera à enterrer ceux des autres. Il compte bien d'ailleurs, grâce à ses anciens confrères, ne pas manquer de besogne; et ce lui sera une consolation de penser qu'étant croque-mort il est encore un peu médecin [2].

Ce sont les médecins connus du règne de Néron qui demeurent responsables de cet encombrement, de cette invasion, que les satires, un peu suspectes, des Martial et des Juvénal ne sont pas seules à signaler, mais que déplorent aussi avec vivacité les praticiens instruits et consciencieux. Les Méthodistes, par leurs procédés de simplification, n'ont-ils pas fait de la science médicale un métier très facile?

1. Martial, VIII, 74, *In malum medicum* :

« *Fecisti medicus quod facis hoplomachus.* »

2. « *Nuper erat medicus, nunc est vespillo Diaulus;*
Quod vespillo facit fecerat et medicus. »

— « *Diaulus médecin, l'effroi de son quartier,*
Qui causa plus de maux que la peste et la guerre....
Il s'est fait croque-mort, et met les gens en terre :
Il n'a pas changé de métier. »

Martial, I, 48. — Le même poète dit encore du même Diaulus (I, 31) :

« *Chirurgus fuerat, nunc est vespillo Diaulus;*
Cœpit quo poterat clinicus esse modo. »

Thessalos ne promettait-il pas de former des médecins en six mois[1]? Scribonius Largus et Dioscorides n'ont-ils pas divulgué tous les secrets du métier, décrit toutes les maladies, jeté dans le domaine public des recettes que leurs prédécesseurs gardaient précieusement, et ne léguaient après leur mort qu'à des amis discrets[2]? Rufus d'Ephèse, constatant que les noms des plantes et des parties du corps humain étaient parfois, selon les livres, très différents les uns des autres[3], n'a-t-il pas publié un *traité des noms Grecs* pour éviter aux ignorants de grossières erreurs? Les pharmacopoles, à qui les cueilleurs de simples apportent les herbes indigènes,

1. Oribase, lui, voudra que les études médicales commencent à onze ans, pour se poursuivre jusqu'à vingt-cinq.

2. C'est ainsi que, sous le règne de Tibère, un certain Pacchius Antiochus s'était fait une réputation avec un remède mystérieux, que personne ne connaissait, et dont, en mourant, il légua la recette à l'Empereur. C'est alors seulement que Scribonius Largus en eut communication. Tous ses efforts pour pénétrer le secret de son confrère étaient jusque-là demeurés inutiles.

3. On pourrait citer beaucoup de plantes, d'animaux, et plusieurs parties du corps différemment nommés par les Grecs de Grèce et les Grecs de Rome. En voici un, du moins, cité par Saumaise et reproduit par D. Le Clerc. — Horace compare la pâleur des amants à celle des violettes : *Nec tinctus viola pallor amantium*.... Mais les violettes ne sont pas pâles! Qu'est-ce donc que cela veut dire? Le voici. Les Grecs distinguaient deux sortes de violettes, les Μελάνια ou ἴα qui sont nos violettes ordinaires, d'une belle couleur foncée, et les Λευκοΐα qui sont blanches, d'une blancheur tirant sur le jaune. C'est de ces dernières que le poète, n'ayant qu'un seul mot latin à sa disposition, a voulu parler. Il indique ainsi une pâleur excessive, semblable à celle des malades qui ont la jaunisse.

et qui trouvent dans les magasins de l'État les végétaux exotiques, ne vendent-ils pas maintenant, tout préparés, les remèdes que jadis les praticiens composaient eux-mêmes? En vérité, la tâche du médecin est singulièrement simplifiée. Pour réussir dans ce métier, la science est inutile : il suffit d'avoir des malades.

C'est là le difficile : il y a tant de concurrence! Comment s'y prendre? Les plus malins et les moins paresseux se spécialisent. Cicéron se plaignait déjà de voir autour de lui trop de médecins différents pour les différentes infirmités. « Pensez-vous, disait-il, qu'au temps d'Hippocrate il y ait eu des hommes pour traiter les maladies, d'autres pour panser les plaies, et d'autres encore pour guérir les maux d'yeux [1]? » Que dirait-il, s'il ressuscitait sous Galba? Non seulement il y a des médecins, des chirurgiens et des oculistes, mais il y a des médecins pour chaque partie du corps, des chirurgiens pour chaque genre d'opérations, et deux classes d'oculistes, les uns pour le traitement des yeux, les autres plus particulièrement opérateurs. Il y a même des spécialistes pour brûler les poils qui incommodent la vue [2]. Il y a aussi ceux qui guérissent les maux d'oreilles, *auricularii* [3], ceux qui pansent les dents malades, et

1. Cicéron, *De oratore*, III, 33. « *An tu existimas, cum esset Hippocrates ille Cous, fuisse tum alios medicos qui morbis, alios qui vulneribus, alios qui oculis mederentur?* »
2. Martial, X, 56 : « *Infestos oculis uris, Higine, pilos.* »
3. Orelli, 4227. « T. *Ælius Amentas, medicus Auricularius.* »

ceux qui les arrachent [1], ceux qui remettent en place les membres démis et raccommodent les os fracturés, ceux qui opèrent de la fistule, ceux qui ouvrent le ventre des hydropiques, ceux qui réduisent les hernies [2], ceux qui soignent la gorge et relèvent, sans les couper, les luettes relâchées [3], ceux qui châtrent [4], ceux qui effacent les stigmates des esclaves [5].... Que d'autres encore! Il y a même des médecins-femmes, les unes pour les accouchements et les soins du corps; et ce sont les *medicæ* — car elles rougiraient de s'appeler modestement, comme leurs devancières, *obstetrices* et *ornatrices*, — les autres, parfois très instruites [6], pour le traitement de toutes les maladies qui affectent leur sexe; et ce sont les *clinicæ*. Et à tous ces gens-là, hommes et femmes (*medicus, sive masculus, sive femina*), le jurisconsulte accorde les mêmes droits, reconnaît les

1. Martial, X, 56. « *Eximit aut reficit dentem Cascellius ægrum.* »
2. *Id., ibid.* « *Enterocelarum fertur Podalirius Hermes.* »
3. *Id., ibid.* « *Non secat, et tollit stillantem Fannius uvam.* »
4. Juvénal, VI, 371 : « *Jussos crescere primum*
Testiculos, postquam cœperunt esse bilibres,
Tonsoris damno tantum, rapit Heliodorus. »

5. Martial, X, 56. « *Tristia servorum stigmata delet Eros.* »
6. Ce qui le prouve, ce n'est pas cette inscription funéraire, menteuse peut-être comme beaucoup d'épitaphes : « *Prima regionis suæ clinica* », mais les éloges que Galien ne ménage pas à quelques-unes d'entre elles, et ce fragment d'une lettre de Priscien à une certaine Victoria, son élève et confrère : « *Victoria, artis meæ dulce ministerium, ego quidem te scientia juvabo* ». On doit aux femmes-médecins quelques termes encore usités. C'est une d'elles qui a donné son nom à la maladie qu'on appelle l'*Hystérie*.

mêmes titres[1]. Ce n'est pas à lui qu'il faudrait demander de distinguer l'art et le métier médical, le praticien instruit et le charlatan ignare.»

Encore ces spécialistes ont-ils parfois de l'expérience, et quelques connaissances précises. On ne devient pas du jour au lendemain capable de charcuter la gorge d'un client, de lui ouvrir le ventre, et de scruter son œil avec des instruments pointus. Lucien sait bien qu'il trouvera à Rome des oculistes habiles, quand il y vient de très loin pour faire soigner une ophtalmie. Les hommes dangereux, ce sont les disciples de Thessalos, ceux qui, après quelques mois d'études, prétendent faire de la médecine universelle, et qui, bons à rien, se croient propres à tout. Ce sont aussi les plus nombreux, les plus intrigants, les plus roués. Si les scrupules leur manquent, les ressources ne leur font pas défaut.

Qu'est-ce donc que ce long cortège qui des Esquilies descend vers le forum? C'est un médecin, un artiste en réclame, qui promène ses élèves à travers la ville. Et les naïfs de se dire : un homme qui a tant d'aides doit avoir beaucoup de malades. — Ceux-là sont, hélas! bien à plaindre. Quels ne doivent pas être leurs tourments, quand cette armée fait irruption chez eux, s'agite, indiscrète et bruyante, autour de leur lit, les palpe, les tourne, les retourne, et joue

1. *Digeste*, L, 13, I, 3. « *Medicos fortassis quis accipiet etiam eos qui alicujus partis corporis, vel certi doloris sanitatem pollicentur, ut puta si auricularius, si fistulæ, si dentium....* »

avec leur corps souffrant comme avec une pièce d'anatomie. « J'étais indisposé : tu vins chez moi, Symmaque, accompagné d'une centaine de tes élèves. Cent mains glacées par l'aquilon me tâtèrent. Je n'avais pas la fièvre, Symmaque; je l'ai maintenant [1]. »

Sans doute, c'est la mauvaise langue de Martial qui parle ainsi; mais les témoignages des hommes sérieux sont identiques, et non moins formels. Voici Philostrate qui nous introduit dans la chambre de Philisque. Autour de Séleucos de Cysique et de Stratoclès de Sidon, appelés par le malade, plus de trente élèves se pressent, affairés et bourdonnants. Et c'est une scène du même genre que décrira Priscien : « Le patient, dans toute la force du mal, est ballotté par la tempête de la maladie. Aussitôt, accourt la troupe de notre collège médical. Chacun cherche à se faire admirer : on se croirait dans un cirque. Celui-ci veut briller par l'éloquence, celui-là par la dialectique, et cet autre en établissant des thèses qu'il soutient avec force gestes et cris. Tous songent à la gloire, aucun n'a souci du malade ».

Les malheureuses victimes de ces consultations bruyantes méritent sans doute toute compassion. Mais cette coutume avait aussi ses avantages. Les

1. « *Languebam; sed tu comitatus protinus ad me*
Venisti centum, Symmache, discipulis.
Centum me tetigere manus Aquilone gelatæ.
Non habui febrem, Symmache : nunc habeo. »
Martial, V, 9.

jeunes gens studieux, élèves de maîtres sérieux, pouvaient tirer de ces visites un très profitable enseignement pratique, analogue à celui qu'apportent à nos internes les tournées quotidiennes des chefs de service dans les hôpitaux. Par malheur, les disciples désireux d'apprendre étaient aussi rares que les professeurs capables d'enseigner; et les plus compétents, parmi ces derniers, renonçaient bien vite à cette tâche ingrate. Comme le fera tout à l'heure Galien, qui supprima ses leçons et ses cours à l'âge de trente-quatre ans, ils abandonnaient aux hâbleurs ignorants, aux *Iatrosophistes*, les belles dissertations vagues et les exhibitions publiques.

Si les *ânes de Thessalos* savaient, avec les élèves qu'ils traînaient après eux, éblouir les passants dans les rues, et, avec des discours prétentieusement vides, enchanter les auditeurs des salles de lectures, des amphithéâtres et du temple de la Paix, ils n'étaient pas moins habiles, les clients une fois conquis, dans l'art de conserver la place. C'est alors surtout que se manifestait leur ingéniosité. Ceux-ci apportaient des drogues très compliquées, exhibaient des instruments rares et très précieux, des boîtes d'ivoire, des cucurbites d'argent, des lancettes historiées d'or [1]. Ceux-là ahurissaient les malades par leur pédantisme, par la bizarrerie de leur langage tout fleuri de citations et de métaphores inintelligibles. Comment ne pas être pénétré

1. Lucien, *Contre un ignorant bibliomane*, 29.

de respect pour un homme qui parle en vers, et vous ordonne de manger

Terrigenam, herbigradam, domiportam, sanguine cassam?

Les profanes, surtout les malheureux affaiblis par la souffrance, sont excusables de ne pas comprendre que cet animal né de la terre, qui rampe dans l'herbe, qui porte sa maison, et dont le corps est vide de sang s'appelle un colimaçon. D'autres savaient se rendre indispensables par leur amabilité, leurs complaisances souvent dangereuses, leur servilité même. Comment se passer d'un homme qui se fait votre humble esclave, s'incline devant tous vos caprices, et pour qui vos fantaisies les plus déraisonnables sont des ordres? D'autres, au contraire, cherchaient à s'imposer par leurs allures fanfaronnes et leur brutalité. Certains malades sont comme certains peuples, et comme la femme de Sganarelle : ils aiment qu'on les maltraite et les bouscule. — « Je vais donc mourir », disait un pauvre diable à un Esculape de carrefour. — « Le beau malheur! répliqua celui-ci; Patrocle est bien mort qui valait mieux que toi [1]. » Et la pensée que son médecin était un homme très instruit, qui avait lu l'*Iliade*, et que lui-même avait quelque ressemblance avec le grand ami d'Achille, consola l'agonisant.

Des anecdotes de ce genre, quand elles sont racontées par des hommes sérieux comme Galien, rendent moins invraisemblables et presque dignes

1. Galien, *In* IV *lib. Hippoc. de vulg. morb.*, ch. IV.

de foi les épigrammes des poètes. On conçoit très bien qu'ils puissent être vrais, ces médecins impudents ou vils, ignorants et pédants, cupides et débauchés, vrais aussi ces malades tremblants, lâches et affolés que nous présentent Juvénal et Martial. Charidémus sait très bien que sa femme est la maîtresse du médecin qui le soigne; et il ferme les yeux. Que voulez-vous? Il tient à mourir tranquille, sans fièvre, et de mort naturelle [1]. Fabulla a quitté son mari pour suivre un amant qu'elle paye. Quoi d'étonnant? Elle est la fille de Sota, un médecin [2]. Hérode, pendant une de ses visites, a volé une coupe précieuse. Le malade, au lieu de se fâcher, doit être reconnaissant; car Hérode, pris sur le fait, réplique sans se troubler : « Malheureux, tu voulais donc boire, malgré ma défense [3]? » Comment ne pas admirer un homme qui se fait voleur pour vous sauver la vie? Hier, Andragoras se portait très bien : il prit son bain et soupa joyeusement avec ses amis. Ce matin on le trouve mort dans son lit. Quelle peut bien être la cause de ce trépas subit?... Il a vu en songe son médecin, Hermocrates [4].

1. « *Uxorem, Charideme, tuam scis ipse, sinisque*
A medico futui : vis sine febre mori. »
Martial, VI, 31.

2. *Idem.*, IV, 9.

3. *Idem.*, IX, 97.

4. « *Lautus nobiscum est, hilaris cœnavit; et idem*
Inventus mane est mortuus Andragoras.
Tam subitæ mortis causam, Faustine, requiris?
In somnis medicum viderat Hermocratem. »
Idem, VI, 53.

Les comédies de Molière n'ont pas tué les Diafoirus et les Purgon, les Pancrace et les Marfurius; ces épigrammes, si finement aiguisées qu'elles fussent, n'étaient pas des armes bien dangereuses ni capables de mettre à mal les Hermocrates, les Diaulus et les Hérode. C'est bien ce que sentirent les adversaires naturels de ces charlatans sans science ni conscience, je veux dire les praticiens intègres, laborieux et dévoués, à qui les agissements de ces confrères indignes causaient les plus grands préjudices, matériels et moraux. Et ces honnêtes médecins ne manquaient pas à Rome, surtout à l'époque de Trajan et d'Hadrien : nous les connaissons par des auteurs sérieux. Plutarque, pour qui la médecine ne le cède à aucun autre art libéral, et qui en faisait lui-même à ses heures perdues [1], ne parle qu'avec respect de tous ces braves gens très instruits, le Méthodiste Moschion, Tryphon, Nicias,

1. Plutarque a souvent parlé de médecine, notamment dans ses *Symposiaques*, dans son livre sur l'*art de conserver la santé*, et ailleurs encore. Ses préférences allaient vers la secte méthodique, et il avait sur les purgatifs et les vomitifs les mêmes idées qu'Asclépiades. « Le vomissement, disait-il, a cela de particulier, qu'il augmente l'insatiabilité et produit une faim enragée qui ne fait pas moins de désordres qu'un torrent longtemps retenu. C'est un moyen pour attirer la nourriture par force et pour donner, non pas un appétit semblable à celui des personnes qui ont besoin de manger, mais une inflammation qu'on ne peut apaiser que par des médicaments et des cataplasmes. Sans doute, cette faim cause un vif plaisir; elle excite à manger avec une espèce de fureur; mais elle est suivie du gonflement des parties qui contiennent la nourriture, du déchirement des pores et de l'empêchement de la respiration. »

Zopyre, qu'il introduit dans ses *Symposiaques.* A ceux qu'il connaît, surtout à Harpocras et à Posthumus Marinus, Pline le Jeune témoigne de toutes les façons son estime et sa confiance. Il met à leur service le crédit dont l'honore Trajan ; et quand il est malade, il se soumet docilement à toutes leurs volontés. « Qu'on ne me donne rien que par la permission des médecins. J'aurais contre ceux qui, dans cette occasion, se montreraient trop complaisants, le même ressentiment qu'ont les autres malades contre ceux qui se refusent à satisfaire leurs caprices. Je me souviens même qu'un jour, après un accès de fièvre qui m'avait consumé, lorsque, sur son déclin, je me trouvai moite, le médecin m'offrit à boire. Je lui tendis la main pour lui faire sentir ma moiteur, et rendis en même temps la coupe où j'avais déjà les lèvres. Plus tard, le vingtième jour de ma maladie, je m'aperçus tout à coup, au moment d'entrer au bain, que les médecins parlaient bas entre eux. Je demandai ce qu'ils disaient : ils me répondirent que sans doute je pouvais me baigner sans risque, mais que, pourtant, ils ne laissaient pas d'être un peu inquiets. — Quelle nécessité de se presser? répliquai-je. Et aussitôt, je quitte tranquillement l'espérance du bain où déjà l'on me portait, et je reprends le régime et l'abstinence, du même air dont je m'étais disposé au bain. » — Galien, lui aussi, est plein de reconnaissance et de vénération pour plusieurs médecins de ce temps, pour ceux-là surtout qui ont été ses maîtres :

Numesianus, Pélops, Ælianus Meccius, Satyrus, Stratonicus, Phecianus, Heraclianus; et il les loue parfois en termes touchants. Sans doute, ce n'était pas à Rome qu'ils enseignaient et pratiquaient; mais un grand nombre des disciples qu'ils avaient formés à Pergame, à Alexandrie et à Smyrne, étaient venus s'établir en Italie.

Eh bien, tous ces médecins, à bon droit exaspérés par les pratiques scandaleuses des imposteurs, devaient chercher pour les combattre, en même temps que pour sauvegarder leurs intérêts et la dignité de leur art, des armes plus sérieuses que des épigrammes. Les uns, les modestes et les timides, se contentaient de prévenir leurs amis. « Méfiez-vous, leur écrivaient-ils; ces gens-là s'attribuent un art qu'ils ignorent : du médecin ils ne possèdent que le nom. Leur nombre est, par malheur, considérable. Non seulement les villes en sont pleines, mais les moindres recoins des campagnes en regorgent. Au contraire, ils sont rares ceux qui sont vraiment dignes du nom de médecin qu'ils portent. » — D'autres composaient des recueils de recettes qu'ils distribuaient très libéralement. Ils espéraient, par cette concurrence ingénieuse et désintéressée, décider les malades à se soigner eux-mêmes, et supprimer ainsi les consultations coûteuses et dangereuses. Enfin, les plus courageux osaient attaquer leurs rivaux de front. Ils les défiaient, les provoquaient, les allaient chercher jusqu'au chevet des malades, opposaient leur science à leur ignorance, leur probité à leur avarice, leur disputaient, leur arrachaient les clients, que du même coup, et le plus souvent, ils arrachaient à la mort. C'est ainsi qu'agira Galien. L'amour qu'il a pour son art, sa pitié pour ceux qui souffrent, son mépris pour les charlatans, « ces brigands qui, dressant leurs embûches dans les villes, sont plus redoutables que les brigands cachés dans les montagnes », toutes ces nobles passions, vivement ressenties, le jetteront plus d'une fois dans des batailles pénibles.

Il s'y montre d'ailleurs aussi adroit et malicieux que vaillant. Un jeune homme se mourait, consumé par la fièvre, sans doute aussi par la diète et la privation de bains que ses deux médecins, appliquant sans examen la théorie de Thessalos, lui avaient imposées. Galien, prévenu par des amis, pénètre auprès du malade, l'examine, et répond d'une guérison prochaine, à la double condition que ses ordonnances seront rigoureusement exécutées, et que son intervention demeurera secrète. Les parents promettent, et l'intrus bienfaisant prescrit un bain, que doit suivre un repas léger et substantiel. Le soir venu, les médecins ordinaires trouvent leur malade paisiblement endormi, et se retirent en interdisant plus sévèrement que jamais, avec ce grave froncement de sourcil qui paraîtra à Marc-Aurèle un symptôme certain de charlatanisme, tout bain et toute nourriture. Le lendemain, les mêmes scènes se reproduisent. Galien prescrit deux bains et trois repas; et les médecins, quelques heures après, les défendent à nouveau. Au moment où ils arrivaient le troisième jour, le jeune homme soupait joyeusement. Vite, il se couche, s'enfonce sous les couvertures, fait semblant de grelotter bien fort; et dans la crainte que, s'il parlait, son haleine ne dénonçât le vin qu'il venait de boire, il charge un de ses amis de répondre à sa place.

— « Ah! toujours la fièvre, dit le premier médecin. Depuis quand?

— Depuis une heure, environ.

— Avec frissons et tremblement?

— Oui, avec frissons et tremblement. »

Et cependant, le malade déjà guéri avait peine à garder son sérieux, et suait à grosses gouttes sous les couvertures.

— « Vous avez observé la diète, lui dit alors le second médecin, et vous avez bien fait. C'est à elle que nous devons cette humidité générale du corps, cette moiteur et cette transpiration, indices évidents d'une amélioration prochaine. Continuez à ne rien manger. »

L'un et l'autre étaient à peine sortis, que le malade, sautant du lit, se remettait à table.

Le lendemain, ils ne le trouvèrent pas à la maison.

— « Eh quoi? Il est sorti?

— Oui, sorti.

— A pied?

— A pied.

— Par Esculape! Comment après plusieurs jours de diète peut-il se tenir debout et courir les rues? »

Ce jour-là, si les médecins, en retournant chez eux, étaient passés par le champ de Mars, ils auraient pu voir leur client jouant à la paume [1].

Ces guérisons clandestines pénétraient les malades de reconnaissance, et apportaient à leurs auteurs de vives satisfactions intimes. Mais pour faire éclater aux yeux de tous l'impuissance et l'ignorance de celui-ci et de celui-là, elles étaient très insuffisantes. Aussi, Galien ne craindra-t-il pas d'avoir recours, dans certains cas, à des moyens héroïques, contraires à l'intérêt des malades, mais qui lui sembleront excusés par la nécessité de confondre les imposteurs.

Un pauvre homme souffrait d'une affection profonde de l'oreille, qui menaçait le cerveau, et par conséquent la vie. Sous l'influence des remèdes ordonnés par le médecin méthodiste qui le soignait, le mal ne faisait qu'empirer. Galien consulté déclare que le traitement suivi est désastreux, et la famille convaincue veut le supprimer. Mais Galien s'y oppose : la maladie n'a pas fait assez de progrès pour qu'il puisse victorieusement fermer la bouche à son

1. Quelquefois les malades, tout en consultant Galien, n'osaient pas désobéir à leur médecin ordinaire : témoin Théagènes le Cynique. Galien, appelé en consultation, dit au médecin ordinaire du malade qu'il se trompe. Mais celui-ci persiste dans son opinion, devant laquelle Théagènes s'incline. Un mieux apparent s'étant déclaré, le médecin assemble des témoins pour constater son succès et sa supériorité. On arrive chez le client, et l'on trouve un bain tout préparé. — « Vous voyez bien qu'il est guéri. » — Hélas! ce bain venait de servir à la dernière toilette de Théagènes, qui était mort.

confrère et le convaincre d'ignorance. Il faut continuer le régime pendant un jour encore. En constatant l'aggravation du mal, le médecin sera bien forcé de reconnaître l'inefficacité et le danger de sa pratique; il en adoptera une autre moins pernicieuse, et ses victimes seront à l'avenir moins nombreuses. Le lendemain, en effet, l'état du patient, qui était très bas, et le beau discours que Galien avait préparé pour la circonstance, plongèrent le médecin dans la confusion.

Ainsi, à force de courage et de persévérance, les hommes instruits, venus des grandes écoles de Grèce, réussissaient encore à évincer quelquefois les ignorants échappés des boutiques de Rome. Bien autrement redoutable, et presque irrésistible était la concurrence que leur faisaient les devins et les faux prophètes, les prêtres et les dieux. Jamais peut-être la superstition ne fut plus maîtresse des âmes qu'à l'époque des Antonins; et comme c'est à la vie que les hommes tiennent le plus, comme c'est la mort et les maladies, ses messagères, qu'ils redoutent et qui les affolent par-dessus tout, c'est dans les choses médicales que cette crédulité triomphait le plus aisément. Aussi, que de gens habiles la répandent, l'exploitent, et supplantent par ce moyen les praticiens honnêtes! Il y en a de toutes les espèces, dans toutes les classes de la société. Ici, ce sont des charlatans, sortis on ne sait d'où, de la lie du peuple, et dont les drogues et les prophéties ensorcellent les hommes les plus sérieux, de hauts fonctionnaires romains, comme

Rutilianus. Tel est cet Alexandre d'Abonotique, le roi des imposteurs, aussi habile que la femme de l'Égyptien Thoon

A mêler des poisons aux plantes salutaires.

Il guérit les maux d'estomac avec un pied de cochon bouilli dans de l'eau de mauve, et toutes les autres maladies avec les *Cytmides*, remède merveilleux, simplement composé de graisse de chèvre. Dans un ordre plus élevé, voici le sophiste Polémon, qui va dormir dans le temple de Pergame, convaincu qu'un songe lui apportera les moyens de guérir sa goutte ; et un autre sophiste, Ælius Aristide, qui va partout racontant, et qui publie dans ses *Discours sacrés*, qu'il doit à Esculape les guérisons successives, mais toujours éphémères, d'une incurable maladie nerveuse, promenée dix-sept ans durant à travers le monde, de sanctuaire en sanctuaire. Et à chaque station de ses pèlerinages, il laisse une partie de ses forces, beaucoup de son sang (le dieu veut qu'en se faisant saigner il diminue son poids de cent vingt livres), et toute sa raison ; et il fait en même temps chanceler celle de ses lecteurs. Plus haut encore, voici Antonin qui, en restaurant et en agandissant le temple d'Épidaure, y pousse plus nombreuse que jamais la foule des dévots souffrants ; et Marc-Aurèle, qui rend publiquement grâce aux dieux de lui avoir indiqué en songe des remèdes contre les vertiges et les crachements de sang. Voici enfin, et surtout, les prêtres des temples d'Esculape, à Épidaure, à Pergame et à

Rome, dans l'île du Tibre. D'une part, la crédulité du vulgaire, de l'autre les travaux des médecins laïques, les découvertes qu'ils font, les livres qu'ils écrivent, les recettes qu'ils publient, les instruments qu'ils inventent, tous matériaux précieux, soigneusement recueillis dans les bibliothèques sacrées, permettent aux ministres du dieu de connaître la médecine, de la pratiquer secrètement, de se servir d'elle pour produire des phénomènes en apparence surnaturels, en un mot de la réintégrer dans les temples, d'où jadis ils l'avaient laissée sortir. A l'origine, la religion était la base de la médecine; elle en est aujourd'hui la contrefaçon et l'appoint.

Que pouvaient, contre tant de concurrents, les protestations ironiques ou indignées d'un Lucien, d'un Œnomaüs de Gadara, d'un Arrien, d'un Favorinus, et toutes les cures faites sans tapage par des praticiens modestes? Lorsqu'à ceux-ci des clients venaient raconter qu'un Chaldéen très habile et un Babylonien très fameux guérissaient la goutte en attachant autour de la jambe une peau de lion nouvellement écorché, à laquelle était attachée une dent de belette, et qu'ils expulsaient le venin des vipères en suspendant au membre piqué une pierre prise à la colonne funéraire d'une jeune fille, le mieux était de rire et de hausser les épaules. Mais que dire et que faire, quand c'étaient les dieux eux-mêmes, Esculape en personne qui prescrivait des remèdes aussi saugrenus, et quand des inscriptions gravées sur les murs du temple en attestaient l'efficacité?

Voyez Lucius : il était atteint d'une pleurésie, et tout le monde désespérait de sa vie. Averti en songe par Esculape, il est venu ; il a pris de la cendre sur l'autel triangulaire, il l'a mélangée avec du vin, et l'a appliquée sur son côté. Il a été guéri, et le peuple s'est réjoui avec lui. — Voyez Julianus : il vomissait le sang, et tout le monde le jugeait perdu. Averti en songe par Esculape, il est venu ; il a pris des graines de pommes de pin sur l'autel triangulaire, il les a mangées avec du miel, pendant trois jours. Il a été guéri, et a rendu grâces au dieu, publiquement, devant tout le peuple. — Voyez Valerianus Aper, un ancien soldat devenu aveugle. Averti en songe par Esculape, il est venu : il a pris du sang d'un coq blanc et du miel ; il en a composé un collyre, et s'en est frotté les yeux pendant trois jours. Il a recouvré la vue, et il a été guéri, et il a témoigné publiquement sa reconnaissance au dieu. — Voyez Gaius : lui aussi était aveugle. Averti en songe par le dieu, il s'est rendu au temple, s'est prosterné, a marché ensuite de droite à gauche, puis a étendu les cinq doigts au-dessus de l'autel sacré, a levé la main, et l'a posée sur ses yeux. Aussitôt, la vue lui a été rendue, le peuple étant présent et se réjouissant.

Ce qui consolait les médecins d'avoir pour rivaux des charlatans fripons, d'effrontés faux prophètes, comme Alexandre d'Abonotique, c'était le droit, qu'on ne pouvait leur refuser, de les mépriser et de les railler : depuis longtemps Aristophane leur en avait donné l'exemple. Ils avaient aussi, pour se dédommager, les protestations écrites des philosophes, et la confiance, publiquement manifestée, des malades raisonnables. Mais, contre Esculape, ses prêtres et ses clients, ils n'avaient aucun recours. Sur le frontispice du temple de l'île du Tibre ils ne pouvaient faire inscrire :

De par nous défense est au Dieu
De faire miracle en ce lieu.

La crédulité de la foule, éternellement éprise du merveilleux, les pratiques mystérieuses qui se multipliaient là-bas, entre les deux rives du fleuve, dans l'ombre du sanctuaire, les laissaient impuissants. Et les temps auront beau changer, les religions succéder aux religions, les prêtres d'un autre culte remplacer les prêtres d'Esculape, la médecine faire des miracles qui pénètrent chaque jour davantage de respect, d'admiration et de reconnaissance : contre certains dévots les médecins resteront toujours désarmés.

CHAPITRE XI

Les Grecs à Rome au second siècle de notre ère, sous Marc-Aurèle et Septime Sévère. — Les médecins. — Galien. Sa vie, son caractère, ses idées, ses œuvres, sa gloire. — Galien et Aristote.

Le second siècle de notre ère est une des époques les plus glorieuses de la conquête de Rome par les Grecs. Quelle place ils prennent alors, et quels noms ils portent, ces grammairiens, ces rhéteurs, ces philosophes et ces médecins, naguère si injustement confondus par Juvénal en une troupe anonyme de honteux affamés et de méprisables intrigants! Après Plutarque, dont les Romains intelligents ont écouté avec joie et compris sans peine les conférences grecques, voici ceux qui s'appellent Arrien, Appien, Dion Cassius, Philostrate, Élien, Galien. Pour vivre, ils n'ont plus besoin de flatter bassement, et l'offre d'un morceau de pain ne les ferait plus monter au ciel. S'il en est encore parmi eux qui sont arrivés à Ostie sur des bateaux marchands chargés de figues et de prunes, il en est aussi qui retournent en Orient sur les trirèmes impériales ; et tout le monde s'incline devant eux. Car ils ont été consuls, et ils sont maintenant gouverneurs de provinces, comme le disciple de l'esclave Épictète, et comme Dion Cassius. D'autres, Appien par exemple, sont procurateurs et surintendants du palais. C'est un des leurs, Apollodore, qui jette le grand pont sur le Danube et qui construit le forum de Trajan. C'est leur société que recherchent les empereurs et les impératrices. Autour d'Hadrien, de Marc-Aurèle et de Septime Sévère, de Faustine et de Julia Domna, tous friands d'œuvres littéraires et d'entretiens graves, qui trouvons-nous groupés? Des Grecs, le philosophe Favorinus, disciple de Dion Chrysostome, Philostrate, qui charme ses auditeurs par la lecture de son *Heroïcos*, et dont l'impératrice ne peut se passer dans ses voyages, Élien qui fait, grâce à sa voix et son style doux comme le miel, bannir la langue latine du Palatin, Galien, l'éloquent discoureur, dont la causerie touche à tous les sujets et dont la science guérit toutes les maladies. C'est à ces Grecs que l'on demande des conseils, une direction morale, les plaisirs supérieurs de l'esprit, et la santé. Ce sont eux enfin, c'est Appien, c'est Dion Cassius, qui racontent l'histoire des maîtres du monde; et le maître de ces maîtres, Marc-Aurèle, écrit en grec.

Le plus grand nom de cette époque est celui d'un médecin. Mais Galien n'est pas seulement l'illustre fondateur d'une doctrine qui doit subsister pendant des siècles; il est aussi, d'une façon plus générale, un des représentants les plus complets, un des types les plus intéressants de l'esprit hellénique. Il a toutes les qualités et tous les défauts de sa race : il en a la curiosité ardente, la mobilité, l'infatigable activité et la faculté d'assimilation. Il en personnifie le caractère audacieux et prudent, orgueilleux et souple, susceptible, irritable et superstitieux.

Quand il vint s'imposer à Rome, la deuxième année du règne de Marc-Aurèle, il avait trente-deux ans; et aucune des connaissances humaines ne lui était étrangère. Fils d'un architecte de Pergame très riche et très instruit dans les sciences et les arts, il avait d'abord étudié les belles-lettres; il ne les oubliera ni ne les reniera jamais; bien au contraire. Convaincu que le rival d'Esculape doit cultiver aussi tous les autres arts auxquels préside le père de ce dieu, la musique, la divination, même le tir à l'arc, et ceux que protège chacune des Muses, il leur consacrera un traité, *Exhortation à l'étude des arts*, qui est un hymne de reconnaissance. Ne sont-ce pas les lettres, en effet, qui faciliteront ses succès mondains, feront de lui le *Logiatros* tourné en ridicule par les médecins romains, mais si goûté de Marc-Aurèle; elles qui lui fourniront ces jolies anecdotes et ces citations inattendues d'Homère, de Sophocle, de Pindare et de Théognis, dont vont s'illuminer tout à l'heure d'austères dissertations médicales?

Après les poètes et les orateurs, ce furent les philosophes qui attirèrent Galien. A dix-sept ans, il avait fait le tour de tous les systèmes. Successivement élève d'un Platonicien, d'un Péripatéticien et d'un Épicurien, il restera fidèle à l'enseignement des deux premiers [1]; et par ses théories, ses travaux physiologiques et un traité spécial, il prouvera que le médecin doit être philosophe.

C'est à la suite d'un songe qu'avait eu son père, que de la philosophie il passa à la médecine. Pendant douze ans, sa curiosité le porta tour à tour vers toutes les doctrines et dans tous les pays où d'illustres maîtres enseignaient. Il fut à l'école d'un Pneumatique, disciple d'Athénée, d'un anatomiste célèbre, Satyros, d'un disciple d'Hippocrate, Stratonicos, d'un Empirique, Æschrion. A Smyrne, il suivit les leçons de Pélops; à Corinthe, celles de Numésianus; à Alexandrie, celles d'Héraclien, d'Ælianus Meccius et d'Iphicianus. En même temps, il s'instruisait par lui-même. Un jour, il s'embarquait pour Lemnos, afin d'examiner sur place cette fameuse *terre Lemnienne*, dont on faisait un médicament souverain. De là, il allait en Cilicie, en Phénicie, en Palestine, dans les îles de Chypre et de Crète, et jusqu'en Syrie, le pays du précieux opobalsamum, qui guérit tant de maladies. Tout l'attirait, l'intéressait; tout était pour lui sujet d'étude. Le débordement d'un fleuve vient de renverser un tombeau et de laisser sur la rive un corps décomposé, dont les os se tiennent encore les uns les autres; quelle bonne fortune

1. Il n'admet pas la doctrine d'Épicure; car Épicure était le maître d'Asclépiades, et Galien n'admet pas la médecine d'Asclépiades.

pour le jeune médecin! Une autre fois, c'est le cadavre d'un brigand laissé sans sépulture qu'il rencontre sur sa route, un cadavre à moitié mangé des vautours. Quelle bonne aubaine, et quelle occasion de compléter les études faites à Alexandrie sur les squelettes! Elle est bien terrible et bien dévoreuse d'hommes, cette épidémie charbonneuse qui sévit dans la plupart des villes de l'Asie Mineure; mais du moins, comme elle mange la peau et les chairs, elle permet d'étudier la disposition et le jeu des muscles.

Lorsqu'il revint à Pergame, vers l'an 160, Galien, alors âgé de vingt-neuf ans, savait tout ce qu'on pouvait savoir, avait écouté tous les maîtres célèbres qu'on pouvait entendre, vu tous les pays et toutes les maladies qu'on pouvait voir. Mais il possédait, en outre, certaines connaissances particulières. Il s'était fait une réputation et une spécialité par l'invention d'un traitement nouveau pour les blessures des nerfs. Nommé médecin de l'école des gladiateurs, il expérimenta sa méthode sur les blessés que le grand Pontife lui confiait; et, dans l'espace de trois années, aucun d'eux ne mourut entre ses mains. Sa gloire était donc solidement établie, quand, brusquement, il partit pour Rome. La plupart de ses confrères, on l'a vu, avaient fait, faisaient et continueront à faire de même; mais lui, ce n'était pas l'ambition, ni la cupidité, ni le prestige de la grande ville qui l'attiraient. Très prudent, et alors, comme dans la suite, plus soucieux de sa vie qu'il ne convient à un médecin, il voulait tout simplement se soustraire aux dangers dont le menaçait une révolution qui venait d'éclater à Pergame.

On sait quel spectacle l'attendait à Rome, où les Empiriques, les Méthodistes, les Dogmatiques, les prêtres et les charlatans se disputaient les pauvres malades; et l'on devine quel mépris ces médecins improvisés, ignorants et intéressés durent inspirer à cet homme riche et très savant, qui exerçait depuis quinze années, et avait approfondi tous les systèmes, sans se déclarer pour aucun. Mais ce mépris, Galien était trop adroit pour le manifester dès le premier jour. Il lui fallait d'abord prendre position, se faire une clientèle, conquérir des amis et des protecteurs, s'imposer. Sa science, des manières aimables et une parole séduisante comme celles d'Asclépiades, son habileté, sa souplesse, la haute opinion qu'il avait de lui-même et qu'il sut communiquer à d'autres, l'aidèrent à merveille dans cette tâche. Au lieu d'engager avec ses confrères romains des querelles théoriques, au lieu de les détruire les uns par les autres, comme il le fera plus tard, et de combattre ceux-ci avec les armes de ceux-là, il chercha leur commun point faible pour les y frapper indirectement, sans en avoir l'air. Il le trouva très vite. Il comprit que leur ignorance devait avoir ce premier résultat, de les laisser très embarrassés et très perplexes quand ils arrivaient pour la première fois au chevet d'un malade. Aussitôt, il proclama qu'il savait, dès la première visite, reconnaître les maladies, distinguer, dès le premier accès, les fièvres tierces des fièvres quartes, les fièvres intermittentes des fièvres quotidiennes. Mise à l'épreuve par des personnages considérables, par le philosophe Eudème, le préteur Sergius Paulus, par Boethus, ancien consul, par l'oncle de Lucius Verus, cette sagacité se trouva justifiée. Surtout, elle apparut éclatante, le jour où, appelé auprès d'une grande dame qu'on croyait très malade, Galien déclara au mari tout interloqué que sa femme ne souffrait que d'une extravagante passion pour un baladin.

Elle était tout aussi discrète, mais non moins habile, la guerre qu'il faisait à ses confrères par sa façon de soigner les malades, et de les médicamenter. Loin de lui la pensée de condamner les remèdes usités. La *Thériaque* était à la mode : il employait la *Thériaque*. Seulement, il ne manquait pas de prévenir ses clients qu'il la composait lui-même; il leur déclarait qu'il n'achetait jamais que des matières de première qualité ; son opium surtout et son cinnamome étaient incomparables. Il expliquait que sa *Thériaque* une fois préparée, il la laissait toujours vieillir; car l'opium frais a des propriétés assoupissantes à l'excès, et partant dangereuses. Le péripatéticien Eudème en avait fait la fâcheuse expérience; au lieu de le réconforter, l'usage de la *Thériaque* l'avait jeté à bas. Ce fut pourtant avec la *Thériaque*, mais une *Thériaque* qu'il avait préparée lui-même, que Galien guérit son ami. Il fit plus : en lui administrant la première dose il le prévint que sa fièvre, de triple quarte qu'elle était, allait devenir quarte, et qu'après un certain nombre de doses, qu'il fixa d'avance, elle disparaîtrait entièrement. La prophétie se réalisa.

Ces succès, qui chaque jour faisaient à Galien plus d'amis parmi les malades, multipliaient aussi ses ennemis parmi les médecins. On ne lui ménageait ni les sarcasmes ni les épigrammes. C'était, disait-on, un médecin phraseur, λογίατρος, un amateur de paradoxes, Παραδοξόλογος, un débitant de faux miracles, Παραδοξόποιος.

On put bientôt l'attaquer par un reproche plus grave. En l'an 167, une peste terrible, apportée de Syrie par l'armée de Lucius Verus, s'abattit sur Rome, et la dépeupla : on enterrait les morts par tombereaux. Devant le fléau, Galien n'hésita pas plus qu'il n'avait hésité devant l'émeute : il partit. C'était un homme plein de prudence et qui aimait la vie; il voulait conserver un médecin à ses clients. Plus tard, la même préoccupation l'empêchera de suivre Marc-Aurèle en Germanie. Mais ce jour-là, il ne lui suffira pas d'être prudent; il se montrera aussi très pieusement ingénieux. A l'invitation de l'Empereur il répondra qu'Esculape lui vient, dans un songe, d'interdire de quitter Rome. A cette dévote objection que pourra répliquer le philosophe couronné qui déclarait avoir, lui aussi, reçu en dormant la visite d'Esculape, et devoir à ses rêves des remèdes salutaires?

Galien avait ses entrées à la cour quand cette

offre lui fut faite; car, revenu à Rome à la suite de Marc-Aurèle, qui l'avait fait appeler à Aquilée, il était devenu un des médecins en titre de la famille impériale. C'est un honneur qu'il partagea avec des confrères jaloux, babillards et calomniateurs, qui se déchaînèrent contre lui, avec Démétrius, Antigènes et Martianus. La protection toute-puissante de Faustine, les soins heureux qu'il donna au jeune Commode, l'art avec lequel il préparait la *Thériaque*, dont l'Empereur prenait chaque matin une dose comme antidote, l'habileté dont il fit preuve pour remettre sur pied son auguste client, ramené très malade de son expédition contre les Germains, tous ces succès portèrent au comble sa fortune, sa gloire et son orgueil. Une consultation, dont il a laissé le compte rendu, que voici, montre bien quels étaient alors son état d'esprit, son caractère, son autorité, son crédit à la cour, ses rapports avec les autres médecins, même les plus haut placés. Il est difficile d'être à la fois plus circonspect et plus adroit, plus orgueilleux, plus flatteur et plus fat.

« Pendant la nuit, l'Empereur fut brusquement pris de tranchées très violentes, et d'un grand dévoiement; et cela malgré la *Thériaque* qu'il avait prise quelques heures auparavant. Les médecins qui *l'avaient suivi à l'armée* (on voit qu'il ne s'agit pas de Galien) lui ordonnèrent un repos absolu; et dans l'espace de neuf heures ne lui laissèrent prendre qu'un peu de bouillon. Étant ensuite retournés chez l'Empereur, où je me rencontrai avec eux, ces médecins jugèrent, au pouls du malade, qu'un accès de fièvre commençait. Je ne disais mot, et je m'abstins même de tâter le pouls à mon tour. Alors l'Empereur, se tournant vers moi, me demanda pourquoi je me tenais à distance. Je lui répondis que ses médecins lui ayant tâté le pouls par deux fois, je m'en remettais à eux, bien convaincu qu'ils savaient mieux que moi se rendre compte de l'état de l'Empereur. Celui-ci ne laissa pas cependant de me tendre le bras, et je déclarai formellement, après une auscultation attentive, qu'il ne s'agissait pas du tout d'une entrée d'accès, mais simplement d'une indigestion. — « C'est cela même, s'écria le malade ; je sens « que j'ai l'estomac chargé. » Et, par trois fois il répéta les mêmes paroles, et demanda ce qu'il y avait à faire pour amener un soulagement. — « Si c'était, répondis- « je, une autre personne qui fût dans l'état où est l'Em- « pereur, je lui donnerais un peu de poivre dans du « vin ; mais comme on n'administre aux princes que des « remèdes très doux, il suffira d'appliquer sur l'estomac « de la laine trempée dans de l'huile de nard bien chaude. » Marc-Aurèle prit aussitôt les deux remèdes à la fois ; et s'adressant à Pitholaüs, gouverneur de son fils : « Nous « n'avons, dit-il en parlant de moi, qu'un médecin ; c'est « le seul honnête homme que nous possédions. »

Cet *honnête homme*, ainsi appuyé et breveté, pouvait tout oser. Et c'est, en effet, vers cette époque que Galien commença l'œuvre triple poursuivie jusqu'à sa mort dans ses visites aux malades, par des dissections d'animaux, des lectures et des démonstrations publiques, et dans plus de cinq cents traités [1]. Qu'il parle, qu'il exerce ou qu'il écrive, il

1. On porte à cinq cents le nombre des ouvrages médicaux de Galien, et à deux cent cinquante celui de ses traités sur des sujets divers. Une partie de ces écrits, conservés dans le

se montre toujours avec les mêmes traits caractéristiques, la passion de la science, des connaissances très étendues, l'amour de la controverse et des discussions philosophiques, une hauteur méprisante, un impérieux besoin de domination, une humeur querelleuse et un puissant instinct de combativité. Certes, il n'avait pas la sérénité, cette vertu qu'exprime son nom, et tenait bien de sa mère, dont il a eu le tort de raconter qu'elle était acariâtre au point de mordre ses servantes. Toutes ces facultés, qualités et défauts, il va les développer librement. Ce qu'il veut désormais, c'est discréditer ceux dont il n'a pas oublié le malveillant accueil, les médecins de Rome, ignorants et cupides; c'est ruiner l'une après l'autre toutes les doctrines qui se sont substituées à celle d'Hippocrate; c'est fonder avec les débris de toutes les sectes mélangées un corps complet de médecine nouvelle; c'est enfin imposer sa gloire et cette autorité devant laquelle s'inclineront si longtemps tous ceux qui soignent et tous ceux qui souffrent.

temple de la Paix, lieu de réunion des médecins qui les y pouvaient consulter, fut (c'est l'auteur lui-même qui le raconte) détruite par un incendie. De quelques-uns de ces ouvrages nous n'avons que la traduction latine. Car Galien écrivait en grec. Peut-être n'est-il pas inutile de le rappeler, puisque naguère un ministre de l'Instruction publique, défendant les études classiques, disait à la Chambre, du haut de la tribune, que nos futurs médecins devaient pouvoir comprendre le grec d'Aristote et le latin de Galien. Aucun député, ce jour-là, aucun journaliste, le lendemain, ne remarqua cette bévue.

Quant à lui, toujours fier et indépendant, même en face d'Hippocrate, il ne s'incline que devant Esculape. Et c'est un des côtés curieux de son caractère. Semblable à Montaigne, ce sceptique très bon catholique, qui met sa foi à part, dans un coin de lui-même, comme dans une arche sainte et fermée à clef, Galien, ce savant, ce philosophe, cet esprit si ouvert, entend ne pas avoir de démêlés avec les dieux. Il est, ou du moins il veut paraître très pieux, superstitieux même. Il croit aux songes, il croit aux cures miraculeuses. C'est par respect pour un ordre divin qu'il refuse d'aller en Germanie, et il demeure convaincu qu'il doit à un rêve la guérison d'une tumeur dont il souffrait au foie. C'est Esculape qui l'a invité à s'ouvrir une artère entre le pouce et le second doigt de la main droite. Et parfois il n'est pas moins crédule pour ses malades que pour lui-même. Comme Ambroise Paré, il aurait pu dire de quelques-uns d'entre eux : je les pansai et les dieux les guérirent. Il raconte qu'ayant conseillé à un client, dont la langue était très enflée, de se purger et de tenir dans sa bouche quelque chose de rafraîchissant, celui-ci eut la nuit même un songe qui lui ordonnait de se gargariser avec du suc de laitue. Il obéit, et la santé lui fut rendue; et Galien resta convaincu d'avoir été, en cette affaire, honoré de la collaboration divine. D'ailleurs, sa crédulité augmente à mesure qu'il avance dans la vie. Il en arrive à croire aux vertus des plantes sacrées, à certains médicaments magiques et imaginaires. Les mânes du vieux Caton durent en frémir d'aise. « Le très divin Galien, rapporte un de ses admirateurs, avait cru longtemps qu'il n'y a point d'enchantements. Mais le temps et l'expérience l'ont amené à changer d'avis, et à reconnaître leur force. » Écoutez plutôt ce qu'il en dit lui-même dans son livre, *De la manière de traiter les maladies*. « Quelques-uns croient que les enchantements et les charmes sont des fables de vieilles, et j'ai été moi-même fort longtemps dans ce sentiment; mais ce que j'ai vu clairement sur ce sujet m'a enfin persuadé qu'ils sont au contraire d'un grand effet. J'en ai fait très utilement l'épreuve sur des personnes blessées par des scorpions. J'ai vu aussi, par la force de quelques paroles, faire rendre des os arrêtés dans le gosier [1]. » On le voit : Galien tient à vivre en paix avec les dieux et avec leurs prêtres.

Avec les médecins, il ne cessera de vivre en guerre. Tous, il les malmène les uns après les autres, et ceux qui sont cupides et ceux qui ne savent rien, ignorants volontaires ou ignorants prétentieux, et

1. Ce passage, cité par un auteur ancien, est tiré d'un livre aujourd'hui perdu. L'authenticité n'en est donc pas indiscutable. Mais il est à remarquer qu'à la même époque d'autres hommes très intelligents partageaient ces croyances superstitieuses. Ainsi, l'Africain Apulée, qui fut quelque peu médecin, disait : « Les anciens médecins ont eu recours aux charmes et aux vers pour la guérison des plaies. Homère, dont le témoignage est aussi certain que celui d'aucun autre auteur de l'antiquité, raconte qu'on arrêta par des enchantements le sang qui coulait de la blessure d'Ulysse. Rien de ce qui se fait en vue de rendre la santé ne doit paraître ridicule ou criminel. »

ceux qui, disciples intransigeants d'une secte particulière, ne sont à ses yeux que des *esclaves*.

« Aux avares, peu soucieux du bien de l'humanité, et très attachés à la fortune, à ces misérables, si nombreux qu'on ne peut trouver aujourd'hui un homme prêt à se contenter de l'argent nécessaire aux besoins du corps », il dénie le titre de médecins. « Ce sont, dit-il, des vendeurs de drogues; car il n'est pas possible de convoiter la richesse et de cultiver en même temps la médecine, le plus noble de tous les arts. Si on s'attache avec ardeur à l'une, on néglige forcément l'autre. »

Aux ignorants, qui ne veulent pas s'instruire, il expose, dans une énumération rapide destinée à les troubler, tout ce qu'ils devraient savoir, et la nature du corps, et la substance, et la structure, et le mode de formation, et la grandeur de chacune des parties, et leur connexion, et leur position. Ces paresseux, ces jouisseurs indolents qui n'ont jamais quitté Rome, il voudrait, lui, le grand voyageur curieux, les pousser à travers le monde. Il se scandalise, il s'exaspère à la pensée qu'ils n'ont jamais eu, qu'ils n'auront jamais l'idée d'aller s'instruire en Grèce et à Alexandrie. « Fâcheuse suffisance, dit-il presque dans les mêmes termes que Montaigne, qu'une suffisance purement livresque. » Eh quoi! ne devraient-ils pas aller partout, visiter les villes exposées au nord, au midi, au levant, au couchant; les villes qui sont situées au fond d'une vallée, et celles qui se dressent sur une hauteur; celles que baigne la mer et celles qu'arrosent des fleuves; celles qui boivent l'eau des fontaines ou les eaux de pluie, et celles qu'alimentent l'eau des marais ou l'eau des rivières: celles dont les eaux sont froides ou chaudes, et celles où jaillissent des sources nitreuses ou alumineuses? Oui, le médecin doit parcourir beaucoup de pays, car il lui faut connaître la nature des lieux, et vérifier par sa propre expérience ce qu'il a appris par les livres et le raisonnement.

Enfin, aux ignorants prétentieux et disputeurs, qu'il déteste tout particulièrement, il ne ménage pas les termes injurieux; on croirait lire le commentaire de certains philologues allemands. En résumé, ce sont des ânes qui braient, des geais qui crient, des pies qui jacassent, des corbeaux qui croassent. Ni les uns ni les autres ne sont des philosophes; et, encore une fois, *le bon médecin doit être philosophe.* « Pour connaître la nature du corps, les différences des maladies, les indications thérapeutiques, il faut être exercé dans la science logique; pour s'appliquer avec ardeur à ces recherches, il faut mépriser l'argent et pratiquer la tempérance. Il faut donc posséder toutes les parties de la philosophie, la logique, la physique et l'éthique. »

Il faut aussi ne point avoir de système, ne jurer exclusivement par la doctrine d'aucun maître. Et alors Galien qui vient, au nom de la morale, de confondre les ignorants et les imposteurs, les vicieux, égoïstes, avares, intempérants et paresseux, commence, au nom de la science, à secouer vigoureusement, après les avoir enfermés dans un même sac, les Empiriques, les Méthodistes, les Dogmatiques. Comment! Il ne leur suffit pas, à ces gens-là, d'être les esclaves de leurs passions : il faut encore qu'ils servent et se glorifient de servir des maîtres dont la renommée tapageuse a, pendant plus de cinq cents ans, éclipsé la gloire d'Hippocrate! Aussi, comme il les traite, dans son livre intitulé *Des Sectes aux Étudiants*, et quel ingénieux moyen il a trouvé pour les combattre! Ce n'est pas lui qui d'abord les réfutera; ils se réfuteront les uns les autres. On dirait une comédie que Galien veut offrir à ses élèves, et qui rappelle les premières *Provinciales*. Trois médecins, représentant chacun une des grandes sectes alors florissantes, apparaissent sur la scène. Là, prenant tour à tour la parole, ils défendent leur doctrine et attaquent celles de leurs confrères. Voici le Méthodiste avec son éternelle histoire du relâchement et du resserrement. Qu'on ne lui parle pas des causes cachées et des causes prochaines, ni des remèdes différents selon les âges, les pays, les saisons. Qu'il fasse froid ou qu'il fasse chaud, qu'il soit jeune ou vieux, Grec ou Romain, Égyptien, Thrace, Scythe ou Éthiopien, si son malade est resserré, il le relâche, s'il est relâché, il le resserre. Il ne connaît que cela, et n'en veut pas rabattre un seul lavement. Puis, voici l'Empirique, qui se refuse à raisonner, qui ne croit qu'aux phénomènes, et ne trouve rien de plus élevé dans les sciences que ce qu'il a vu souvent. Et enfin, voici le Dogmatique, majestueux et hautain, qui prétend par vives raisons prouver à ses deux confrères « que la base sur laquelle reposent leurs sectes tombe en ruines », et qu'ils sont des ignorants, ignorantissimes, ignorantifiants, et ignorantifiés par tous les cas et modes imaginables.... Et quand ils se sont bien battus à coups d'absurdités, Galien intervient, bouscule Empirique, Méthodiste et Dogmatique, met en pièces leurs trois systèmes, et les renvoie dos à dos, meurtris et pas contents [1].

C'est avec les débris de ces systèmes qu'il va construire le sien ; c'est sur cet amas de ruines, qu'il croit à tort irréparables, que va surgir, échafaudée par lui, la vraie méthode de traiter les maladies, « *une méthode*, dit-il, *que personne n'a trouvée avant moi* ». — Eh quoi? Personne, vraiment! Que devient alors Hippocrate, et de quel droit Galien reprochait-il tout à l'heure à ses confrères leur mépris pour le grand médecin de Cos, et leur inintelligence, leurs erreurs, quand d'aventure ils le commentaient? Pourquoi lui-même l'a-t-il tant expliqué, tant analysé? N'est-ce pas lui qui a, en quelque sorte, ressuscité son nom et ses œuvres, ranimé son prestige évanoui? Ne sont-ce pas les doctrines de l'école de Cos qui ont fourni le fond et qui représentent la trame du système médical de Galien? — Oui, sans doute; et celui-ci respecte, en effet, Hippocrate ; il l'admire,

1. Cette réfutation, d'ailleurs incomplète, parce que le traité qui nous la donne est évidemment mutilé dans la dernière partie, a pour titre : *De la meilleure secte, à Thrasybule.*

et le proclamerait son maître, si ses principes et son orgueil ne lui défendaient d'admettre qu'un médecin doit avoir un maître. Il reconnaît qu'Hippocrate a montré et ouvert le chemin dans lequel il va s'engager lui-même. Mais aussitôt après il ajoute : « Comme il est le premier qui l'ait trouvé, il n'y a fait que quelques pas. Il a marché un peu à l'aventure, ne s'est pas arrêté aux endroits importants, a négligé certaines indications essentielles, certaines distinctions nécessaires. Désireux d'être bref, il a souvent été obscur. Il ne dit que peu de choses sur les maladies compliquées. En un mot, il a commencé; il faut qu'un autre achève. Il a ouvert le chemin; il faut le rendre praticable. »

Et c'est Galien qui s'en charge : il sera cet *autre*. Il prétend faire pour la médecine ce que naguère Trajan a fait pour l'Italie. Les chemins montants et sablonneux, défoncés par les eaux, hérissés de pierres et d'épines qui de la Gaule Cisalpine et de la Grande-Grèce mènent à Rome, reine du monde, l'Empereur les a aplanis, pavés, bordés de chaussées et reliés par des ponts. De même Galien, qui veut être le plus grand des médecins, comme Trajan a été le plus grand des empereurs, va faire du chemin malaisé qui, à travers mille détours, côtes pénibles, descentes trop rapides et dangereuses fondrières, conduit à la vraie médecine, reine des arts, une route superbe, large et unie, une voie triomphale, une *via sacra*. Comment s'y prendra-t-il?

Avant de restaurer une maison délabrée, l'architecte doit en examiner toutes les parties, chambres et couloirs, entrées et sorties, coins et recoins. Il en comprendra d'autant mieux l'agencement, qu'il aura étudié, soit sur des plans, soit sur place, dans des bâtisses abandonnées par les propriétaires à la pioche des démolisseurs, un plus grand nombre de parties détachées de constructions semblables. De même, pour restaurer cette maison de l'âme qui s'appelle le corps, il faut que le médecin ait étudié sur des maisons pareilles, abandonnées par la vie, sur des cadavres et des squelettes, les parties diverses qui les composent, leur agencement et leurs rapports.

Le médecin doit donc être d'abord un homme qui dissèque, et l'anatomie est la base de la médecine. Tel est le premier principe de Galien, principe fécond, et, pour l'époque, singulièrement original, hardi, révolutionnaire même. Du premier coup, à la première page de son système, le médecin de Pergame se séparait des Méthodistes qui, pour relâcher et resserrer les pores, n'avaient pas besoin de connaître l'organisme intérieur de leurs malades, réduits par eux à l'état d'une grosse éponge, et des Empiriques, qui déclaraient les dissections inutiles, attendu que les parties peuvent très bien changer de nature, une fois découvertes. Du premier coup aussi, il se distinguait d'Hippocrate, qui n'avait observé que l'extérieur du corps humain et tirait des seuls signes apparents, la couleur du visage, l'état de la langue et les battements du pouls, ses indications thérapeutiques. Du premier coup enfin, il introduisait à

Rome un usage contre lequel s'étaient élevées déjà et devaient s'élever encore, surtout parmi les Chrétiens, de nombreuses protestations, un usage à cette époque presque partout abandonné, même à Alexandrie. Le temps était loin, en effet, où un Érasistrate pouvait librement disséquer des cadavres humains, où un Attale et un Mithridate essayaient des poisons sur des esclaves, où un Hérophile faisait des vivisections sur des condamnés à mort, leur ouvrait le ventre pour suivre les mouvements des intestins, et la poitrine pour voir battre le cœur et s'abaisser le muscle diaphragme par l'entrée de l'air dans les poumons. Quand il suivait les leçons de l'anatomiste Satyros, Galien n'avait pas de semblables bonnes fortunes : il n'aurait pas manqué de le dire et de s'en féliciter. C'est que de son temps les cas étaient rares où l'on pouvait disséquer les cadavres humains. Il fallait qu'une inondation eût défoncé un tombeau, qu'un brigand eût été laissé sans sépulture dans un endroit désert, que Marc-Aurèle eût, par exception, abandonné à ses médecins les corps de quelques barbares, tués en Germanie. Et quelles précautions il fallait prendre! Comme on devait se cacher, et faire vite! Lorsqu'il parle des hommes heureux, favorisés de pareilles aubaines, Galien dit toujours qu'ils étaient obligés de découvrir *très promptement* et *à la dérobée* les parties qu'ils voulaient examiner. Aussi, pour leur éviter les tâtonnements dans des occasions si précieuses, leur recommande-t-il de faire ce qu'il a fait lui-même si souvent, de disséquer des animaux, surtout des singes, et, parmi les singes, ceux qui ressemblent le plus aux hommes, les magots. « Je vous conseille, dit-il, de bien vous exercer sur des singes, afin que, si vous trouvez jamais quelque corps humain dont vous puissiez faire la dissection, vous soyez en état de découvrir *promptement* chaque partie; et ce n'est pas une affaire où l'on réussisse aisément, si l'on n'a pas commencé par s'exercer sur d'autres sujets. Faute d'avoir fait les expériences que je vous conseille, les médecins qui ont disséqué des corps de Germains, pendant la guerre de ces peuples et de Marc-Aurèle, n'ont rien appris, si ce n'est à connaître la situation des viscères. Au contraire, un médecin qui aura d'abord travaillé sur des animaux, et principalement sur des singes, voit tout de suite ce qu'il y a à voir sur les parties qu'il dissèque. Il est plus facile à un homme qui a de l'adresse et la pratique de l'anatomie de s'instruire d'un seul coup d'œil sur un cadavre humain, qu'à un autre, qui n'est pas exercé, de trouver tout à loisir, même les choses les plus évidentes. »

Les diverses parties du corps une fois connues, son mécanisme compris, les fonctions et les relations des organes déterminées [1], le médecin, qui

1. On ne trouvera ici aucune des théories compliquées, philosophiques et physiologiques de Galien. Avec tous les médecins dont il est parlé dans ce livre, nous sommes à Rome, et il est bon d'être pratique comme les Romains, et comme l'étaient, dans leurs visites, ceux qui les soignaient. D'ailleurs, ce n'est pas à Rome, c'est en Grèce, à l'école du platonicien Caïus, que Galien a appris l'existence de trois

peut déjà jeter sur les Méthodistes et les Empiriques un regard de profond mépris, se trouve en face d'une double mission. Comme un bon général, clairvoyant et ferme, il doit, chef de corps lui aussi, maintenir l'ordre et corriger le désordre, c'est-à-dire conserver les parties dans leur état naturel, et, si le trouble naît, les y ramener. Dans la première de ces tâches, Galien se montre à la fois le disciple d'Hippocrate, l'adversaire des Méthodistes, et l'intelligent praticien dont les idées générales savent se plier aux circonstances, et qui n'hésite pas à accorder ses prescriptions avec le milieu où il vit, les clients qu'il soigne. En principe, c'est bien d'Hippocrate qu'il s'inspire, ce sont bien ses idées sur l'hygiène qu'il adopte, quand il recommande l'exercice, surtout la chasse, conseille les bains, règle les heures du sommeil et de la veille, du travail et du repos, fixe le nombre des repas, en établit même le menu. Si l'on suit ses ordonnances, on évitera les crudités, et,

âmes, l'*âme concupiscible*, qui réside dans le foie, l'*âme courageuse*, dont le siège est le cœur, l'*âme pensante et dirigeante*, qui habite le cerveau. Ce n'est pas à Rome, c'est auprès des Péripatéticiens grecs qu'il a étudié la doctrine, qu'il adopte, des quatre éléments qu'il combine avec les parties simples ou composées des corps, et dont il se sert pour expliquer les tempéraments résultant, selon lui, du mélange des éléments et de leurs qualités primitives, le chaud, le froid, l'humide et le sec. C'est aux mêmes maîtres qu'il doit l'idée de la division en trois ordres des fonctions : les *vitales*, telles que les pulsations du cœur et des artères; les *naturelles*, telles que la nutrition et la génération; les *animales*, telles que l'intelligence et les sensations. Le public romain, surtout les malades, n'auraient rien compris à toutes ces choses profondes.

sauf les figues et les raisins, tous les fruits pendant l'été (excellente recommandation en Italie); mais on aura souvent sur sa table du poisson de mer, des viandes légères qui se cuisent aisément, et l'on boira toujours du bon vin.

Ces prescriptions, cependant, ne sont pas absolues, toujours pareilles, toujours applicables sans modification, en tout temps, dans tous les lieux et à toutes les personnes. Bien loin d'imiter les Méthodistes intransigeants, Galien tient un compte rigoureux du pays où vivaient ses clients, de leur âge, de leur état de fortune, de leurs occupations, de leur constitution. L'hygiène, à son avis, doit être différente selon qu'on habite en Orient ou en Occident, à Pergame ou à Rome, qu'on est jeune ou vieux, riche ou pauvre, vigoureux ou délicat, maître de son temps ou esclave des affaires et des fonctions publiques. Les Romaines, qui doivent, comme toutes les mères, nourrir elles-mêmes leurs enfants, ne les plongeront pas dans l'eau froide aussitôt après leur naissance, ainsi que le font les Germaines. La nourriture ne sera pas la même dans les pays du Nord et dans ceux du Midi. A Rome, les jeunes mangeront deux fois par jour, mélangeront le vin et l'eau dans une égale proportion, et prendront en été des bains froids. Les vieux feront trois repas, boiront du vin pur, et ne se baigneront que dans de l'eau douce et chaude[1]. Galien entend leur épargner

1. Un médecin contemporain de Galien, Antiochus, suivit à la lettre les prescriptions de son confrère et s'en trouva très

la pénible et dangereuse expérience de Sénèque qui, après avoir essayé de l'eau de source et l'eau du Tibre, puis des bains tiédis au soleil, finit par revenir au régime des bains vraiment chauds. Enfin, les Romains désœuvrés et vigoureux n'ont qu'à s'abandonner à leur penchant naturel pour la gymnastique et les exercices du corps. Quant à ceux qui sont délicats ou occupés, ils s'y astreindront : c'est le seul moyen de remédier à leur faiblesse, et de lutter contre la fatigue du travail imposé. Galien en sait quelque chose ; et volontiers, dans ses visites et dans ses livres [2], il se propose comme exemple. « Depuis l'âge de vingt-huit ans, dit-il, ces principes d'hygiène que je vous donne m'ont permis, malgré mes travaux, de n'être jamais malade. Je n'ai eu qu'une fièvre *éphémère*, amenée par un excès de fatigue. » Il a, en effet, la réputation, dont il se montre très fier, d'être très sain, très solide ; et une légende le fera vivre, comme Asclépiades, cent quarante ans. On dira même que jusqu'à la fin il garda une haleine très douce ; *il semblait ne respirer que le baume et les aromates*. En réalité, Galien mourut la neuvième

bien. Il vécut centenaire. A quatre-vingts ans, il exerçait encore, et allait à pied visiter ses malades, même ceux qui demeuraient très loin. Voici son régime : à neuf heures, il mangeait du pain et du miel. A midi, il se baignait, se faisait frotter, se promenait, dînait avec du poisson de mer et de la viande facile à digérer. Le soir, il prenait du vin au miel et un bouillon simple ou mêlé de farine. Il habitait une maison bien exposée et bien aérée.

2. L'*Hygiène* (Ὑγιεινά), qui porte en latin le même titre qu'un traité analogue d'Asclépiades, *De tuenda sanitate*, est un des principaux et des meilleurs ouvrages de Galien.

année du règne de Sévère : il avait soixante-dix ans. C'est un âge respectable, où l'on peut remercier son hôte et faire son paquet. Mais il est assez naturel et très touchant de voir, à toutes les époques, les malades se refuser à admettre la mort des hommes bienfaisants qui les ont défendus eux-mêmes contre la mort. Pendant les cinquante premières années du IIIe siècle, bien des gens, à Rome, à Alexandrie et à Pergame, s'obstinèrent à nier la définitive disparition de Galien ; et quand il leur fallut enfin se rendre à l'évidence, pour se consoler ils en firent un dieu. « On lui rendit, affirme Eusèbe, un culte religieux. »

Par sa personne, par ses nombreux traités d'hygiène, et par sa définition de la médecine, « cet art non seulement de rétablir, mais de conserver la santé », Galien prouvait qu'il était un homme robuste, un écrivain fécond, un médecin dévoué, désintéressé au point de révéler à ses clients les moyens de se passer de lui. Son humanité d'ailleurs et son dévouement sont attestés par la sollicitude dont il entourait également le pauvre[1] et le riche. Mais l'importance qu'il attachait à l'hygiène, et ses recommandations incessantes montrent aussi qu'il avait une connaissance profonde de la nature humaine. Il savait que les gens valides négligent le plus souvent de se soigner, et ne songent guère à la maladie qui, à Rome, les menaçait sous tant de

1. De la sorte, Galien se conformait à ce précepte hippocratique : « Parfois même vous donnerez vos soins gratuitement ».

formes diverses, dont l'une fut précisément l'épidémie de 167. Comme Bossuet protestera contre cette étrange faiblesse de l'esprit humain, à qui la mort n'est jamais présente, Galien protestait contre l'indifférence où laisse les hommes la maladie possible et probable.

Mais lorsqu'elle arrive, toujours inattendue de ses victimes, comment Galien, qui la guette et veut que le médecin la prévoie, l'expulse-t-il? Cherchez-en d'abord, dit-il, la nature et le siège. Si vous avez fait des études anatomiques, si vous connaissez bien les organes, leurs fonctions et leurs rapports, vous trouverez sans peine la partie lésée. Cherchez ensuite les causes, afin de pouvoir les écarter. L'air que votre client respire, ce qu'il a bu et mangé, la façon dont il dort, la vie trop fatigante, trop paresseuse ou débauchée qu'il mène, sont les causes externes de sa maladie. Ces causes manifestes en produisent d'autres, des causes internes et cachées, auxquelles il faut aussi remonter. L'excès ou la mauvaise qualité de la nourriture sera, par exemple, la cause externe du dégoût et des nausées; une affection de l'orifice de l'estomac en sera la cause cachée. Y a-t-il inflammation? C'est que le sang s'est introduit dans une partie où il n'avait que faire, et c'est parce qu'il est trop abondant qu'il y a pléthore.

Ces causes trouvées, combattez-en les effets par les contraires. (Ici Galien se rencontre avec les Méthodistes, dont il reprend et développe les idées.) Si une partie chaude est devenue froide, il faut la réchauffer; si la plénitude d'un sang bouillant a produit la fièvre, il faut avoir recours à la saignée. Si par un certain mouvement ou par quelque violence une partie se trouve hors de sa place, il faut, par un mouvement et par une violence opposées, la lui faire reprendre; il faut la redresser si elle est abaissée, l'abaisser si elle est relevée. En un mot, les contraires se guérissent par les contraires.

Mais ces remèdes contraires doivent être soigneusement gradués, parce que la Nature ne supporte pas les changements brusques, et proportionnés au mal comme à la constitution du patient. (Ici, Galien abandonne de nouveau les Méthodistes.) S'ils sont trop faibles, ils ne servent à rien; trop forts, ils peuvent tuer. Les hommes ne doivent pas être traités comme les femmes, les personnes délicates comme les gens robustes, les vieillards comme les enfants. Le sexe, le tempérament et l'âge fournissent au médecin des indications particulières.

Ce sont là, en somme, des principes excellents : ils résument la thérapeutique tout entière, qui, aujourd'hui encore, s'appuie sur eux. Par malheur, Galien ne s'est pas contenté de les poser nettement et brièvement. Trop ami des systèmes compliqués et des explications quand même, il a souvent négligé le côté pratique de ces idées nouvelles; et ses successeurs, plus insoucieux encore et disciples trop fidèles, s'enterreront à sa suite dans le bourbier des théories vaines. Pendant des siècles, le Galien qui disserte sera pour les médecins ce qu'Aristote sera pour les philosophes. « La forêt d'Aristote, disait Pierre de Celle, nous empêche de voir l'autel du Seigneur »; de même, la forêt de Galien, je veux dire sa dialectique hérissée et touffue, cachera les préceptes pratiques, salutaires et féconds, qui pouvaient hâter les progrès de la médecine.

Très semblable, d'ailleurs, fut dans la suite l'histoire de ces deux grands noms. Pendant tout le moyen âge, l'autorité d'Aristote détruira la mémoire de Pythagore, d'Épicure et de Platon; l'autorité de Galien détruira presque complètement le souvenir d'Hippocrate. Ceux qui régneront dans les écoles et donneront si beau jeu à la méthode scolastique, ce seront les deux péripatéticiens, le philosophe qui découvrit la doctrine des éléments, les quatre qualités et les quatre humeurs, et le médecin qui, les appliquant à la cure des maladies, y assujétit le corps humain. Leurs deux gloires marcheront de compagnie.

CHAPITRE XII

Galien et Asclépiades. — La médecine grecque, depuis Septime Sévère jusqu'à la fin de l'Empire. — Ses rapports avec l'État. — Les médecins à la cour, dans les provinces et à Rome. — Oribase. — Les derniers médecins grecs. — Conclusion.

Galien reste, après Asclépiades, le plus grand des médecins grecs qui vécurent à Rome et soignèrent les Romains [1]. Sans doute, entre l'épicurien, chef des Méthodistes, et le péripatéticien, disciple d'Hippocrate, il y a des différences profondes; et le dernier venu n'a pas manqué de les souligner. Mais ses critiques, pour être nettes et franches, n'en sont pas moins aussi mesurées dans la forme que le lui per-

1. Il y a un siècle et demi, à une époque où ceux qui ne s'inclinaient pas devant Galien étaient rares et courageux, Th. Bordeu a osé dire dans son beau livre, *Recherches sur l'histoire de la médecine* : « Galien était-il plus grand qu'Asclépiades? J'en doute. Fit-il un bien plus réel à la médecine qu'Asclépiades? Je ne le crois point. Je pense au contraire qu'il chargea la médecine de mille futilités, et qu'il arrêta ses progrès.... Je pense que la manière d'Asclépiades durera encore lorsque Galien sera connu comme ces anciens conquérants qui ont donné occasion à mille meurtres. »

mettait sa nature batailleuse. C'est que Galien était trop intelligent pour confondre dans un même mépris Asclépiades et les *ânes* de Thessalos, trop adroit pour dénigrer sans réserves élogieuses une mémoire toujours vénérée des Romains, trop fin pour ne pas comprendre que des principes très opposés ne l'empêchaient point de ressembler sur plusieurs points à son illustre devancier.

Tous deux se sont fait de leur art une idée également élevée; et en adoptant, l'un la théorie des atomes, l'autre celles des trois âmes de Platon et des quatre éléments d'Aristote, ont rattaché la médecine à la philosophie. Tous deux, convaincus avec raison que l'union de ces sciences est essentielle, et que ce qui convient à l'une convient à l'autre, pouvaient dire, comme l'auteur hippocratique du traité *De la Bienséance* : « le médecin philosophe est égal à un dieu ». Tous deux ont su séduire leurs malades par les mêmes qualités de leur race, des manières aimables, une parole éloquente, une sollicitude toujours affectueuse. Tous deux (avec des fortunes différentes, puisque les livres d'Asclépiades se sont perdus, et que sa gloire s'est éclipsée) ont été des écrivains féconds et des chefs d'école respectés. Tous deux ont fait pareille bonne justice des ignorants et des charlatans qui les avaient précédés, élèves du vieux Caton et disciples de Thessalos. A l'époque de chacun d'eux, enfin, se rattache un changement considérable dans la situation des médecins grecs établis à Rome.

C'est au moment où Asclépiades venait de mourir, que ses confrères obtenaient de César le titre et les droits de citoyens romains; et si, comme le veut la légende, Galien avait vécu cent quarante ans, il aurait vu Alexandre Sévère régler d'une manière fixe et constituer officiellement le service médical de la cour.

Sans doute, depuis Auguste tous les empereurs avaient eu auprès d'eux des médecins favoris; mais ces privilégiés, esclaves, affranchis ou libres, les Antonius Musa, les Xénophon, les Andromaque et les Galien, n'étaient que médecins; et seules, leur science et la confiance qu'ils inspiraient les maintenaient à la cour. Ils ne faisaient pas partie de l'administration publique, et tout ce qui intéressait l'État leur restait, leur devait rester étranger. Une pareille situation avait cet avantage, qu'elle laissait à ceux d'entre eux qui n'étaient ni esclaves, ni affranchis, une certaine indépendance et une réelle dignité. Elle permettait, par exemple, à un C. Stertinius Xénophon de dicter ses conditions et de fixer le chiffre, très élevé, de ses honoraires; elle permettait aussi à un Galien de décliner l'honneur de suivre Marc-Aurèle dans une lointaine expédition. Mais pour les ambitieux et les courtisans, cette situation avait l'inconvénient d'être précaire, soumise aux caprices du maître, et très effacée. Ces hommes, qui tenaient entre leurs mains la santé et la vie de l'Empereur, n'avaient aucun titre, aucun rang parmi les fonctionnaires de la cour, aucune place dans les conseils.

Poussé peut-être par son amour pour les hommes et les choses qui venaient de Grèce, de ce pays où il était né, dont il se plaisait à lire les livres et à parler la langue, inspiré sans doute aussi par le jurisconsulte Ulpien, qui lui donna le goût des détails d'administration, Alexandre Sévère modifia cet état de choses. Sous son règne, les médecins de la cour devinrent des fonctionnaires savamment hiérarchisés, chargés d'emplois nettement déterminés, et honorés d'appointements annuels fixes. Parmi les médecins dont s'étaient entourés ses prédécesseurs, il y avait toujours eu un favori, un chef, un *archiatre*; mais ce titre honorifique ne conférait à celui qui l'avait obtenu aucun privilège officiel, aucun droit, aucune supériorité sur ses confrères; et l'on a vu Marc-Aurèle se détourner de son premier médecin, l'archiatre Démétrius, pour consulter Galien, suivre ses ordonnances, lui confier son fils, et le charger de préparer sa *Thériaque*. A partir d'Alexandre Sévère, les choses ne purent plus se passer ainsi. Il y eut au palais un médecin en chef, que son titre et des appointements réguliers mettaient au-dessus des autres : c'est le moment où le mot *archiatre* prit le double sens de médecin du prince et de prince des médecins. Derrière ce haut personnage, il y eut six médecins, dont chacun recevait, selon son rang, trois ou seulement deux annones [1].

1. « *Medicus sub eo unus palatinus salarium accepit; celeri omnes, qui usque ad sex fuerunt, annonas binas aut tertias accipiebant.* » (Lampride, *Alexandre Sévère*, c. XLII.)

Avec Dioclétien, cette organisation devint plus régulière encore et plus rigoureuse. Ce prince, qui avait la manie de *la divine hiérarchie* et la science de la classification administrative, ne pouvait manquer de constituer systématiquement le service médical du Palais; et, par cela même qu'il avait introduit à Rome le caractère et la pompe des despotismes orientaux, il devait, après l'avoir tyranniquement réglementée, élever très haut la situation de ses médecins. Ce n'est plus, en effet, un empereur que ceux-ci approchent et soignent, c'est un dieu; et quel honneur de toucher aux parties les plus secrètes de la personne divine du maître, quand les plus favorisés obtiennent avec peine la grâce de se prosterner à ses pieds, et n'osent lever les yeux vers son visage sacré! Il faut donc que, pour être dignes de cet honneur, ces médecins deviennent des personnages considérables et particulièrement considérés. Et c'est ainsi que leur petite troupe se transforme en une milice, *militia palatina*, puisque l'État est militairement organisé, et, puisque l'Empereur est un dieu, en une sorte de collège sacré.

A ces Grecs habiles, qui sont en même temps citoyens romains, courtisans, soldats, médecins et prêtres d'un dieu mortel, toutes les ambitions sont désormais permises. Il n'est plus de privilèges, d'honneurs, de places qu'ils ne puissent convoiter. Et, en effet, ils vont être, par décret spécial, exemptés pour eux et leurs enfants de toutes les charges qui pèsent sur les plus haut placés, les curiales, les sénateurs, les comtes, les perfectissimes[1]. Ils seront consuls, proconsuls et préfets du Prétoire. A la cour même, ils seront ducs, vicaires et comtes de première classe; ils prendront rang parmi les *Egregii*, les *Spectabiles*, les *Illustres*, les *Eminentissimi*. La boutade de Juvénal se trouve presque une vérité : il s'en faut de peu qu'ils ne soient au ciel.

Mais cette sollicitude, cet argent, ces privilèges, ces titres et ces dignités, Alexandre Sévère et Dioclétien ne les prodiguaient aux médecins que dans un intérêt très personnel, pour être guéris dans leurs maladies, et pour satisfaire leurs instincts administratifs. Ce qui se passait en dehors du sacré Palais les laissait, les laissa toujours fort indifférents.

Sous leur règne, et jusqu'à Valentinien, les Romains continuèrent à se faire soigner comme ils voulaient ou pouvaient par des hommes dont on continuait à n'exiger ni diplôme, ni garantie d'aucune sorte. L'État s'occupe bien (et un article du Code de Justinien montre qu'il s'en occupera longtemps encore[2]) de la valeur marchande d'un esclave médecin, mâle ou femelle, officiellement estimé

1. « *Archiatri omnes et ex archiatris ab universis muneribus curialium, senatorum et comitum perfectissimorumque muneribus et obsequiis quæ administratione perfunctis sæpe mandantur; a præstationibus quoque publicis liberi immunesque permaneant: nec ad ullam auri et argenti et equorum præstationem vocentur quæ forte prædictis ordinibus aut dignitatibus attribuuntur. Hujus autem indulgentiam sanctionis ad filios quoque eorum statuimus pervenire.* »

2. *Code de Justinien*, VII, 7, I, § 5; VI, 43, 3.

soixante pièces d'or[1]; mais il ne s'inquiète pas de ses capacités. Il n'a garde d'accorder sans enquête sérieuse le droit de cité aux médecins grecs[2]; mais cette enquête, qui ne porte jamais sur les titres scientifiques du postulant, une fois faite, le droit une fois acquis, et l'étranger fixé à Rome, il le laisse exercer son art à sa guise. Il surveille bien, au point de les opprimer parfois, les associations et les corporations; mais il ferme les yeux sur les actes personnels des médecins attachés à ces collèges, et chargés d'en soigner les membres[3].

Cette insouciance de l'État est d'autant plus remarquable, que depuis longtemps déjà les provinces de l'Empire étaient pourvues de médecins municipaux, ἰατροὶ δημοσιεύοντες, et d'un service de santé régulièrement constitué, surveillé et protégé par le gouvernement. Qu'il en ait été ainsi en Grèce, à Athènes, à Sparte, à Lampsaque, à Bryconte, à Anaphé[4], et dans les colonies grecques les plus

1. Le prix d'un eunuque, marchandise très précieuse, était limité à cinquante pièces d'or.

2. « Conformément aux habitudes de mes prédécesseurs, écrit Trajan à Pline, j'ai résolu de n'accorder le droit de cité qu'avec beaucoup de circonspection. » (Pline le J., X, 23.)

3. Des inscriptions nous font connaître les noms de quelques-uns de ces médecins de collèges. Ce sont toujours des noms grecs.

4. Une inscription de Sparte appelle un médecin *sauveur de la ville*; une autre, de Lampsaque, dit : « Le sénat honore Cyrus, fils d'Apollonius, archiatre excellent, citoyen illustre, pour beaucoup de bons offices qu'il lui a rendus avec éclat et grandes dépenses, et pour un don de mille drachmes attiques fait au sénat ». L'inscription de Bryconte est bien plus caractéristique encore, comme on le verra tout à l'heure.

lointaines, à Marseille par exemple, rien de plus naturel. C'était un usage très ancien, déjà répandu à l'époque d'Hérodote, qui signale l'existence d'un médecin public, Démocède de Crotone, successivement engagé par la ville d'Égine, par Athènes, et par Polycrate[1]. Mais il est singulier de trouver partout en Italie, même dans les plus petites villes, à Bénévent, à Ferentinum, à Pisaure, à Æculanum[2], des médecins fonctionnaires, alors que Rome n'en a pas, et de voir les empereurs respecter cette coutume, l'encourager, la propager, et ne pas songer à l'introduire dans la capitale du monde.

C'est qu'ils ne la comprirent pas d'abord. Pour eux, cette *archiatrie* provinciale, qu'ils trouvèrent établie en arrivant, n'était qu'une institution comme une autre; et s'ils la protégèrent, ce ne fut point parce qu'elle était bienfaisante, mais parce qu'il entrait dans leur plan de gouvernement de conserver le plus possible aux villes, qu'ils dépouillaient de leurs droits politiques, leurs traditions et leurs libertés municipales. Ils ne s'interposèrent que le jour où des abus se produisirent; et c'est Antonin qui se chargea de les réprimer.

1. Hérodote, III, cxxxi et suiv. Voir pour tout ce qui suit *l'Archiatrie romaine* du docteur R. Briau. Le troisième chapitre, sur les *archiatres municipaux*, est excellent, et je m'en suis beaucoup servi. Voir aussi, dans la *Revue archéologique* (1880), le travail du docteur Vercoutre sur la *médecine publique dans l'antiquité grecque*.

2. Orelli, 3994; 4017; 3507; *Corpus I. G.*, 5877. Ces médecins s'appelaient : M. Ulpius Sporus, C. Tetteus Tesas, C. Salvius Atticianus, etc.

Dans toutes les provinces, mais surtout en Grèce, où la médecine ne cessa jamais d'être particulièrement honorée, et où ceux qui l'exerçaient avaient tous les moyens d'être très instruits, les médecins, fonctionnaires publics, étaient comblés de privilèges. Non seulement ils recevaient un traitement, assuré par un impôt (ἰατρικὸν [1]) que payaient tous les citoyens, mais ils jouissaient encore d'une foule d'immunités : ils étaient exemptés des charges publiques et privées, de tutelle, du logement des soldats, et de nombreuses prestations. Aussi, ces fonctions étaient-elles fort recherchées ; et il arriva souvent que les municipalités, pour satisfaire plus d'ambitions et attirer à elles les médecins en renom, les multiplièrent à l'excès. De toutes petites villes finirent par avoir plus de cinq médecins honorés de traitements fixes. Il en résulta peut-être une amélioration de l'état sanitaire, mais certainement aussi l'appauvrissement de beaucoup de finances municicipales. Par contre-coup, les intérêts de l'État se trouvèrent, eux aussi, lésés. C'est alors que pour arrêter ces abus, et dans un intérêt purement fiscal, Antonin le Pieux réorganisa par décret le service médical des provinces. Spécialement adressée aux villes grecques d'Asie, où les médecins publics étaient plus recherchés et plus nombreux que partout ail-

1. Dans une inscription, publiée par M. Foucart, on lit : « Il a semblé juste à la ville de Delphes, dans une assemblée régulière, avec le nombre légal des suffrages, d'exempter de la choragie et de l'*Iatricon* Philistion et ses descendants ».

leurs, cette ordonnance ne devait pas moins avoir force de loi dans tout l'Empire.

« Les plus petites villes, disait le rescrit, peuvent avoir cinq médecins favorisés de l'immunité ; les villes un peu plus grandes sept, et les très grandes villes dix. Passé ce nombre, les villes, même les plus grandes, ne peuvent accorder l'immunité. Ce sont les métropoles des peuples qui jouiront du nombre le plus élevé ; le second appartiendra aux villes qui ont une cour de justice ou un lieu de judicature ; le troisième nombre s'appliquera aux autres villes. Il n'est permis d'augmenter ce nombre ni par ordonnance du sénat, ni par un autre moyen, quel qu'il soit ; mais on a le droit de le diminuer, parce que cela paraît avoir été introduit en vue des charges civiles [1]. »

Ce décret, exclusivement réglementaire et restrictif, montre bien que l'utilité de ces fonctions et les services qu'elles pouvaient rendre laissaient l'État tout à fait indifférent. L'Empereur n'imposait pas aux villes cette institution bienfaisante ; il se bornait à la réorganiser là où elle existait déjà ; et c'étaient des intérêts financiers qui seuls provoquaient cette réorganisation. La meilleure preuve, c'est que

1. « *Minores quidem civitates possunt quinque medicos immunes habere : majores autem civitates septem ; maximæ autem civitates decem. Supra hunc autem numerum, ne maxima quidem civitas immunitatem præstat. Decet autem maximo quidem numero uti metropoles gentium ; secundo autem, quæ habent vel forum causarum, vel loca judiciorum ; tertio reliquas. Excedere quidem hunc numerum non licet, neque sententia senatus, neque alia qua adinventione ; minuere autem licet quoniam pro civilibus muneribus hoc introductum esse apparet.* » (*Digeste*, XXVII, I, VI, 2, 3 et 4.)

le gouvernement se désintéresse absolument de la façon dont sont recrutés et payés, et dont se conduisent tous ces médecins publics. « Ne dépassez pas, dit-il aux villes, le nombre fixé par la loi ; voilà tout ce que j'exige de vous. Après cela, organisez comme vous l'entendrez votre service médical. Sur ce point, j'interdis à mon représentant, au président de la province, de se mêler de vos affaires. Le droit de choisir vos médecins publics n'appartient qu'aux membres de votre conseil, aux propriétaires et aux principaux citoyens. C'est à eux de s'assurer, comme ils le voudront, de la probité, de l'honorabilité et de la science des hommes à qui ils se confieront, eux et leurs enfants, dans leurs maladies ; c'est à eux de nommer des fonctionnaires capables de donner des soins aux pauvres, d'entretenir la bonne hygiène dans la ville, de l'assainir au besoin, d'enseigner la médecine, de recruter des élèves, de les instruire et de les mettre en état de les seconder [1]. Si vous avez à vous plaindre de leur négligence ou de leur ignorance, dépouillez-les de leurs privilèges, révoquez-les, punissez-les comme bon vous semblera. Cela ne me regarde pas et je ne m'en soucie point [2]. »

1. Ces médecins choisis et nommés par les villes avaient nécessairement plus de disciples que les autres. Dans *les Acharniens*, Dicéopolis disait déjà à Lamarchos : « Adresse-toi aux disciples de Pittalos, je ne suis pas médecin public. » (Voir Vercoutre, *Revue archéologique*, 1880, 1er semestre, p. 311.)

2. « *Medicorum intra numerum præfinitum constituendorum arbitrium non præsidi provinciæ commissum est, sed ordini et possessoribus cujusque civitatis; ut certi de probitate morum et*

Il s'en soucie et s'y intéresse d'autant moins, que rien de semblable n'existe à Rome. Aucun empereur, pas un des médecins écoutés à la cour, aucun ancien gouverneur de province (et pourtant ces gens-là devaient bien connaître les avantages et les bienfaits de cette institution), personne n'a songé et de longtemps ne songera à doter les Romains d'un service médical, officiel et régulier. Les maîtres du monde demeurent privés des secours que trouvent dans les coins les plus perdus de l'Empire les plus humbles de leurs sujets.

D'où vient cela? Est-ce orgueil, égoïsme, insensibilité, absurdes préventions routinières? Rome met-elle un point d'honneur à ne point copier les usages des provinces vaincues? L'or, le luxe et les spectacles de l'amphithéâtre l'ont-ils à ce point corrompue et cuirassée, qu'elle ne voie point, grouillant dans les rues, sur les places publiques, à la porte des temples, des indigents qui souffrent? Ou bien, malgré l'habileté, la science et les mérites des médecins grecs, malgré les titres, les places, la faveur et l'autorité qu'ils ont conquis, subsiste-t-il encore parmi les Romains un peu de cette défiance et de ce dédain dont Pline et Juvénal se sont faits les très violents et très injustes interprètes? Ne serait-ce pas aussi que les empereurs, beaucoup moins tyranniques pour les provinces, ordinairement paisibles, que

peritia artis eligant ipsi quibus se liberosque suos in ægritudine corporum committant. » (*Digeste*, L, IX, I.)

pour la capitale, souvent agitée, craignent d'accorder à celle-ci des libertés et des institutions qu'ils ne refusent pas à celles-là? N'est-ce pas plutôt que l'abondance à Rome des médecins libres, l'usage persistant des médecins esclaves dans les familles riches, la présence de médecins sociétaires dans les différents collèges, autorisaient les empereurs, rassurés d'ailleurs pour leur propre santé par un service de médecins palatins admirablement organisé, à ne pas considérer cet établissement comme indispensable?... Toujours est-il qu'au milieu du IVe siècle, Rome n'avait ni service médical analogue à celui des provinces, ni médecins chargés, comme le sont aujourd'hui nos médecins de l'Assistance publique, de fonctions officiellement reconnues, réglementées et rétribuées.

A cette époque pourtant, un empereur, Julien, sentit qu'il y avait quelque chose à faire. Mais ce n'est pas encore à lui que vint l'idée d'emprunter aux provinces cette bienfaisante institution. Semblable à ces riches qui se croient très charitables parce qu'ils confient à une société ou à des laquais le soin de distribuer leurs aumônes, il se contenta de charger son médecin, un homme de confiance qui l'avait suivi en Gaule et dans son expédition contre les Perses, un confident, un ami, de rédiger, à l'usage des praticiens, des malades, des *philiatres* et des gens du monde, des manuels d'hygiène et de médecine populaire. C'est dans ce but, et sur les ordres de son maître, qu'Oribase, compilateur ingénieux, disciple et le plus souvent copiste de Galien [1], composa ses traités [2]. « Tu m'as donné l'ordre, écrit-il à Julien, de rechercher parmi les meilleurs médecins les préceptes médicaux les plus importants et les plus utiles. J'ai accepté volontiers cette tâche, parce que je suis convaincu qu'un pareil recueil serait très profitable : on y trouverait tout de suite ce qui, en chaque cas, convient aux malades. » — Et c'est ainsi qu'il rédigea pour ses confrères et pour le public une sorte d'Encyclopédie médicale. Elle devait donner aux praticiens les moyens de se tirer d'affaire dans toutes les circonstances, leur rappeler les traitements les plus usuels et les plus faciles, c'est-à-dire ceux qui réussissent le plus habituellement à l'aide des médicaments et du régime. Aux malades, vivant loin des villes et privés des secours immédiats du médecin, elle devait indiquer les principaux symptômes des différentes affections, les premiers remèdes à prendre, le traitement à suivre. Aux hommes, aux femmes, aux enfants, depuis la naissance jusqu'à l'âge adulte, elle proposait un

1. « Je fais, dit-il, reposer mon travail sur cette considération, que Galien l'emporte sur tous ceux qui ont traité le même sujet par la supériorité de ses méthodes et de ses définitions ; car il suit les principes et les enseignements d'Hippocrate. »

2. Nous avons d'Oribase trois ouvrages : 1° un traité de médecine domestique, dédié au philosophe Eunape (*Euporistes*) ; 2° une Encyclopédie des sciences médicales en soixante-douze livres (*Synagôgai*), dédiée à Julien : 3° un abrégé de cette encyclopédie (*Synopsis*), dédié par l'auteur à son fils Eustathe.

régime, signalait le meilleur genre de vie. Elle s'occupait même du choix des nourrices.

Assurément, Oribase faisait œuvre utile; et, de son côté, l'empereur Valentinien fit œuvre juste en rappelant d'exil, et en remettant en possession de ses biens l'auteur de ces traités qui, collaborateur de Julien dans la persécution des Chrétiens, avait été, après la mort de son maître, dépouillé et chassé de Rome[1]. Mais Valentinien, ou plutôt un de ses ministres, homme très actif, très intelligent et très bienfaisant, allait faire mieux encore.

C'est en effet sous le règne de ce prince, et grâce à l'initiative du préfet Prætextatus, que Rome eut enfin, comme les autres villes de l'Empire, un service médical, officiel et populaire. Cet immense et salutaire progrès fut réalisé en l'année 368; et voici le décret, adressé à Prætextatus, provoqué et probablement rédigé par lui-même, qui le consacra.

Des archiatres populaires de la ville de Rome. — De leur nombre. — De leurs privilèges. — De leurs appointements. — De leur remplacement.

Sans compter le portique le Xyste et le collège des Vierges Vestales (déjà pourvus de médecins), chacune des quatorze régions de la ville aura son archiatre.

1. Né à Pergame en 325, Oribase avait étudié la médecine sous Zénon, de Chypre. C'est après l'avènement de Julien à l'Empire qu'il écrivit ses traités. Sous les règnes de Valentinien, de Valens et de Théodose, il semble qu'il ait surtout fait de la pratique. Il mourut vers 395, au moment même de la division de l'Empire romain.

Que ces médecins, assurés que des salaires annuels leur seront payés par le peuple, préfèrent soigner honnêtement les humbles que servir honteusement les riches. Nous les autorisons à accepter ce que les gens bien portants leur offriront pour des services rendus, mais nous leur enjoignons de refuser ce que, pour être sauvés, leur promettent les malades en danger. Si la mort ou quelque autre cause vient à priver de son médecin une des régions de la ville, le successeur sera élu, non par la protection des puissants ou le crédit du juge, mais par le choix sage et raisonné de tous les autres archiatres populaires réunis. Ils nommeront celui qui paraîtra le mieux mériter de devenir leur collègue, de porter le même titre qu'eux, et d'obtenir notre assentiment. Cette nomination devra nous être immédiatement soumise [1]. »

Très précieux par le fait qu'il signale, par l'institution qu'il crée, et parce qu'il ajoute un important épisode à l'histoire de la médecine chez les Romains, ce décret l'est aussi par la façon dont il est rédigé et par les préoccupations qu'il trahit. Il est en même temps très latin et très grec, d'un caractère à

1. *De Archiatris popularibus urbis Romæ. Eorum numero: commodis; mercedibus; subrogatione.* — « *Exceptis Porticus Xysti virginumque Vestalium, quot regiones Urbis sunt, totidem constituantur archiatri. Qui scientes annonaria sibi commoda a populi commodis, honeste obsequi tenuioribus malint quam turpiter servire divitibus. Quos etiam ea patimur accipere quæ sani offerunt pro obsequiis, non ea quæ periclitantes pro salute promittunt. Quod si huic archiatrorum numero aliquem aut conditio fatalis aut aliqua fortuna decerpserit, in ejus locum non patrocinio præpotentium, non gratia judicantis alius subrogetur, sed horum omnium fideli circumspectoque dilectu qui et ipsorum consortio et archiatriæ ipsius dignitate et nostro judicio dignus habeatur. De cujus nomine referri ad nos protinus oportebit.* » (*Code Théodosien*, XIII, III, 8.)

la fois très pratique et très noble. Il est latin, et montre bien le souci de l'État pour tous les détails d'administration, par la rigueur avec laquelle il organise et précise les conditions de recrutement des nouveaux archiatres. Il l'est encore par la défiance qu'il ne dissimule pas pour ces médecins, dont plusieurs seront peut-être des charlatans cupides, et par les précautions qu'il prend de s'assurer, sinon de leurs capacités, du moins de leur désintéressement. Mais il est grec aussi, puisque c'est une coutume grecque qu'il transplante à Rome, et parce qu'il exige des nouveaux fonctionnaires les qualités mêmes que les Grecs se plaisaient à reconnaître chez leurs médecins publics. Quand on lit dans le décret de Prætextatus qu'un archiatre « *doit mieux aimer soigner honnêtement les pauvres que servir honteusement les riches* », on pense (et l'auteur de cette généreuse prescription y a peut-être aussi pensé) aux décrets dont les Athéniens ont récompensé Hippocrate et Evémor, et à cette belle inscription consacrée à la fin du IIIe siècle avant Jésus-Christ par la ville de Bryconte à la gloire de Ménocrites qui, « médecin public pendant plus de vingt ans, n'a cessé de soigner avec zèle tous les malades; qui, au lieu de se faire payer, vit dans la pauvreté; qui, enfin, a sauvé beaucoup de citoyens atteints de dangereuses affections, sans accepter de salaire, conformément aux lois et à la justice ». Évidemment, en introduisant à Rome les médecins publics de la Grèce, Prætextatus entendait y introduire aussi leurs vertus. Par malheur, la Rome du IVe siècle de notre ère ne ressemblait guère à la Grèce du IVe siècle avant Jésus-Christ.

Est-ce parce que les premiers archiatres réunirent toutes les qualités réclamées par le décret, ou bien le législateur renonça-t-il à exiger des conditions trop difficilement réalisables? On ne sait; mais ce qui est sûr, c'est qu'un second décret, adressé deux ans plus tard, en 370, à Olybrius, successeur de Prætextatus, et tout à fait romain celui-là, reste muet sur les devoirs professionnels des médecins populaires. En revanche, il revient, pour préciser, sur la seconde partie de la première ordonnance, et montre bien l'intérêt que prenait l'État, l'importance qu'il attachait à la régularité du recrutement et au bon fonctionnement de ce nouveau service.

« Le médecin candidat à la succession d'un archiatre défunt ne sera valablement élu que s'il a été reconnu propre à cette place par la décision de sept membres au moins [1], faisant partie du collège des archiatres populaires. Dans tous les cas, après sa nomination, il ne sera pas immédiatement admis au rang des premiers. Il prendra rang à la suite, de telle sorte que les autres avançant vers les places les plus élevées, il se trouvera le dernier. Que ta sincérité fasse distribuer à chacun d'eux les profits des annones suivant leurs mérites et leur dignité, et selon les dispositions en vigueur [2]. »

1. Par conséquent sept voix sur treize, puisqu'ils étaient quatorze en temps ordinaire, et qu'il s'agissait de remplacer un membre décédé, démissionnaire ou destitué.

2. « *Si quis in archiatri defuncti locum est promotionis meri-*

Il était peut-être injuste de supposer tout à l'heure que les médecins ne respectèrent pas les prescriptions de Prætextatus; mais il est certain que le gouvernement viola outrageusement le décret d'Olybrius, et *les dispositions en vigueur*. Sous le règne même de Valentinien, un médecin de l'Empereur, Jean, d'origine patricienne, ayant été nommé archiatre de la ville, refusa de prendre rang derrière ses nouveaux confrères, et prétendit occuper la place très élevée qu'avait son prédécesseur. Les archiatres, forts de la loi, repoussèrent sa réclamation et en référèrent à l'Empereur. Celui-ci donna raison à son médecin. Au texte invoqué il opposa cet autre texte : « c'est une sorte de sacrilège de mettre en doute la dignité de celui que le Prince a choisi [1] ».

Ainsi, à la fin de l'Empire la médecine est, comme tout le reste, soumise à la tyrannie et à l'arbitraire. Pour les représentants d'un art dont l'indépendance fait en partie la noblesse, pour ces médecins si libres depuis six siècles, et qui, pendant si longtemps, avaient traité Rome en ville conquise, on voudrait croire qu'il était dur de plier sous la

tis aggregandus, non ante eorum particeps fiat quam primis qui in ordine reperientur septem vel eo amplius judicantibus idoneus approbetur. Ita tamen ut quicumque fuerit admissus, non ad priorum numerum statim veniat, sed eum ordinem consequatur, qui, ceteris ad priora subvectis, ultimus poterit inveniri. Hisque annonarum compendia quæ eorum sunt meritis dignitatique præstanda tua sinceritas juxta dispositionem prius habitam faciat ministrari. » (*Code Théodosien*, XIII, III, 9.)

1. « *Sacrilegii instar est dubitare an is dignus sit quem elegerit imperator.* » (*Code Justinien*, IX, XXIX, I. 2.)

volonté du maître. Mais il est probable qu'ils s'y résignaient d'un cœur assez léger. Bien plus dure, et moins supportable dut leur paraître la nécessité d'obéir aux ordres d'un des leurs, d'un confrère, placé à leur tête par le caprice de l'Empereur, et chargé, avec le titre de *Præsul Archiatrorum*, de les surveiller, de contrôler les soins qu'ils apportaient aux malades et l'enseignement qu'ils donnaient à leurs élèves, de juger sans appel leurs différends, même les démêlés qui pouvaient surgir entre eux et leurs clients. On en vint là cependant, et voici la lettre d'institution de cette nouvelle judicature.

« Nous t'honorons à partir de ce jour de la dignité de comte des Archiatres, afin que tu sois seul éminent parmi les maîtres de la science, et que ta décision soit souverainement respectée de tous ceux qui auront quelques différends. Sois l'arbitre de cet art supérieur, et règle les contestations de ceux qui n'ont eu jusqu'à ce jour que leur passion pour juge. Pour eux, qui sont aussi des malades, tu seras véritablement un médecin, si tu apaises avec sagesse des querelles très regrettables. C'est un grand honneur pour toi que des hommes habiles te soient soumis, et que tu aies droit à la vénération de ceux que tout le monde respecte. Que ta présence apporte la santé aux malades, rende la vigueur aux faibles et l'espérance aux oppressés. Fréquente aussi notre palais à ton gré; toutes les portes t'en sont ouvertes. Tu y trouveras le libre accès qui ne s'obtient qu'à si grand prix [1]. »

1. « *Quapropter a præsenti tempore comitivæ archiatrorum te honore decoramus, ut inter salutis magistros solus habearis eximius et omnes judicio tuo cedant qui se ambitu mutuæ con-*

La charge nouvelle créée par cet édit, qui ne fut peut-être jamais appliqué, ne date heureusement que du ve siècle. Or, à cette époque, les médecins grecs qui vivent à Rome, à Constantinople ou ailleurs, sont de très petits personnages; et l'on ne songe guère à les plaindre d'avoir été soumis à cette nouvelle inquisition. On y songerait moins encore, s'ils avaient eu un Galien pour grand Inquisiteur.

Car, en dépit de ses instincts autoritaires, Galien se fût évidemment montré très paternel, très indulgent tout au moins, pour des subordonnés dont la plupart étaient ses admirateurs, ses disciples, ses copistes. Ceux d'entre eux dont les noms se détachent encore dans le crépuscule de ces époques barbares, les Némésios, les Aétius, les Alexandre de Tralles et les Paul d'Égine, reconnaissent franchement Galien pour leur maître. Compilateurs honnêtes, Némésios et Aétius d'Amida citent toujours les devanciers qu'ils imitent ou transcrivent, et c'est le nom de Galien qui revient le plus souvent dans leurs livres. Moins timide, quelquefois même personnel au point de discuter les opinions du médecin de Pergame, Alexandre de Tralles ne laisse pas

tentionis excruciant. Esto arbiter artis egregiæ eorumque distingue conflictus quos judicare solus solebat affectus. In ipsis ægros curas si contentiones noxias prudenter abscindis. Magnum munus est subditos habere prudentes et inter illos honorabilem fieri quos reverentur ceteri. Visitatio tua sospitas sit ægrotantium, refectio debilium, spes certa fessorum.... Indulge te quoque palatio nostro; habeto fiduciam ingrediendi quæ magnis solet pretiis comparari. » (*Cassiodore*, VI, 19.)

cependant d'être toujours, devant cette grande gloire, respectueusement ému. Plus indépendant et plus original, puisqu'il fut surtout un chirurgien et célèbre à ce titre dans toute l'Asie Mineure, Paul d'Égine n'en est pas moins, pour tout ce qui regarde la médecine, l'humble élève de Galien; et son *traité médical*, il le déclare lui-même, n'est que le résumé des doctrines de son glorieux prédécesseur.

L'influence persistante de Galien, respecté, admiré, imité, copié, tel est donc le premier caractère de la médecine grecque tout le long de cette dernière période ténébreuse qui s'arrête à l'année 640. Là, est bien l'extrême limite de cette histoire. Car c'est à cette date, du vivant même de Paul d'Égine, qu'Alexandrie fut prise par les Arabes. Or, la médecine grecque n'a-t-elle pas vécu quand sont pillées la ville savante et l'incomparable bibliothèque où, pendant tant de siècles, tous les hommes sérieux avaient appris, pour le répandre à travers le monde romain, l'art de connaître et de soigner les maladies des hommes?

On ne s'étonnera pas — et c'est un second caractère à signaler — qu'en ces temps troublés les médecins aient été le plus souvent très crédules et superstitueux. Galien lui-même ne l'était-il pas devenu à la fin de sa vie? Il semble qu'on retombe dans la barbarie, quand on voit un Alexandre de Tralles accueillir complaisamment les confidences d'un artisan étrusque affirmant que les émanations de la rue sont très favorables aux épileptiques, et recommander lui-même, pour guérir le mal sacré, les remèdes qu'emploient les paysans gaulois et espagnols. En Gaule, on mange des testicules de coq; en Espagne, on fait infuser dans du sang humain un crâne d'âne broyé, brûlé et assaisonné de pierres précieuses. On croit aussi retourner aux remèdes du vieux Caton, à la fameuse invocation *Daries*, *Dardaries*, quand on trouve chez Aétius la méthode que voici pour chasser les os et les corps étrangers, imprudemment avalés. « Placez-vous en face du malade, et recommandez-lui de vous regarder. Puis, prenez la parole, et dites : « Sors, os, si tu es un « os, ou un fétu de paille, ou quoi que tu sois, de « même que, sur l'ordre de Jésus-Christ, Lazare est « sorti du sépulcre, et Jonas de la baleine. » — Après ces mots, vous touchez la gorge du patient, et vous dites : « Par Blaise, martyr et serviteur du Christ, je « t'adjure de monter ou de descendre. »

Le Christianisme a fait heureusement plus et mieux qu'offrir aux médecins exorcistes des comparaisons inattendues et peu flatteuses pour les malades, assimilés à un sépulcre et à une baleine. L'admirable dévouement d'un médecin chrétien très désintéressé, très modeste et très inconnu [1], Diony-

1. Il n'est connu que par la touchante épitaphe que voici :

« *Hic Levita jacet Dionysius artis honestæ*
Functus et officio quod medicina dedit.
Sæpe salutis opus pietatis munere juvit,
Dum refovet tenues dextera larga viros.
Obtulit ægrotis venientibus omnia gratis.... »

sius, qui visitait, soignait, entretenait les malades gratuitement ; la villa de santé qu'en 380, huit ans après le bienfaisant décret de Prætextatus, la riche Fabiola, de pieuse et douce mémoire, ouvrit près de Rome aux pauvres, abandonnés et souffrants [1] ; les maisons de secours fondées en Grèce et en Asie par saint Basile et saint Jean Chrysostome [2], en donnent la preuve. Mais que sont, en somme, ces hôpitaux, sinon la copie, reproduite à trop peu d'exemplaires, des *Iatreia* imaginés par les Grecs, de ces officines hospitalières où, depuis des siècles, les misérables souffrant dans leurs corps trouvaient des hommes pour les panser, des médicaments pour leur donner l'espoir d'une guérison prochaine, et des lits pour endormir leurs peines? En médecine, comme en toute chose, ce qu'il y a de bon et de beau nous vient des Grecs.

Et qu'y a-t-il de plus beau que la médecine? « Tout ce que renferme la philosophie, a dit Hippocrate, se trouve dans la médecine; et le médecin doit avoir toutes les qualités qu'elle réclame : désintéressement, modération, modestie, pudeur, attachement au devoir, jugement sain, obligeance, pureté, sérénité, science, notions des choses utiles à la vie et des purifications nécessaires du corps et

1. C'est saint Jérôme qui nous révèle ce détail précieux : « *Prima Fabiola* Νοσοκομεῖον *instituit in quo ægrotantes colligeret de plateis, et consumpta languoribus atque inedia miserorum membra foveret.* »

2. Saint Basile, Epît. 143 et 176; Palladius, *Vie de saint Jean Chrysostome*, chap. v.

de l'esprit, intégrité, piété profonde, sans superstition. Il possède tout ce qui permet de vaincre l'intempérance, la bassesse, l'avarice, la convoitise, l'impudence, tout ce qui nous sert à connaître et à accomplir nos devoirs. »

Cet idéal, quelques-uns des médecins grecs établis à Rome essayèrent de le réaliser. Mais que de siècles encore avant que ce programme merveilleux, tracé par le fondateur de la médecine, soit en effet exécuté! Cette perle rare, cette perfection vivante, cet être de chair sans aucune des défaillances de la chair, ce savant, cet homme de bien, ce *médecin selon l'ordonnance* en un mot, ce n'est pas l'antiquité qui nous le donne, c'est notre siècle, le grand siècle.

Et en effet, aujourd'hui tout médecin digne de ce nom ne possède-t-il pas cette double supériorité, morale et intellectuelle? Et ne lui doit-il pas un cachet particulier, qui le fait reconnaître dès l'abord? C'est un air sérieux sans pédanterie, simple sans vulgarité, une distinction toute morale, qui de l'âme se répand au dehors; c'est une habitude de subordonner les détails, et, sans s'arrêter aux explications oiseuses, d'aller droit au but. (Étudiant, n'a-t-il pas appris à traiter toute question orale en cinq minutes?) C'est aussi ce beau calme, cet empire sur soi-même qu'il doit à la pratique des maladies nerveuses, et qui lui assure une si bienfaisante influence sur ses malades. Mais surtout, ce qui est bien à lui, ce qui le distingue entre mille, c'est son regard, ce regard clair et pénétrant, qui fouille l'âme, l'enveloppe, semble toujours grouper des symptômes à l'intention du diagnostic,... regard admirable d'intelligence et de bonté.

Sans doute, tous ne sont pas aussi parfaits. Il y a des médecins indignes, comme il y a de mauvais prêtres. Mais qui osera nier que ce soit là une exception, quantité négligeable dans la masse? Chez la plupart, bien au contraire, le dévouement semble si naturel, qu'on serait tenté d'y voir, non une habitude acquise au prix d'efforts voulus et constants, mais une grâce d'état reçue dès l'entrée dans la carrière. Quelle simplicité dans l'accomplissement des plus pénibles devoirs! Quels silencieux héroïsmes, quels sacrifices obscurs recèlent nos salles d'hôpitaux! Que de jeunes hommes, externes et internes, y risquent leur vie à toute heure, et parfois la perdent, noblement, sans phrases, gaiement, comme si tous leurs efforts, toutes leurs études, tous les espoirs de leurs plus belles années devaient aboutir à cette catastrophe! Et parmi ceux qui ont accepté les charges pesantes d'une nombreuse clientèle et s'y sont dévoués tout entiers, combien meurent dans la force de l'âge, épuisés par d'incessantes fatigues, n'ayant goûté d'autres joies que celles du devoir, débordés, envahis, assassinés qu'ils étaient par d'impitoyables clients!

Et maintenant, je le demande, j'en appelle à ceux qui ont été guéris ou soulagés, à ceux-là surtout qui ont vu guérir ou soulager des êtres chers :

quelle tâche plus élevée, plus touchante, plus humaine que celle du médecin? Il est à la fois celui qui sait, celui qui veut, celui qui agit. Il soulage presque toujours, il guérit souvent, parfois il sauve. En lui, nous trouvons non seulement le bienfaiteur de nos corps, mais aussi un consolateur, un ami.

FIN

TABLE DES MATIÈRES

CHAPITRE IV

CHAPITRE V

CHAPITRE VI

CHAPITRE VII

CHAPITRE VIII

CHAPITRE IX

CHAPITRE X

CHAPITRE XI

CHAPITRE XII

Coulommiers. — Imp. PAUL BRODARD.

www.ingramcontent.com/pod-product-compliance
Ingram Content Group UK Ltd.
Pitfield, Milton Keynes, MK11 3LW, UK
UKHW020159250726
13967UKWH00003B/1163

9 782012 855717